Für Eva und Pia

Inhalt

Falttafel am Schluss des Buches

Vorwort

Die Fülle an Informationen, die im Internet-Zeitalter auf uns einstürmt, ist immens. Dies gilt in besonderem Maße für die Neurowissenschaften und damit auch für die klinische Neuropsychologie. So erscheinen beispielsweise pro Woche mehrere Studien, in denen – meist basierend auf modernen bildgebenden Verfahren wie der Positronenemissionstomographie oder der funktionellen Kernspintomographie – neue Zusammenhänge zwischen Hirnleistungen einerseits und Hirnaktivitätsmustern andererseits publiziert werden. Die Frage, die sich dabei stellt, ist: Kann man von einem interessierten Menschen, etwa einem mit klinischer Neurospychologie befassten Therapeuten oder Arzt, erwarten, dass er diese Informationsfülle noch überblicken, ordnen und der Bedeutung nach gewichten kann? Ich glaube, dass viele Menschen, die ja oft (im zunehmend bürokratisierten) Klinikalltag stecken, bei allem Interesse an dieser Materie zu wenig Zeit haben, um kontinuierlich wichtige von weniger wichtigen Informationen trennen zu können. Was es daher braucht, ist eine »Schneise im Dickicht der Informationen«, wie es kürzlich ein Journalist genannt hat. Ich hoffe, dass das vorliegende Buch eine gelungene Schneise ist, um den Leser durch das Informationsdickicht zu führen.

Das Buch verfolgt zwei Ziele: Es versucht dem Leser, der sich in die Materie der klinischen Neuropsychologie einarbeiten will, eine solide Wissensgrundlage zu bieten; dem Leser, der bereits über Erfahrungen in dem Gebiet verfügt, soll das Buch Möglichkeit zur Wiederholung bzw. Vertiefung bestimmter Teilbereiche bieten.

Das Buch erfreut sich seit der ersten (1991) und zweiten (1998) Auflage großer Beliebtheit. Daher habe ich es gerne erneut auf den aktuellen Stand gebracht und dabei völlig neu überarbeitet. Am Ende jedes klinischen Kapitels findet sich eine Zusammenfassung, die dem Leser eine rasche Orientierung über Kernsachverhalte ermöglicht.

Mein Dank gilt zuallererst meiner Frau Eva und meiner Tochter Pia wegen der Zeit, die ich ihnen während der Arbeit an diesem Buch nicht widmen konnte. Danken möchte ich Frau Dr. Jela Radau, klinischer Linguistin, und Frau Katharina Pichler, Diplom-Sprachheilpädagogin meiner Klinik, die mir bei der Überarbeitung des Sprach-/Sprech-Kapitels hilfreich zur Seite standen, und der Diplompsychologin Frau Dr. Stefanie Böttger für viele wertvolle neuropsychologische Tipps, außerdem Frau Doris Paulig, Sozialpädagogin meiner Klinik, und meinem Freund und Kollegen Herrn Dr. Wilfried Schupp für sozialmedizinische Ratschläge. Meinen Sekretärinnen Frau Hildegard Al-Tokmaschi und Frau Angela Geißler möchte ich herzlich dafür danken, dass sie mir bei vielen zeitaufwändigen Fotoarbeiten und beim Korrekturlesen eine stetige Hilfe waren. Schließlich gilt mein ganz besonderer Dank meiner Mitherausgeberin Frau Anneliese tum Suden-Weickmann und allen beteiligten Mitarbeitern des Pflaum-Verlags für die wieder einmal sehr harmonische und fruchtbare Zusammenarbeit.

Der besseren Lesbarkeit wegen wurde im Buch die maskuline Form bevorzugt, aber natürlich gilt im gesamten Buch die rechtliche Gleichstellung der Frau.

Den Leserinnen und Lesern wünsche ich, dass Ihnen die Lektüre Spaß macht, Interesse weckt und hilfreich für ihre Tätigkeit ist. Ich darf sie um konstruktive Kritik und um möglichst viele Anregungen bitten.

München, 2002
Mario Prosiegel

ZWEI WICHTIGE HINWEISE

1) Im gesamten Buch wird/werden Brodmann-Areal(e) mit BA abgekürzt (s. auch Kap. 11, Abschn. 11.2.1).
   Die Lokalisation und die Nummern der einzelnen BA finden Sie auf der Median- und Lateralansicht des Gehirns, das auf der Falttafel am Ende des Buches dargestellt ist *(Abb. 11.5),* ebenso die Farbabbildungen *11.19 und 11.20.*
2) Die Bezeichnungen rostral, kaudal, ventral und dorsal haben im Hirnstammbereich eine andere lokalisatorische Bedeutung als oberhalb des Hirnstamms.
   Rostral bedeutet im Hirnstamm oben, im übrigen Gehirn vorne.
   Kaudal bedeutet im Hirnstamm unten, im übrigen Gehirn hinten.
   Ventral bedeutet im Hirnstamm vorne, im übrigen Gehirn unten.
   Dorsal bedeutet im Hirnstamm hinten, im übrigen Gehirn oben.

   Beispiele:
   Rostraler Pons = obere Brücke; rostraler Thalamus = vorderer Thalamus.
   Kaudale Medulla oblongata = untere Medulla oblongata; kaudaler Parietallappen = hinterer Parietallappen.
   Ventrales Mittelhirn = vorderes Mittelhirn; ventraler Thalamus = unterer Thalamus.
   Dorsaler Hirnstamm = hinterer Hirnstamm; dorsaler präfrontaler Kortex = oberer präfrontaler Kortex.

1

Allgemeine Grundlagen klinischer Neuropsychologie

1.1 EINLEITUNG

Klinische Neuropsychologie ist ein interdisziplinäres Fachgebiet, das sich mit der Diagnostik und Rehabilitation von Störungen höherer Hirnleistungen nach erworbener Hirnschädigung befasst. Dem Wissen um die Beziehungen zwischen bestimmten Hirnläsionen einerseits und resultierenden Verhaltensauffälligkeiten andererseits kommt daher eine besonders wichtige Rolle zu (»brain-behavior-relationship«).

In diesem Fachgebiet ist, wie in anderen Rehabilitationsdisziplinen auch, beim Umgang mit Begriffen wie Behinderung und Rehabilitation die Kenntnis einiger Definitionen, Zahlen und Fakten hilfreich bzw. unerlässlich. Auf diese wird daher in diesem Kapitel kurz eingegangen; auch allgemeine Voraussetzungen, wichtige Einflussgrößen und allgemeine Prinzipien neuropsychologischer Diagnostik und Therapie werden dargestellt. Schließlich gibt der letzte Abschnitt einen kurzen Überblick über die wichtigsten Arten beruflicher Wiedereingliederungsmaßnahmen.

1.2 DIE BEGRIFFE BEHINDERUNG UND REHABILITATION

Nach § 3 des Schwerbehindertengesetzes (SchwbG) vom 26.8.1986 versteht man unter Behinderung »die Auswirkung einer nicht nur vorübergehenden Funktionsbeeinträchtigung, die auf einem regelwidrigen körperlichen, geistigen oder seelischen Zustand beruht. Regelwidrig ist der Zustand, der von dem für das Lebensalter typischen abweicht«. Nach § 1 des SchwG sind Schwerbehinderte »[...] Personen mit einem Grad der Behinderung von wenigstens 50 [...]«. In Deutschland sind derzeit ca. 6.6 Millionen Menschen schwerbehindert.

Gemäß § 10 Sozialgesetzbuch Erstes Buch (SGB I) hat der Behinderte in der Bundesrepublik Deutschland ein »Recht auf die Hilfe, die notwendig ist, um die Behinderung abzuwenden, zu beseitigen, zu bessern, ihre Verschlimmerung zu verhüten oder ihre Folgen zu mildern« und »ihm einen seinen Neigungen und Fähigkeiten entsprechenden Platz in der Gemeinschaft, insbesondere im Arbeitsleben, zu sichern«, wobei der Leitsatz gilt: *Rehabilitation geht vor Rente* – näher erläutert in § 7 des Rehabilitationsangleichungsgesetzes (RehaAnglG).

Die Bundesarbeitsgemeinschaft für Rehabilitation (BAR) hat 1970 definiert: »Die Rehabilitation bezweckt, den Menschen, die körperlich, geistig oder seelisch behindert sind und die ihre Behinderung oder deren Folgen nicht selbst überwinden können, und den Menschen, denen eine solche Behinderung droht, zu helfen, ihre Fähigkeiten und Kräfte zu entfalten und einen entsprechenden Platz in der Gemeinschaft zu finden. Dazu gehört vor allem auch die Teilnahme am Arbeitsleben«. Im modernen Verständnis umfasst Rehabilitation heute allerdings weit mehr als nur Versuche der Wiedereingliederung in das Erwerbsleben: *Rehabilitation strebt letztendlich eine Reduzierung des Grades der Behinderung sowie eine Zunahme an Selbständigkeit und Lebensqualität an.*

Durch das Gesetz zur Änderung des Grundgesetzes vom 27.10.1994 ist Behinderung auch im Grundgesetz verankert. Artikel 3 Absatz 3 Satz 2 legt nämlich fest: »Niemand darf wegen seiner Behinderung benachteiligt werden«.

1.3 REHABILITATIONSPHASEN UND KOSTENTRÄGER

Im *»Phasenmodell der neurologischen Rehabilitation«*, das seit einigen Jahren in Deutschland die Versorgungsstrukturen bestimmt, werden sechs Phasen (A bis F) unterschieden.

Phase A entspricht der Akutbehandlung (in einem Krankenhaus). Diagnostik und Therapie finden je nach Schwere der Erkrankung auf einer neurologischen Normal- oder Intensivstation statt. Beispiele sind etwa auch »stroke units« (Stationen zur frühestmöglichen Diagnostik und Therapie von Schlaganfallpatienten).

Phase B entspricht der neurologischen/neurochirurgischen Frührehabilitation. In dieser sehr personal- und kostenintensiven Phase sind die Patienten noch bewusstlos, befinden sich in einem vegetativen Status (»apallisch«, »wach-bewusstlos«), sind bewusstseinsgetrübt und/oder leiden an schwersten neuropsychologischen und/oder sensomotorischen Defiziten. Es liegen oft noch ausgeprägte vegetative Dysregulationen vor. Obgleich diese Patienten nicht mehr intensivstationspflichtig sind, benötigen sie oft noch eine kontinuierliche Überwachung (»Monitoring«) vitaler Parameter. Auch Patienten mit schwersten Schluckstörungen, schwerer Desorientiertheit oder mit ausgeprägten Störungen der Impulskontrolle (aggressive Durchbrüche etc.) werden dieser Phase zugerechnet.

In Phase B kommen u. a. Verfahren der Komastimulation (Wilson & McMillan, 1993) oder der sensorischen Regulation (Wood et al., 1992), der aktivierenden Pflege bzw. der basalen Stimulation (Bienstein & Fröhlich, 1991) sowie Physiotherapie, Egotherapie, Schlucktherapie und Orientierungstraining zum Einsatz. Bei orientierungsgestörten Patienten, die zusätzlich ängstlich-agitiert sind, aber auch bei bewusstseinsgetrübten Patienten kann im Einzelfall »rooming-in« (zeitlich begrenzte gemeinsame räumliche Unterbringung zusammen mit einem Angehörigen) eine sinnvolle Maßnahme sein.

Therapieziel der Phase B ist es, die Voraussetzungen zu schaffen für ein *aktives* Mitwirken des Patienten an spezifischen Therapien (siehe Phase C).

Genaue Definitionen der Phase B, Aufnahme- und Abbruchkriterien etc. finden sich in einer Broschüre der Bundesarbeitsgemeinschaft für Rehabilitation (BAR) (1999) sowie in dem Buch »Qualitätsmanagement in der neurologischen und neurochirurgischen Frührehabilitation« (Hrsg: Voss A, von Wild K, Prosiegel M, 2000).

Phase C ist ein Behandlungs-/Rehabilitationsabschnitt, in dem die Patienten bereits in der Therapie aktiv mitarbeiten können, aber noch mit hohem kurativ-medizinischen und pflegerischen Aufwand betreut werden müssen. Das Therapieziel der Phase C ist, ein möglichst großes Maß an Selbständigkeit des Patienten zu erreichen und damit Pflegebedürftigkeit zu vermeiden (»Rehabilitation geht vor Pflege«).

Phase D entspricht im Wesentlichen den Kriterien, wie sie für Anschlussheilbehandlungen (AHB) schon bisher galten: Abgeschlossene Frühmobilisierung, selbständige Ausführung bestimmter Alltagsverrichtungen und medizinische Rehabilitation mit dem Hauptziel, bei Erwerbstätigen die berufliche Wiedereingliederung (»Rehabilitation geht vor Rente«) bzw. bei bereits Berenteten eine weitgehende Selbständigkeit im Alltag zu erreichen. Phase D wird z. T. auch teilstationär/tagesklinisch durchgeführt.

Phase E betrifft nachgehende ambulante Rehabilitationsleistungen einschließlich der beruflichen Rehabilitation, z. B. **i**ntensive **Re**habilitations**na**chsorge (IRENA-Programm der Rentenversicherung).

Phase F umfasst unterstützende, betreuende und/oder zustandserhaltende Maßnahmen. Es handelt sich dabei um Patienten der Phase B oder C, bei denen trotz intensiver Rehabilitationsbemühungen keine ausreichenden Fortschritte erreicht werden konnten und daher zustandserhaltende Pflege erforderlich wird, die entweder zu Hause (unter Mitwirkung ambulanter Dienste) oder in Institutionen durchgeführt wird. Ärztliche und insbesondere krankengymnastische Betreuung sind in dieser Phase zu gewährleisten.

Hervorzuheben ist, dass in diesem Phasenmodell natürlich immer eine »Rückführmöglichkeit« vorgesehen ist: So wird selbstverständlich ein Patient, der sich wegen eines Zustandes der »Wach-Bewusstlosigkeit« in der zustandserhaltenden Pflege befindet (Phase F) im Falle wiederkehrender Bewusstseinsfunktionen in eine andere Phase (etwa B) zurückgeführt werden, um eine erneute intensive Therapie zu erhalten.

Dieses Phasenkonzept konnte hier nur kurz skizziert werden (Übersicht: Schupp, 1995, 2000). Dass sich die Übergänge nicht selten fließend gestalten, steht außer Zweifel, nichtsdestoweniger ist damit erstmals ein einigermaßen sinnvoller Orientierungsrahmen geschaffen worden, der aber inhaltlich auch nicht überbewertet werden darf. Insbesondere ist zu hoffen, dass der Medizinische Dienst der Krankenkassen (MdK) bzw. die Kostenträger bei allem Sparzwang die Zuteilung von Patienten in die einzelnen Phasen nicht zu eng sehen und sich dabei vor allem nicht nur auf Scores von Behinderungsskalen stützen (s. 1.6).

Derzeit wird – etwas unterschiedlich in den einzelnen Bundesländern – das Ende der Phase B etwa ab einem Barthel-Index (s. 1.6) von 35 unterstellt, das Ende der Phase C etwa ab einem Barthel-Index von 75. Da der Barthel-Index einige Problembereiche nicht ausreichend abbildet, ist es jedoch möglich, dass »Rehabilitationserschwernisse« (etwa eine ausgeprägte Orientierungsstörung) bei den Kostenträgern (nach entsprechender Information) berücksichtigt werden und der Patient z. B. trotz eines Barthel-Index über 35 noch in Phase B verbleiben kann.

Hauptsächliche *Kostenträger* stationärer, teilstationärer (tagesklinischer) und ambulanter neurologischer Rehabilitationsmaßnahmen sind die **gesetzliche Krankenversicherung (GKV)** – RVO- und Ersatzkassen – und die **private Krankenversicherung (PKV), die gesetzlichen Rentenversicherungen** – v.a. Bundesversicherungsanstalt für Angestellte (BfA) und Landesversicherungsanstalten (LVA) – und die **gesetzlichen Unfallversicherungen** (Berufsgenossenschaften [BGen], Unfallversicherungen der Gemeinden und des Bundes). Ihre Zuständigkeit für die Finanzierung der oben genannten Rehabilitationsphasen ist größtenteils geklärt.

Während der *Phase B* (Frührehabilitation) stellen die Krankenkassen den Kostenträger dar. Versicherungsrechtlich entspricht – in den meisten Bundesländern – die Frührehabilitation noch einer Akutbehandlung analog Phase A, geregelt in § 39 SGB V (»Krankenhaus-Behandlung«) in Verbindung mit § 108 SGB V (»Zugelassene Krankenhäuser«). D. h. Phase B-Patienten dürfen nur in zugelassenen Krankenhäusern oder in Rehabilitationseinrichtungen mit zugelassenen Akutbetten behandelt werden.

Kostenträger der *Phase D* sind wie bisher auch die Rentenversicherungen, bei berenteten Patienten die Krankenkassen.

Problematischer ist die Zuständigkeit des Kostenträgers in *Phase C*. Versicherungsrechtlich entspricht die Phase C der »stationären medizinischen Rehabilitation« im engeren Sinne. Nach § 11 (»Leistungsarten«) – in Verbindung mit § 40 (»medizinische Rehabilitationsmaßnahmen«) – des SGB V besteht ein Anspruch auf »medizinische und ergänzende Leistungen zur Rehabilitation«, die von den Krankenkassen gewährt werden, »um einer drohenden Behinderung oder Pflegebedürftigkeit vorzubeugen, sie nach Eintritt zu beseitigen, zu bessern oder eine Verschlimmerung zu verhüten«. Dieser Wortlaut impliziert das Prinzip *Rehabilitation geht vor Pflege.* Diese Leistungen erfolgen nach § 111 SGB V in »Vorsorge- oder Rehabilitationseinrichtungen«, mit denen die Krankenkassen »Versorgungsverträge« abgeschlossen haben. Vereinfacht ausgedrückt lässt sich feststellen, dass nach einer vorläufigen Kostenzusage durch die Krankenkasse (für mindestens 4 Wochen) diese die Kosten bei bereits berenteten Patienten oder bei negativer oder noch unklarer Erwerbsprognose weiter übernimmt, bei positiver Erwerbsprognose hingegen der Rentenversicherungsträger. Daher haben die zugelassenen Phase C-Einrichtungen nach Aufnahme des Patienten ein entsprechendes »Reha-Assessment« durchzuführen (BAR, 1999). Stellt sich dabei eine positive Erwerbspognose heraus, hat die Rentenversicherung ab Beginn der Phase C auf Antrag hin die Kosten zu übernehmen. Stellt sich erst später – im Verlauf der Phase C-Therapie – eine positive Erwerbsprognose heraus, ist die Rentenversicherung ab dem Tag der Feststellung der positiven Erwerbsprognose zuständig.

Die Zuständigkeit bezüglich häuslich und institutionell durchgeführter zustandserhaltender Dauerpflege (Phase F) liegt in Deutschland bei der gesetzlichen Pflegeversicheruzng (SGB XI). Welche Leistungen zusätzlich durch die GKV zu erbringen sind, ist zum Zeitpunkt der Abfassung dieses Buches nicht befriedigend geklärt.

Spezielle Probleme können sich im Beihilferecht der Beamten und im Vertragsrecht der PKV ergeben; dort ist der Begriff »medizinische Rehabilitation« nicht vorgesehen.

Die PKV übernimmt wahlärztliche und therapeutische Leistungen, letztere nur dann, wenn analog der neuen Gebührenordnung für Ärzte (GOÄ) der die Rechnung stellende Arzt »Facharzt für physikalische und rehabilitative Medizin« ist oder über die Zusatzbezeichnung »Physikalische Therapie« verfügt. Die erbrachten Leistungen müssen außerdem »nach fachlicher Weisung unter ihrer Aufsicht« erfolgen, um abgerechnet werden zu können.

Vor Aufnahme in eine Rehabilitationsklinik muss in der Regel die schriftliche Zustimmung der PKV eingeholt werden.

Eine Sonderstellung unter den Kostenträgern nehmen die Berufsgenossenschaften ein, die bei Patienten nach Arbeits- bzw. Wegeunfällen zuständig sind. Sie stellen nämlich insofern einen »idealen« Kostenträger für Rehabilitationsmaßnahmen dar, als bei ihnen alle genannten Phasen der medizinischen Behandlung bzw. der medizinisch-beruflichen und sogar der sozialen Rehabilitation »in einer Hand bleiben«. Ein der AHB vergleichbares Verfahren ist die »berufsgenossenschaftliche stationäre Weiterbehandlung (BGSW)«, die Patienten der Phasen C und D betrifft. Sogenannte Berufshelfer der Berufsgenossenschaften stehen von Beginn der Rehabilitationsmaßnahme an als Ansprechpartner der Rehabilitationseinrichtungen zur Verfügung.

Die Abklärung der Zuständigkeit des Kostenträgers für berufliche Rehabilitationsmaßnahmen ist oftmals schwierig und eine sowohl für die Patienten als auch für die meist eingeschalteten Sozialarbeiter/-pädagogen der Rehabilitationseinrichtungen zeitraubende Angelegenheit.

Ist keiner der genannten Kostenträger leistungspflichtig, so sind die Sozialhilfeträger zuständig.

Das bisherige Rehabilitations- und Behindertenrecht ist in einer Vielzahl von Gesetzen geregelt und deshalb selbst für Experten schwer überschaubar. Im Jahre 2001 trat daher das Sozialgesetzbuch IX in Kraft, welches alle wesentlichen Regelungen über die sozialen Rechte der Behinderten zusammenfasst. Es ist zu hoffen, dass damit u. a. die Zuständigkeitsklärung sowie die Koordination und Kooperation der Leistungsträger rascher erfolgen werden.

1.4 VORAUSSETZUNGEN NEUROPSYCHOLOGISCHER REHABILITATION

Eine Indikation zu neuropsychologischer Rehabilitation ist an bestimmte Voraussetzungen geknüpft, die häufig von ärztlichen Kollegen, die Patienten in Rehabilitationseinrichtungen überweisen, nicht genügend beachtet werden. *So ist eine syndrom-orientierte und spezifische neuropsychologische Rehabilitation meist nicht sinnvoll bei einer schweren organischen Persönlichkeitsstörung oder einer Demenz (s. Kap. 10), bei einer ausgeprägten Aktivationsstörung oder einer quantitativen und/oder qualitativen Bewusstseinsstörung oder aber bei schweren, die Dauerbelastbarkeit erheblich einschränkenden, internistischen oder sonstigen medizinischen Begleiterkrankungen.* Darüber hinaus muss bei dem Patienten ein Mindestmaß an Motivation für eine rehabilitative Maßnahme vorliegen. Allerdings dürfen nicht fälschlicherweise eine Anosognosie (fehlende Krankheitseinsicht) oder Anosodiaphorie (nicht-adäquate Bewertung der Krankheitsfolgen im Sinne einer Bagatellisierungstendenz) als Unmotiviertheit missgedeutet werden (s. 9.2.1 und 10.5.3).

Eine weitere wichtige Voraussetzung ist, dass dem Patienten vor der Zuweisung in eine Rehabilitationseinrichtung nicht unrealistische Hoffnungen gemacht werden (z. B. »das ist nur eine Frage der Zeit, dann wird die Sprachstörung wieder völlig verschwinden« oder ähnliche Äußerungen). Bei einer derartigen Art der Aufklärung resultieren beim Patienten und seinen Bezugspersonen, falls sich während der Rehabilitationsmaßnahme doch bleibende Defizite herausschälen, oft eine ablehnende Haltung gegenüber dem Therapeutenteam, Depression und andere Reaktionsweisen, die den Erfolg der Rehabilitationsmaßnahme erheblich beeinträchtigen können.

1.5 EINFLUSSGRÖSSEN AUF DAS REHABILITATIONSPOTENTIAL

Unter den Einflussgrößen auf das verfügbare Wiederherstellungspotential nach Hirnschädigung können Faktoren der Hirnschädigung – Art, Ausmaß und Lokalisation der Hirnläsion, Zeit seit dem hirnschädigenden Ereignis – und personenbezogene Faktoren – Alter, Geschlecht, Händigkeit, prämorbide Persönlichkeit, prämorbides Intelligenzniveau, psychosoziale Faktoren – unterschieden werden.

Wegen der Wichtigkeit des Faktors »Hirnschädigung« sollten heute zur Bestimmung von *Art, Ausmaß und Lokalisation der Hirnläsion* (s. Kap. 11) vor der Zuführung zu einer Rehabilitationstherapie eine Computertomographie oder Kernspintomographie des Gehirns durchgeführt werden. Die Originalaufnahmen sollten der Rehabilitationsabteilung zur prognostischen Abschätzung des Wiederherstellungspotentials rechtzeitig zur Verfügung gestellt werden, was leider in der Praxis selten der Fall ist.

Was die Zeit seit dem hirnschädigenden Ereignis betrifft, so umfasst der Zeitraum der deutlichsten Spontanrückbildungstendenz (Spontanremission) in aller Regel die ersten drei Monate nach der Hirnschädigung, danach nähert sich die Rückbildungskurve nach circa einem Jahr einer Asymptote an. In *Abb. 1.1* ist eine derartige idealtypische Spontanremissionskurve dargestellt, wie sie z. B. für zentralbedingte Sprach- bzw. Lesestörungen (Aphasien bzw. Dyslexien) gilt. Allerdings können im Einzelfall bedeutend längere Spontanrückbildungsverläufe beobachtet werden. Um einerseits die Spontanrückbildungtendenz positiv zu unterstützen und andererseits die Entwicklung von Fehlstrategien zu verhindern, sollte die Rehabilitation von Hirnleistungsstörungen so früh wie möglich beginnen. Es gilt als erwiesen, dass mit zunehmender Zeit nach dem hirnschädigenden Ereignis Therapieeffekte immer weniger auf einer Wiederherstellung von Hirnleistungen (Restitution) beruhen als vielmehr auf Ersatzstrategien (Kompensation) und einer Anpassung der Umwelt an die Behinderung (Adaptation), z. B. mittels technischer Hilfsmittel (s. 1.7).

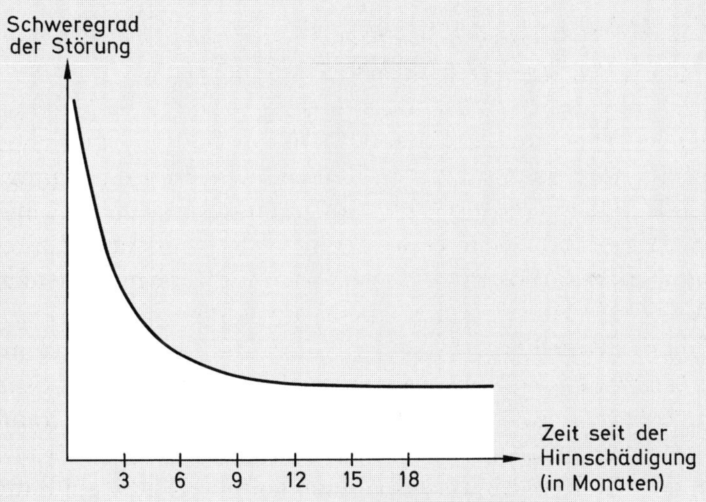

Abb. 1.1: *Spontanrückbildungskurve. Abgebildet ist eine Spontanrückbildungskurve, wie sie für die meisten Formen von Aphasien und Dyslexien gilt. Man erkennt, dass die deutlichste Spontanrückbildung innerhalb der ersten drei bis sechs Monate stattfindet, dass die Kurve danach zunehmend flacher verläuft und sich nach ca. einem Jahr einer Asymptote annähert.*

Die Rolle des personenbezogenen Faktors Alter ist bezüglich seines Einflusses auf das Rehabilitationspotential umstritten. So scheint Alter über 40 Jahre aufgrund der Ergebnisse einiger Studien das funktionelle Outcome nach schwerem Schädelhirntrauma (Dikmen et al., 1994) bzw. bei traumatischem apallischen Syndrom (The Multi-Society Task Force on PVS, 1994.) ungünstig zu beeinflussen. Beim Schlaganfall sind die Studienergebnisse widersprüchlich (Übersicht bei Hesse, 1994). Wenn Alter mit den in 1.4 erwähnten schweren Begleiterkrankungen assoziiert ist, sind die Rehabilitationschancen natürlich eingeschränkt. Schließlich ist zu berücksichtigen, dass die beruflichen Wiedereingliederungschancen jüngerer Patienten im Durchschnitt besser sind, was u. a. auf die größere Bereitschaft der meisten Arbeitgeber zurückzuführen ist, einen jüngeren Patienten (wieder)einzustellen als etwa einen kurz vor der Pensionierung stehenden Arbeitnehmer (wieder) in einen Betrieb zu (re)integrieren.

Obgleich die Hirnorganisation von Frau und Mann sich in zahlreichen Punkten unterscheidet und daher theoretisch bei der Rückbildung einzelner Hirnleistungsstörungen geschlechtsspezifische Unterschiede zu erwarten wären, so ist aufgrund der täglichen Rehabilitationserfahrung das *Geschlecht* dennoch kein wichtiger prognostischer Faktor.

Dasselbe trifft auch für die *Händigkeit* zu. Allerdings ist wohl aufgrund der häufigeren beidseitigen Sprachrepräsentation bei Links- bzw. Beidhändigkeit (s. 6.5) die Wahrscheinlichkeit einer besseren Rückbildungstendenz von Sprachstörungen beim Linkshänder bzw. Beidhänder (Ambidexter) im Vergleich zum Rechtshänder etwas größer.

Prämorbide Persönlichkeitsvariablen und damit zusammenhängende *Bewältigungsstrategien im Umgang mit kritischen Lebensereignissen* spielen sicher eine wichtige prognostische Rolle für die Art und Weise, wie jemand mit den Folgen einer Hirnschädigung zurechtkommt. Allerdings existieren zu diesem Thema keine verlässlichen Studienergebnisse. Dies beruht wohl bes. darauf, dass Persönlichkeit ein sehr komplexes Konstrukt ist, welches nur schwer zu erfassen bzw. kaum »messbar« ist. Ein hohes *prämorbides Intelligenzniveau* stellt für die Rückbildung bestimmter Hirnleistungsstörungen einen prognostisch eher günstigen Faktor dar. Allerdings geht damit nicht selten eine zu hohe Anspruchshaltung mit unrealistischen Zielvorstellungen einher, was dann Therapieverlauf und -outcome negativ beeinflussen kann.

Was *psychosoziale* Faktoren betrifft, so ist gesichert, dass ein soziales Stützsystem, d. h. enge Bezugspersonen in privaten und beruflichen Bereichen sowie ausreichende Sozialkontakte, einen für den betroffenen Patienten günstigen prognostischen Faktor darstellt, insbesondere was seine Akzeptanz bzw. den Umgang mit den Krankheitsfolgen betrifft.

Nach Ben-Yishay & Prigatano (1990) scheinen die folgenden drei Variablen besonders ungünstige Outcome-Prädiktoren zu sein:

- *Persönlichkeitsänderung*
- *Störung der »sozialen Intelligenz«*
- *Mangel oder Fehlen von Einsicht bzw. Akzeptanz bzgl. der Defizite.*

(»These three predictor variables reflect the patient's ability to relate to others, to effectively regulate the expression of emotion in everyday functional life situations and to assimilate various remediated therapy interventions designed to improve self-awareness and self-acceptance«; Ben-Yishay & Prigatano, 1990.)

Am Beispiel des Schlaganfalls wird kurz auf das Outcome und auf Outcome-Pädiktoren eingegangen; die folgenden Zahlen und Fakten basieren auf einer Arbeit, in der mehrere Studien metaanalysiert wurden (Hesse, 1994). Danach können etwa 77% der Schlaganfall-Patienten bei einer durchschnittlichen Rehabilitationsdauer von 76 Tagen nach Hause entlassen werden (in Japan sind es u. a. wegen der besonderen familiären Unterstützung 94%); der Barthel-Summenscore (s. 1.6) beträgt bei Entlassung im Mittel 71,5, bei Aufnahme im Mittel 43,5; die Lebenszufriedenheit zu Hause hängt von der familiären Situation und dem Miteinbeziehen der Bezugspersonen in den Rehabilitationsprozess ab. In funktioneller Hinsicht prognostisch ungünstig sind insbesondere: Multiple bilaterale Hirninfarkte, eine länger als 7 Tage persistierende Harninkontinenz, eine Demenz, das Vorliegen räumlicher Störungen sowie ein depressives Syndrom (weshalb einige Autoren eine prophylaktische antidepressive Medikation empfehlen). Der Faktor »Alter« als Einflussgröße auf das Rehabilitationspotential ist umstritten, ebenso die Seite der Großhirnhemisphären-Läsion; früher Beginn der Rehabilitation scheint prognostisch günstig zu sein. Initial gute Scores von Skalen, die Aktivitäten des täglichen Lebens erfassen (z. B. Barthel-Index), sind verlässliche Prädiktoren für günstiges Outcome, sofern letzteres ebenfalls mit derartigen Skalen erfasst wird. Unter motorischen Parametern korreliert der Schweregrad der initialen Paresen mit dem funktionellen Outcome; die Sitzbalance (im Mittel 18 Tage nach dem Ereignis erfasst) korreliert mit dem funktionellen Outcome: Im Sitzen selbständige Patienten erreichen höhere Barthel-Werte bei Entlassung.

Ween et al. (1996) untersuchten 536 Schlaganfall-Patienten prospektiv. Patienten, die jünger als 55 Jahre waren oder deren initialer FIM-Score (s. 1.6) > 80 betrug, konnten meist nach Hause entlassen werden. Bei einem FIM-Score < 40 war meist Unterbringung in einem Pflegeheim nötig. Ein initialer FIM-Score > 60 korrelierte mit einem guten funktionellen Outcome. Patienten mir rechtshemisphärischem Schlaganfall (aufgrund der räumlichen Störungen?) hatten in dieser Studie ein schlechteres Outome als solche mit linkshemisphärischen Läsionen.

Bei Patienten, die aufgrund persistierender (Rest-) Störungen »chronische« Wiedereingliederungsprobleme aufweisen, ist oftmals eine längerfristige tagesklinische/ambulante Betreuung angezeigt. Sinnvoll ist in jedem Falle ein auf die individuellen Bedürfnisse des Einzelnen eingehendes maßgeschneidertes Vorgehen (»tailor-made procedure«) bei frühem Miteinbeziehen der Bezugspersonen (Prosiegel, 1996).

1.6 NEUROPSYCHOLOGISCHE DIAGNOSTIK

Diagnostik und Therapie kognitiver Leistungsstörungen orientieren sich sinnvollerweise an der **Internationalen Klassifikation der Funktionsfähigkeit und Behinderung (ICIDH-2),** die unter dem Titel International Classification of Functioning, Disability and Health (abgek. ICF) im Jahre 2001 von der Vollversammlung der WHO verabschiedet wurde. Die ICIDH-2 ist eine Weiterentwicklung der bislang gebräuchlichen, von der WHO (1980) erarbeiteten International Classification of Impairments, Disabilities, and Handicaps (ICIDH-1). Die aktuelle deutsche (sog. Beta-2-)Version kann über das Internet abgerufen werden *(http://www.ifrr.vdr.de).* Nach der ICIDH-2 ist Behinderung jede Beeinträchtigung der *mehrdimensionalen Funktionsfähigkeit (Gesundheit)* eines Menschen. Die drei Dimensionen der Funktionsfähigkeit sind:

1. Dimension des Körpers, aufgeteilt in
   - *Körperfunktionen (body functions)*
   - *Körperstrukturen (body structures)*
2. Dimension der *Aktivitäten (activities)* des täglichen Lebens
3. Dimension der Partizipation *(participation)* (Teilhabe an Lebensbereichen).

Die entsprechenden Beeinträchtigungen dieser Dimensionen werden folgendermaßen bezeichnet:

1. Schädigung *(impairment)* (wie in ICIDH-1)
   - *Funktionsstörung,* abgekürzt **b** (von **b**ody functions)
   - *Strukturschaden,* abgekürzt **s** (von body **s**tructures)
2. *Beeinträchtigung der Aktivitäten (activity limitation)* (ICIDH-1: Disability = Fähigkeitsstörung), abgekürzt **a**
3. *Beeinträchtigung der Partizipation (participation restriction)* (ICIDH-1: Handicap = soziale Beeinträchtigung), abgekürzt **p**.

Da neben persönlichen Faktoren wie Alter, Geschlecht, (Aus-)Bildung etc. insbesondere *Umweltfaktoren* einen Einfluss auf alle drei Dimensionen haben können, enthält die ICIDH-2 zusätzlich eine Liste von Umweltfaktoren (abgekürzt **e**; von **e**nvironmental factors).

In der ICIDH-2 werden im Einzelnen (in der folgenden Reihenfolge) unterschieden und klassifiziert:

- Acht Körperfunktionen **b** (für dieses Buch am wichtigesten: 1. Kapitel: Mentale Funktionen, 2. Kapitel: Sensorische Funktionen, 3. Kapitel: Stimm- und Sprechfunktionen)
- Acht Körperstrukturen **s** (1. Kapitel = «Struktur des Nervensystems«)
- Acht Aktivitäten **a** (z. B. Kap. 2 »Aktivitäten der Kommunikation« und Kap. 6 »Häusliche Aktivitäten«)
- Neun Bereiche der Partizipation **p** (z. B. Kap. 7 »Partizipation an Erwerbstätigkeit und Beschäftigung«)
- Sechs Bereiche von Umweltfaktoren **e** (z. B. Kap. 3 »Unterstützung und Beziehungen«).

Wichtig zu wissen ist, dass in der ICIDH-2 keine Diagnosen enthalten sind.

Diese sind nach der von der WHO erarbeiteten International Statistical Classification of Diseases and Related Health Problems, 10. Revision (ICD-10), zu verschlüsseln, in Deutschland gemäß § 301 SGB V nach der ICD-10-SGB-V. Außerdem sind ab 1.1.2001 sog. »Prozeduren« (abgek. OPS-301) – früher handelte es sich nur um operative Eingriffe, daher auch »Operationenschlüssel« genannt – zu verschlüsseln (d. h. wichtige diagnostische und therapeutische Maßnahmen). Diese Verschlüsselung erfolgt entsprechend der Version 2.0 des Deutschen Institutes für medizinische Dokumentation und Information (DIMDI). Basierend auf der im Jahre 2001 erfolgenden Verschlüsselung der Diagnosen nach ICD-10-SGB-V (Art der Erkrankung) und der Prozeduren nach OPS-301-SGB-V (erforderliche Behandlung) soll ab 2003 gemäß Krankenhausfinanzierungsgestetz (KHG) ein leistungsorientiertes Fallpauschalensystem (komplett-pauschaliertes Entgeltsystem) eingeführt werden) (§17b KHG). Es handelt sich dabei um die sog. AR-DRGs (Australian Refined Diagnosis Related Groups = revidierte australische diagnosen-bezogene Gruppen). Davon ausgenommen sind (zunächst) psychiatrische Patienten und Patienten der Rehabilitation. Da Phase B unter »Krankenhausbehandlung« fällt, unterliegen Phase B-Patienten prinzipiell den AR-DRGs. Derzeit gehen Bestrebungen neurologischer Fachgesellschaften dahin, die Einführung der AR-DRGs für die Phase B zu verhindern. An die DRGs ist man mit der sprichwörtlichen deutschen Gründlichkeit herangegangen, hat insbesondere ohne Vorliegen eines suffizienten Prozedurenkataloges die Verschlüsselung zu früh eingeführt (auch Verschlüsselungsrichtlinien lagen zum 1.1.2001 noch nicht vor) und praktisch alle medizinischen Bereiche eingeschlossen (in den USA sind es nur etwa 50% der medizinischen Gebiete, der Rest wird über tagesgleiche Pflegesätze abgedeckt).

Bei der Codierung nach dem Klassifikationssystem der ICIDH-2 werden an erster Stelle die Dimensionen mit **b** (Körperfunktionen, **b**ody functions), **s** (body **s**tructures), **a** (**a**ctivity), **p** (**p**articipation) und **e** (**e**nvironmental factors) abgekürzt. Es folgen maximal 5 Ziffern: Kapitelnummer (1 Ziffer), zweite Gliederungsebene (2 Ziffern), dritte Ebene

(1 Ziffer) und vierte Ebene (1 Ziffer). An einem Beispiel aus dem Bereich zerebraler Sehstörungen, nämlich an der Störung des Kontrastsehens (s. 2.2.3), soll die Codierung nach ICIDH-2 verdeutlicht werden. »Kontrastsehstörung« würde kodiert werden als b21022 (**b** für Körperfunktion, b**2** für das Kapitel »Sensorische Funktionen«, b2**10** für »Sehvermögen«, b210**2** für »Qualität des Sehvermögens«, b2102**2** für »Kontrastempfindlichkeit«).

Nach der letzten Ziffer folgen ein Dezimalpunkt und anschließend ein erster und evtl. ein zweiter Kennwert. Der erste Kennwert zeigt das Ausmaß eines Problems an: 0 kein, 1 leichtes, 2 mittleres, 3 großes, 4 vollständiges Problem, 8 = nicht spezifiziert, 9 = nicht anwendbar (0 = 0–4%, 1 = 5–24%, 2 = 25–49%, 3 = 50–95%, 4 = 96–100%; diese Prozentwerte dienen als Anhaltpunkte für standardisierte Assessmentverfahren der einzelnen Dimensionen). Handelt es sich bei der o. g. »Kontrastsehstörung um ein großes Problem, so lautet die Codierung: b21022.**3**. Im Fall von Umweltfaktoren wird bei negativem Einfluss des entsprechenden Umweltfaktors die gleiche Codierung verwendet; wenn sich der Umweltfaktor hingegen positiv auswirkt, wird der Dezimalpunkt durch ein + ersetzt.

Der zweite Kennwert nach dem Dezimalpunkt dient bei Körperstrukturen zur Dokumentation der Region (z. B. 1 = rechts, 2 = links, 3 = beidseitig, 4 = frontal etc.), bei Aktivitäten zur Dokumentation der Art der Hilfe (z. B. 0 = keine Hilfe benutzt, 1 = nicht-personelle Hilfe wie Rollstuhl, Stock etc., 2 = personelle Assistenz etc.).

Am Beispiel der Kontrastsehstörung soll nun der Zusammenhang zwischen den Dimensionen der ICIDH-2 und der Art der Diagnostik verdeutlicht werden. Ein Mensch erleidet eine Läsion des rechten Hinterhauptlappens (Strukturschaden s11003.31; s**1** = Struktur des Nervensystems, s1**10** = Gehirnstruktur, s110**0** = Struktur der Großhirnhälften, s1100**3** = Hinterhauptslappen, erste Kennzahl »3« nach dem Dezimalpunkt = ausgedehnte Schädigung, zweite Kennzahl »1« nach dem Dezimalpunkt = rechts). Es resultiert eine Störung des Kontrastsehens (Funktionsstörung b21022). Man kann die Art und den Schweregrad dieser Kontrastsehstörung mittels eines Kontrast-Tests (Kontrastsehtafeln) diagnostizieren. Dabei stellt sich heraus, dass die Störung schwer ist: b21022 erhält als ersten Kennwert daher eine »3«: b21022.3. Sieht der Patient infolge der Kontrastsehstörung die Buchstaben beim Lesen »verschwommen«, so entspricht diese Lesestörung einer Beeinträchtigung der Aktivität Lesen, die als a2251 codiert wird: a**2** = Kapitel 2 »Aktivitäten der Kommunikation«, a2**25** »schriftliche Mitteilungen verstehen (lesen)«, a225**1** »die übertragene Bedeutung schriftlicher Mitteilungen verstehen«. Man kann den Schweregrad dieser Lesestörung z. B. ermitteln, indem man den Patienten einen Standardtext lesen lässt und dabei die Zeit misst, die er zum Lesen dieses Textes benötigt. Da hierbei eine wichtige Alltagsfunktion, nämlich das Lesen, erfasst wird, spricht man von funktionaler Diagnostik (im Gegensatz zu der Testdiagnostik, mittels derer die Kontrastsehstörung erfasst wurde). Die Lesestörung stellt sich als schwerwiegend heraus, daher erhält a2251 als ersten Kennwert eine »3«: a2251.**3**. Ist der Patient aufgrund des Schweregrades der Lesestörung nicht in der Lage, seinen ehemaligen Beruf auszuüben, so stellt dies eine Beeinträchtigung der Dimension Partizipation dar. Da er seinen Beruf überhaupt nicht mehr ausüben kann, wird folgendermaßen codiert: p7300.4 (p**7** = «Partizipation an Erwerbsarbeit und Beschäftigung«, p7**30** = «Partizipation an bezahlter Beschäftigung«, p730**0** = «Partizipation an Vollzeitbeschäftigung«). Der Arbeitgeber fühlt sich seinem ehemaligen Mitarbeiter sehr verpflichtet und ist bereit, jedwede Art der innerbetrieblichen beruflichen Wiedereingliederung zu unterstützen. Daher handelt es sich um einen positiven Umweltfaktor, der mit e330+3 codiert wird (e**3** = «Unterstützung und Beziehungen«, e3**30** = «Autoritätspersonen einschl. Arbeitgeber«, »**+**« für »positiven Einfluss des Umweltfaktors«, 1. Kennzahl »**3**« nach dem »+« = «hohes Ausmaß an Unterstützung«). *Tab. 1.1* fasst wichtige Begriffe der ICIDH2-Klassifikation zusammen.

Bezüglich der meisten neuropsychologischen Störungen existieren für alle drei Behinderungsebenen entsprechende **diagnostische Verfahren.**

Testdiagnostische Instrumente erfassen die beeinträchtigte Dimension »Schädigung« im Sinne der »Funktionsstörung«, wobei diese Funktionsstörungen im Wesentlichen identisch sind mit neuropsychologischen Symptomen bzw. Syndromen. Beispiele sind die Messung des Intelligenzquotienten mit einem Intelligenztest, die Messung eines Gesichtsfelddefektes mit einem Perimeter, die Messung von Gedächtnisleistungen mit einem Gedächtnistest. Als Beispiele wichtiger in (Früh-)Rehabilitationseinrichtungen verwendeter Skalen, die die Dimension »Schädigung« messen, seien genannt:

- Glasgow-Koma-Skala (GCS) zur Erfassung der Schwere eines Komas; beurteilt werden die 3 Items »Augenöffnung« (von 1 = keine bis

Tab. 1.1: Wichtige Begriffe der ICIDH-2.

	Körperfunktionen und -strukturen (body functions and body structures)	**Aktivitäten (activities)**	**Partizipation (participation)**	**Umweltfaktoren (environmental factors)**
Merkmale	Körper verfügt über Strukturen und Funktionen	Individuum (Person als Ganzes) führt Aktivitäten des Alltagslebens durch	Innerhalb der Gesellschaft zeigt das Individuum Teilhabe/-nahme in bestimmten Lebensbereichen	Eigenschaften der physikalischen und sozialen Welt, Einstellung von Menschen
Funktionsfähigkeit	Funktionelle und strukturelle Integrität	Aktivität	Partizipation	Fördernde Faktoren
Beeinträchtigte Funktionsfähigkeit (Behinderung)	Schädigung (impairment)	Beeinträchtigung der Aktivität (activity limitation) früher: Fähigkeitsstörung (disability)	Beeinträchtigung der Partizipation (participation restriction) früher: soziale Beeinträchtigung (handicap)	Barrieren/ Hindernisse
Erste Kennung	Ausmaß des Problems	Ausmaß des Problems	Ausmaß des Problems	Ausmaß negativer oder positiver Aspekte von Umweltfaktoren
Zweite Kennung	Lokalisation	Hilfen (technische und personelle)	Subjektive Zufriedenheit (in Entwicklung)	(in Entwicklung)

4 = spontan), »beste verbale Antwort« (von 1 = keine bis 5 = orientiert) und »beste motorische Reaktion« (von 1 = keine bis 6 = folgt einfachen Aufforderungen) (GCS-Gesamtscore: 3 = schwerste Form des Komas bis 15 = intaktes Bewusstsein).

- Koma-Remissionsskala (KRS); sie wurde für bewusstlose bzw. bewusstseinsgestörte Patienten der Phase B entwickelt und ist aufgrund der bisherigen Erfahrungen in der Lage, auch geringgradige Veränderungen der Bewusstseinslage mit hinreichender Sensitivität zu erfassen (Schönle, 1995).
- NIHSS (National Institutes of Health Stroke Scale) zur klinischen Einschätzung von Symptomen nach Schlaganfall z. B. auf einer stroke unit; 15 Items erfassen u. a. Bewusstseinslage, Blickbewegungen, Gesichtsfeld, motorische und sensible Paresen, Ataxie, Sprache, Sprechen, Neglect (NIHSS-Gesamtscore 0 = keine Ausfälle bis 40 = schwerste Ausfälle) (Übersicht über Schlaganfall-Skalen: Berger et al., 1999).

Instrumente funktionaler Diagnostik sind geeignet für die Dimension der beeinträchtigten Aktivitäten/Alltagsleistungen (activities of daily living, ADL) in Form sogenannter ADL-Skalen, mittels derer Art und Schweregrad von Fähigkeitsstörungen erfasst werden können. Beispiele für ADL-Skalen sind:

- Barthel-Index (BI) für Selbsthilfeleistungen (Mahoney & Barthel, 1965), neben dem FIM die wohl gebräuchlichste ADL-Skala überhaupt (10 Items; BI-Gesamtscore: 0 = völlige Abhängigkeit bis 100 = nahezu völlige Selbständigkeit) *(Abb. 1.2)*
- Functional Independence Measure (FIM), der zusätzlich kognitive, das Sozialverhalten und die Kommunikationsfähigkeit betreffende Items umfasst (Hamilton et al., 1994) (überwiegend für Patienten der späten Phase B sowie der Phase C und D geeignet) (18 Items; FIM-Gesamtscore: 18 = völlige Abhängigkeit bis 126 = völlige Selbständigkeit)
- Erweiterter Barthel-Index (EBI), der – angelehnt an den FIM – ebenfalls kognitive Störungen miterfasst und darüber hinaus auch Sehstörungen und Neglectphänomene berücksichtigt (Prosiegel et al., 1996) (für dieselben Phasen wie der FIM geeignet; 16 Items; EBI-Gesamtscore: 0 = völlige Abhängigkeit bis 64 = völlige Selbständigkeit)
- Frühreha-Barthel-Index (FBI) für Patienten der Phase B (Schönle, 1996); es wird der Barthel-Index-Score erhoben (s. o.), von diesem

Wert werden bei folgenden Besonderheiten Punkte abgezogen, so dass sich Minuswerte ergeben können:

- Intensivmedizinisch überwachungspflichtiger Zustand (–50 Pkt.)
- Absaugpflichtiges Tracheostoma (–50 Pkt.)
- Intermittierende Beatmung (–50 Pkt.)
- Beaufsichtigungspflichtige Orientierungsstörung (–50 Pkt.)
- Beaufsichtigungspflichtige Verhaltensstörung (–50 Pkt.)
- Schwere Verständigungsstörung (–25 Pkt.)
- Beaufsichtigungspflichtige Schluckstörung (–50 Pkt.).

- Rankin-Skala zur Erfassung der Behinderung nach Schlaganfall (6 Grade, von 0 = Unabhängigkeit bis 5 = völlige Abhängigkeit) (Übersicht über Schlaganfall-Skalen: Berger et al., 1999)
- Rivermead Motor Assessment (RMA) zur Erfassung motorischer Folgen eines Schlaganfalls (Lincoln & Leadbitter, 1979); umfasst die Bereiche »globale Funktionsfähigkeit (13 Items), »Bein und Rumpf« (10 Items) und »Arm« (15 Items); (RMA-Gesamtscore: 0 = keine Funktion bis 38 = keine motorische Behinderung)
- Rivermead Behavioral Memory Test (RBMT) zur Erfassung von Gedächtnisstörungen (Wilson et al., 1985) (s. Kap. 8)
- Behavioural Assessment of the Dysexecutive Syndrome (BADS) zur Erfassung dysexekutiver Funktionsstörungen (Wilson et al., 1996) (s. Kap. 9).

Instrumente zur Erfassung von Beeinträchtigungen der Partizipation existieren in Form zahlreicher Skalen, welche die soziale Integration in Beruf und/oder Familie und andere wichtige psychosoziale Faktoren einschließlich der subjektiv erlebten Lebensqualität erfassen. Weltweit am gebräuchlichsten ist der SF-36 (Fragebogen zum Gesundheitszustand), deutsche Fassung von Bullinger & Kirchberger (1998).

Einige Skalen lassen sich nicht eindeutig der Behinderungsebene »beeinträchtigte Aktivitäten« oder »Beeinträchtigung der Partizipation« zuordnen.

Dazu gehört z. B. die weltweit gebräuliche »Glasgow Outcome Scale (GOS)«. In ihrer fünfstufigen, sehr groben, dafür aber reliablen Form erfasst sie: Death (1), Vegetative State (2), Severe Disability,conscious but dependent (3), Moderate Disability, independent but disabled (4), Good recovery (5). Ein gerade eben nicht mehr »apallischer Patient« (vegetative state) erhält also genauso viel Punkte (nämlich drei) wie ein von fremder Hilfe abhängiger Schlaganfall-Patient. Derartigen Verzerrungen versucht die 8-stufige Version gerecht zu werden, die dafür aber nicht sehr reliabel ist.

1.	Essen und Trinken (»m. U. «), wenn Speisen vor dem Essen zurechtgeschnitten werden müssen	n. m. = 0	m. U. = 5	selb. = 10	
2.	Umsteigen aus dem Rollstuhl ins Bett u. umgekehrt (einschl. Aufsitzen im Bett)	n. m. = 0	m. U. = 5/10*	selb. = 15	
3.	Persönliche Pflege (Gesichtwaschen, Kämmen, Rasieren, Zähneputzen)	n. m. = 0	m. U. = 0	selb. = 5	
4.	Benutzung der Toilette (An-/Auskleiden, Körperreinigung, Wasserspülung)	n. m. = 0	m. U. = 5	selb. = 10	
5.	Baden /Duschen	n. m. = 0	m . U. = 0	selb. = 5	
6.	Gehen auf ebenem Untergrund	n. m. = 0	m. U. = 10	selb. = 15	
6a.	Fortbewegung mit dem Rollstuhl auf ebenem Untergrund (dieses Item nur verwenden, falls das Item 6 mit »0« bewertet wurde)	n. m. = 0	m. U. = 0	selb. = 5	
7.	Treppen auf-/absteigen	n. m. = 0	m. U. = 5	selb. = 10	
8.	An-/Ausziehen (einschl. Schuhe binden, Knöpfe schließen)	n. m. = 0	m. U. = 5	selb. = 10	
9.	Stuhlkontrolle	n. m. = 0	m. U. = 5	selb. = 10	
10.	Harnkontrolle	n. m. = 0	m. U. = 5	selb. = 10	
				Summe	

n. m. = nicht möglich; m. U. = mit Unterstützung; selb. = selbständig;
* = siehe Erläuterungen zum BI

Abb. 1.2: *Der Barthel-Index. Er stellt eine der weltweit am häufigsten verwendeten ADL-Skalen für den Bereich der Selbsthilfeleistungen dar. Die Punktewerte der 10 Items werden zu einem Gesamtpunktewert addiert, der ein gutes Maß für die Selbstständigkeit eines Patienten darstellt. Der Gesamtpunktewert erstreckt sich von 0, d. h. völlig unselbstständig, bis 100, d. h. völlig selbstständig.*

Weltweit verwendete Instrumente zur Erfassung der drei Behinderungsebenen sind im Detail in zwei sehr empfehlenswerten Büchern beschrieben (Masur, 2000; Wade, 1992).

Eine Diagnostik auf möglichst allen Dimensionsebenen der Behinderung ist einmal zur Therapieplanung notwendig, da auch die gewählten Therapieverfahren auf allen drei Ebenen ansetzen können, zum anderen aber auch zur Überprüfung von Therapieeffekten. So ist es z. B. wichtig, nicht nur testdiagnostisch zu ermitteln, dass sich ein Patient nach einem Gedächtnistraining in einem bestimmten Gedächtnistest verbessert hat, sondern auch mittels ADL-Diagnostik zu erfassen, ob der Patient auch im Alltag weniger Gedächtnisprobleme als zuvor hat (z. B. sich an vereinbarte Termine erinnern kann, Dinge nicht mehr verlegt etc.). Im Bereich der klinischen Neuropsychologie wird die Bedeutung einer funktionalen Diagnostik zunehmend erkannt, allerdings müssen für viele Bereiche entsprechende ADL-Skalen erst noch entwickelt bzw. aus angolamerikanischen Ländern stammende ADL-Skalen unserem Kulturkreis angepasst werden.

Diagnostische Verfahren, die valide Aussagen über Auswirkungen der Hirnleistungsstörung(en) im täglichen Leben ermöglichen, werden auch als Verfahren von hoher *ökologischer Validität* bezeichnet.

Schließlich sei noch hervorgehoben, dass – für alle Dimensionen geltend – eine neuropsychologische Diagnostik nicht nur die spezifische Störung zu erfassen hat, sondern auch untersuchen muss, welche Hirnleistungen noch intakt sind. Denn erhaltene Hirnleistungen können den Ausgangspunkt für eine kompensierende Therapie, also für den Einsatz von Ersatzstrategien darstellen (s. 1.7).

Der weltbekannte, von einer motorischen Systemerkrankung betroffene Physiker Stephen W. Hawking ist trotz seiner erheblichen Beeinträchtigungen im motorischen und verbalkommunikativen Bereich nicht zuletzt dank eines für ihn »maßgeschneiderten« Kommunikators zu beruflichen Höchstleistungen fähig. Er beschreibt die Beziehung der für die Rehabilitation besonders relevanten Ebenen Disability und Handicap zueinander sehr eindrucksvoll: *»I was again fortunate in that I chose theoretical physics, because that is all in the mind.* ***So my disability has not been a serious handicap****«* (Hawking, 1988). Wenn sich Stephen Hawking in einer Neuauflage seines Buches an die ICIDH-2 halten würde, müsste er statt »disability« »activity limitation« und statt »handicap« »participation restriction« schreiben.

1.7 ALLGEMEINE PRINZIPIEN UND METHODEN NEUROPSYCHOLOGISCHER REHABILITATION

Unter den allgemeinen Prinzipien neuropsychologischer Rehabilitation kann unterschieden werden zwischen Restitution, Kompensation und Adaptation. Als *Restitution* wird die komplette oder, was häufiger der Fall ist, partielle Wiederherstellung einer Hirnleistung bezeichnet. Beispiele wären die Verbesserung spezifischer Aufmerksamkeitskomponenten durch gezieltes PC-Training, die Wiederherstellung gestörter sprachlicher Leistungen durch Sprachtherapie oder die Verbesserung bestimmter räumlicher Störungen durch visuell-räumliches Wahrnehmungstraining.

Unter *Kompensation* versteht man den Einsatz von Ersatzstrategien durch die Verwendung anderer (intakter) Leistungen bzw. das Ausnützen erhalten gebliebener Restfunktionen. Ziel ist es, dass die beeinträchtigte Funktion auf diesem Umweg letztendlich wieder verfügbar wird. Ein Beispiel wäre die Kompensation eines Gesichtsfeldausfalles durch das in 2.7 beschriebene visuelle Explorationstraining, welches zu einer Vergrößerung des visuellen Suchfeldes im betroffenen Halbfeld führt. Obgleich sich im Rahmen eines derartigen Trainings am Gesichtsfelddefekt selbst meist nichts ändert, kann der Gesichtsfeldausfall durch die trainierten großen Augenbewegungen kompensiert werden, was dazu führt, dass die Patienten im Alltag oft besser zurechtkommen und z. B. nicht mehr an Hindernisse anstoßen. Auch der Verhinderung von Fehlstrategien kommt dabei eine wichtige Rolle zu. Ein häufiges Beispiel einer von Patienten oft spontan eingesetzten Fehlstrategie ist die Kopfdrehung zur Seite des Gesichtsfeldausfalls (s. 2.7).

Adaptation schließlich ist die Anpassung der Umwelt an den Patienten bzw. der Einsatz sog. externer Hilfen. Beispiele wären die behindertengerechte Modifikation eines Arbeitsplatzes bei einem Patienten mit einer Aufmerksamkeitsstörung – z. B. indem man den Patienten von ablenkenden Umgebungsreizen abschirmt (s. 4.5) – oder Großdruckbücher für Patienten mit schweren zerebralen Sehstörungen (s. 2.7).

Bei allen drei Prinzipien wird die Plastizität des ZNS ausgenützt. Dass übungsabhängige Umorganisationsprozesse in kortikalen Repräsentationsarealen stattfinden, ist etwa für motorische und sprachliche Störungen beim Menschen mittels PET bzw. mittels der transkraniellen Magnetstimulation eindeutig nachgewiesen worden (Liepert et al., 2000; Musso et al., 1999).

Die Behandlungsmethoden sollten im Idealfall spezifisch und systematisch sein. *Spezifische Behandlungsmethoden* basieren auf einer genauen Diagnostik und Analyse der im Einzelfall vorliegenden Leistungseinbuße, orientieren sich an objektiven Kriterien für eine Behandlungsindikation und beinhalten überprüfte Messverfahren zur Erfassung des Interventionseffektes im Sinne einer Verlaufskontrolle. Voraussetzung ist, dass die jeweiligen Therapeuten ein spezielles Fachwissen über einschlägig überprüfte Behandlungsverfahren besitzen. Ein *systematischer Behandlungsaufbau* bedeutet, dass die Behandlungen bzgl. Dauer und Häufigkeit eine gewisse Regelmäßigkeit aufweisen und dass sie bezüglich der Aufgabenbedingungen und der Interaktionen zwischen Therapeut und Patient möglichst konstant sind. Von derartigen spezifischen und systematischen Behandlungsverfahren wird ein *von der Spontanremission abgrenzbarer Interventionseffekt* erwartet.
Er sollte charakterisiert sein durch:

- *Zeitliche Stabilität,* d. h. der Therapieeffekt hält auch nach Beendigung der Therapie an.
- *Generalisierung* auf andere Leistungen. Beispiel: Ein Patient, der in einem bestimmten Aufmerksamkeitsbereich therapiert wird, verbessert sich nicht nur in der trainierten Aufmerksamkeitskomponente, sondern auch in anderen kognitiven Leistungen, in denen entsprechende Aufmerksamkeitsanteile eine Rolle spielen (s. 4.5).
- *Transfer* auf ADL-Leistungen. Beispiel: Ein Patient mit Störung der visuell-räumlichen Wahrnehmung kann keine Analoguhren ablesen; es wird mit ihm am PC die Winkelschätzung trainiert; nach Abschluss des Trainings kann er nicht nur Winkel besser einschätzen, sondern auch wieder Analoguhren ablesen (s. 3.7).

Zur systematischen Therapie (und natürlich auch zur Diagnostik) neuropsychologischer Störungen werden heute häufig Software-Programme eingesetzt. Eine Übersicht und Beschreibung computerunterstützter neuropsychologischer Therapie- und Diagnostik-Programme findet sich in dem Software-Katalog »Computer helfen heilen« (KURATORIUM ZNS für Unfallverletzte mit Schäden des zentralen Nervensystems e.V., 1997).

Neben der *kognitiven Therapie im engeren Sinne,* also der möglichst spezifischen und systematischen Therapie (neuropsychologischer Basisstörungen), deren Ansätze in den einzelnen Kapiteln dieses Buches aufgezeigt werden, ist die zweite und mindestens ebenso wichtige

Hauptsäule neuropsychologischer Rehabilitation die adäquate *Psychotherapie* des Patienten und seiner Bezugspersonen. Die vier wichtigsten Gründe hierfür sind:

- Oft persistieren trotz bzw. nach konsequent und professionell durchgeführter kognitiver Therapie Reststörungen, die der Patient und seine Bezugspersonen unter Umständen zeitlebens akzeptieren müssen. Diese Akzeptanz stellt sich nicht immer von selber ein, sondern muss psychotherapeutisch erarbeitet werden.
- Oft besitzen der Patient und/oder seine Bezugspersonen keine volle Einsicht in das jeweilige Hirnleistungsdefizit, oder die negativen Konsequenzen des Defizits werden unterschätzt bzw. bagatellisiert. Der Rehabilitationserfolg ist aber ganz wesentlich vom Grad der Einsicht in die Defizite abhängig. Dieses Vermitteln einer Einsicht in das Defizit setzt fundierte psychotherapeutische Kenntnisse bzw. Techniken voraus.
- Oft leiden die Patienten als Reaktion auf die neuropsychologischen Defizite an psychischen Störungen (s. Kap. 10), die unter Umständen wegen ihrer Schwere die Alltagsauswirkungen der kognitiven Störungen noch übertreffen können. Diese reaktiv-psychischen Störungen bedürfen einer Therapie (Psychotherapie und/oder Psychopharmakotherapie).
- Oft führen die Hirnläsionen sowohl zu kognitiven als auch zu Verhaltensstörungen. Deren Extremvarianten (besonders ausgeprägt und häufig in der Frühphase nach Schädelhirnverletzungen) sind zum einen Minussyndrome – z. B. erheblicher Antriebsmangel, affektive Indifferenz (Wurstigkeit) –, zum anderen Plussyndrome – z. B. verbal- oder handlungsaggressive bzw. distanzlose Verhaltensweisen. Diese Verhaltensstörungen stehen einer beruflichen/sozialen Wiedereingliederung oft in noch stärkerem Maße hinderlich im Wege als die kognitiven Defizite. Deshalb sollten die Therapeuten von Patienten mit derartigen Auffälligkeiten über fundierte Kenntnisse verhaltenstherapeutischer Techniken – die einerseits »erwünschtes« Verhalten verstärken und andererseits »unerwünschtes« Verhalten abbauen – verfügen.

Leider ist die Psycho- bzw. Verhaltenstherapie von Patienten mit erworbener Hirnschädigung in Deutschland lange Zeit vernachlässigt bzw. die Bedeutung dieser Therapieformen innerhalb der neuropsychologischen Rehabilitation erst in den letzten Jahren erkannt worden. *Die »Kunst«*

neuropsychologischer Rehabilitation besteht letztendlich in einer engen Verflechtung kognitiver und psychotherapeutischer Therapieansätze, die sich untrennbar überlappen. Auf diesen wichtigen Sachverhalt und auf einzelne verhaltenstherapeutische Techniken wird ausführlicher in 10.6 eingegangen. An dieser Stelle sei auf eine exzellente Übersichtsarbeit (McGlynn, 1990) über verhaltenstherapeutische Ansätze in der neuropsychologischen Rehabilitation verwiesen.

Beim Erstellen des *Behandlungsplanes,* der in Teamsitzungen gemeinsam erarbeitet wird, sollten zunächst die einzelnen *Problembereiche* des Patienten auf allen drei Behinderungsebenen genau erfasst werden. Für jeden Problembereich müssen konkrete *Behandlungsziele* definiert werden, wobei Ziele des Patienten und Ziele des Therapeuten gleichermaßen zu berücksichtigen sind. Danach werden die jeweiligen *Behandlungsverfahren* festgelegt. In regelmäßigen Abständen hat schließlich eine *Qualitätskontrolle* zu erfolgen, d. h. es muss jeweils überprüft werden, ob die definierten *Zwischenziele* erreicht wurden oder nicht. In letzterem Falle ist die Frage zu klären, warum die Zwischenziele nicht erreicht werden konnten: Waren die Ziele unrealistisch angesetzt? Hat eine Änderung des Zustandes bzw. Verhaltens des Patienten stattgefunden? Kamen falsche Behandlungsverfahren zum Einsatz? Dementsprechend sind evtl. andere Ziele zu definieren oder andere Behandlungsverfahren einzusetzen. Nach Abschluss der Rehabilitationsmaßnahme sollte die zeitliche Stabilität des Interventionseffekts in gewissen Abständen im Sinne eines »follow up« überprüft werden.

Schließlich seien noch die folgenden wichtigen Punkte erwähnt, die in einem modernen neuropsychologischen Rehabilitationskonzept nicht fehlen dürfen:

- *Interdisziplinäre Zusammenarbeit* in einem gut eingespielten Team. Dazu zählen (in alphabetischer Reihenfolge) Arzt, Ergotherapeut, Freizeittherapeut, Masseur und medizinischer Bademeister, Neuropsychologe, Orthoptist, Pflegekraft, Physiotherapeut, Psychotherapeut, Sozialpädagoge, Sprachtherapeut.
- *Individuelle Betreuung des Patienten* in diagnostischer und therapeutischer Hinsicht mit genauer Analyse seines Störungsbildes auf allen Behinderungsebenen sowie darauf abgestimmte Therapieziele bzw. Therapiepläne (anstelle globaler Testbatterien und unspezifischer Therapiekonzepte). Dabei ist eine ganzheitliche Betrachtungsweise von besonderer Bedeutung, d. h. dass der Patient mit seiner

Behinderung stets vor seinem psychosozialen Hintergrund, welcher dazu genau erfasst werden muss, zu sehen ist. Ein Hauptziel ist es dabei zu erreichen, dass der Betroffene seine Hirnleistungsstörung(en) und ihre Alltagsauswirkungen wahrnimmt, dass er die Art der vorliegenden Hirnleistungsstörung(en) wirklich versteht, d. h. zum »Spezialist im Umgang mit seinen Defiziten« wird und schließlich, dass er die Behinderung – zumindest in einem Stadium, in der eine weitere Rückbildung nicht mehr zu erwarten ist – »akzeptiert«. Es sei in diesem Zusammenhang hervorgehoben, dass es im Falle einer chronischen (bleibenden) Behinderung absolut verkehrt ist, dem Betroffenen immer wieder falsche Hoffnungen zu machen (»Machen Sie nochmals vier Wochen Sprachtherapie, dann wird das schon wieder«).

- *Einbeziehung der Bezugspersonen* in das Therapiekonzept. Die Bezugspersonen müssen über das Wesen der Behinderung genau so konsequent aufgeklärt werden wie der Patient selbst, um »Spezialisten im richtigen Umgang mit der Behinderung des Betroffenen« werden zu können. Allzuoft geschieht es sonst, dass im Rahmen einer Überprotektion der Partner in eine »Opfer- oder Übermutter/Übervaterrolle« und der Betroffene in eine »Kindchen- oder Pascharolle« getrieben wird. Besonders häufig findet sich eine derartige Beziehung zwischen Partner und Patient im Falle des Vorliegens von Sprachstörungen (s. 6.7). Oftmals muss den Bezugspersonen auch vermittelt werden, dass keine Unmotiviertheit vorliegt (»mein Mann will einfach nicht«), sondern dass der Patient aufgrund der bestehenden Defizite bestimmte Leistungen tatsächlich nicht erbringen kann.
- *Supervision der stufenweisen Wiedereingliederung in das Erwerbsleben* (s. 1.8).
- *Sozialtherapeutische Weiterbetreuung* des Patienten auch nach Entlassung aus der Rehabilitationseinrichtung bezüglich familiärer, beruflicher und sonstiger sozialer Probleme. Im Rahmen dieser Betreuung wird ein Hauptziel sein, den Patienten und seine Bezugspersonen auf ihrem schweren Weg, der zu einer Akzeptanz der Behinderung führen soll, zu begleiten.
- *Ausbildung, Fortbildung, Weiterbildung* eigener Mitarbeiter und von externen Personen, die im Bereich neuropsychologischer Rehabilitation tätig sind bzw. tätig werden wollen.

Schließlich sind *Maßnahmen der Qualitätssicherung* zu erwähnen. So schreibt etwa § 137 SGB V bzgl. »Qualitätssicherung in der stationären Versorgung« vor: »Die [...] Krankenhäuser sowie die Vorsorge- oder Rehabilitationseinrichtungen [...] sind verpflichtet, sich an Maßnahmen zur Qualitätssicherung zu beteiligen. Die Maßnahmen sind auf die Qualität der Behandlung, der Versorgungsabläufe und der Behandlungsergebnisse zu erstrecken. Sie sind so zu gestalten, dass vergleichende Prüfungen ermöglicht werden [...]«. Man unterscheidet eine Struktur-, Prozess- und Ergebnisqualität. Bewährt haben sich klinikinterne oder klinikübergreifende sogenannte Qualitätszirkel, in denen diagnostische und therapeutische Standards erarbeitet werden. Der an Fragen der Qualitätssicherung speziell interessierte Leser sei auf die Sekundärliteratur verwiesen.

1.8 WICHTIGSTE ARTEN BERUFLICHER WIEDEREINGLIEDERUNGSMASSNAHMEN

Da der Einleitung beruflicher Wiedereingliederungsmaßnahmen nach bzw. während der Phase der neuropsychologischen Rehabilitation eine besonders wichtige Rolle zukommt, soll im Folgenden kurz auf einige in diesem Zusammenhang wichtige Begriffe eingegangen werden.

Vor der Einleitung beruflicher Wiedereingliederungsmaßnahmen kann im Rahmen eines *therapeutischen Arbeitsversuches* in der Rehabilitationseinrichtung oder in externen Betrieben, die mit dem Team der Rehabilitationseinrichtung in Kontakt stehen, ermittelt werden, inwieweit allgemeine Voraussetzungen zur Wiederaufnahme einer beruflichen Tätigkeit schon oder (noch) nicht vorliegen (Dauerbelastbarkeit, soziale Integrationsfähigkeit etc.). Ziel ist dabei auch, durch die darin enthaltene *Arbeitstherapie* die Belastbarkeit zu steigern sowie die Arbeitsgrundfähigkeiten und spezielle berufsweltorientierte Fähigkeiten zu stabilisieren und zu verbessern. Voraussetzung ist hierfür, dass sich der Patient noch in stationärer oder teilstationärer Behandlung befindet.

Aufgrund der interdisziplinären Beurteilung bzw. Empfehlung können, direkt oder im Anschluss an einen therapeutischen Arbeitsversuch, folgende berufliche Wiedereingliederungsmaßnahmen in Frage kommen.

Die *stufenweise Wiedereingliederung in das Erwerbsleben* ist eine Maßnahme, die am noch bestehenden Arbeitsplatz im Krankenstand durchgeführt wird. Dabei bezieht der Patient weiter Krankengeld. Notwendig ist hierfür die Zustimmung des Arbeitgebers und der Krankenkasse. Diese Maßnahme ist sinnvoll bei Patienten, die nach längerer Abwesenheit vom Arbeitsplatz noch eine gewisse Zeit ohne wirtschaftlichen Druck Gelegenheit haben sollen, sich wieder in ihr ehemaliges Tätigkeitsfeld einzuarbeiten. Auch soll sie dazu dienen, dass der Betroffene seine persönliche Leistungsfähigkeit realistisch beurteilen kann. Die stufenweise Wiedereingliederung kann von einer Rehabilitationseinrichtung oder ambulant (z. B. Hausarzt) betreut werden. Die Maßnahme wird mit zwei bis vier Stunden an zwei bis fünf Tagen pro Woche begonnen und sukzessive gesteigert. Sie ist innerhalb von sechs Monaten abzuschließen. Auf den Arbeitgeber kommen in dieser Zeit keine Kosten zu, da kein Entgelt gewährt wird. Ab ca. 20 Wochenstunden ist es jedoch möglich, dass sich Krankenkasse und Arbeitgeber, nach individueller Regelung, die Kosten für die Arbeitsleistung aufteilen. Der zeitliche Umfang der Arbeit sowie die inhaltlichen Anforderungen werden dabei kontinuierlich gesteigert und dem aktuellen Leistungsstand angepasst. Auch ist es möglich, evtl. auftetende Schwierigkeiten im Rahmen der Therapie in der Rehabilitationseinrichtung zu »bearbeiten«. Für den Erfolg der Maßnahme kann ein regelmäßiger Kontakt zwischen Arbeitgeber und Rehabilitationsteam sinnvoll sein. Sollte eine vollständige Wiedereingliederung am ursprünglichen Arbeitsplatz nicht mehr möglich sein, besteht evtl. die Möglichkeit einer *betriebsinternen Umsetzung* oder einer *Verminderung der Arbeitszeit.*

Ein weiterer Weg ist eine *berufliche Rehabilitation* durch das zuständige Arbeitsamt (Bundesanstalt für Arbeit). Falls eine Rückkehr an den vorherigen Arbeitsplatz bzw. eine innerbetriebliche Umsetzung nicht mehr möglich sind, können berufliche Umschulungsmaßnahmen, Kurse und Beratung angeboten werden. Die entsprechenden Kosten werden vom Arbeitsamt oder gegebenenfalls vom Rentenversicherungsträger getragen. Auch kann eine Tätigkeit in einer *Werkstätte für Behinderte (WfB)* angestrebt werden sowie die Vermittlung in weitere Einrichtungen wie *Berufsfindungswerke oder Intensivförderungseinrichtungen.*

Abschließend sollen an einem idealtypischen Fallbeispiel einige der in den beiden letzten Absätzen verwendeten Begriffe verdeutlicht werden (s. dazu auch Kap. 2 über zerebrale Sehstörungen).

Ein 40-jähriger Patient erleidet infolge eines rechtsseitigen Infarktes im Versorgungsgebiet der hinteren Hirnarterie (Strukturschaden) einen linksseitigen Gesichtsfeldausfall (Funktionsstörung). Der Patient stößt beim Gehen links oft an Hindernisse und Personen an und hat Schwierigkeiten beim Lesen, wobei er insbesondere in die falsche Zeile springt und Anfangsbuchstaben von Worten auslässt (Beeinträchtigung der Aktivität). Aufgrund dieser Störungen kann der Patient seinen früheren Beruf als Lektor in einem Verlag nicht mehr ausüben (Beeinträchtigung der Partizipation). Die Testdiagnostik besteht in einer genauen Bestimmung des Gesichtsfelddefektes mit einem Perimeter und einer Testung mittels Suchvorlagen, auf denen der Patient kritische Reize wie Kreise, Dreiecke oder Quadrate möglichst rasch mit einem Leuchtstab aufzeigen soll. Dabei werden Treffer bzw. Auslassungen und die Dauer der Suchzeit ermittelt. Die Perimeter-Untersuchung deckt auf, dass es sich um eine komplette linksseitige homonyme Hemianopsie handelt, d. h. um einen linksseitigen Gesichtsfelddefekt, der beide Augen gleichermaßen betrifft und jeweils das gesamte linke Gesichtsfeld von außen bis fast an die Mittellinie einnimmt. An den Suchdias kommt es zu 3 Auslassungen links, die Suchzeit ist deutlich verlängert. der Patient berichtet, er versuche durch konstantes Drehen des Kopfes nach links den Gesichtsfelddefekt »zu umgehen«. Die funktionale Diagnostik besteht darin, dass der Patient einen Standardtext zu lesen hat, wobei die Lesezeit und die Fehleranzahl ermittelt werden. Es zeigt sich, dass zahlreiche Fehler auftreten und die Lesezeit deutlich verlängert ist. In einer Teamsitzung definiert man, nachdem die Problembereiche klar sind, als Ziele eine Verbesserung der gestörten visuellen Suchstrategie und damit eine Beseitigung der Alltagsschwierigkeiten »Anstoßen an Hindernisse und Personen«. Weiterhin soll eine deutliche Verbesserung seiner Leseleistungen, sowohl was die Fehler als auch die Lesezeit betrifft, erreicht werden, um ihm die ehemalige berufliche Tätigkeit wieder zu ermöglichen. Da üblicherweise Gesichtsfelddefekte bei einem Zeitraum von über einem Jahr nach einem Hirninfarkt kaum noch Chancen auf Restitution haben, wird es sich bei den allgemeinen Behandlungsprizipien wohl um Kompensationen handeln: Durch Einüben großer Augenbewegungen soll der Gesichtsfelddefekt kompensiert werden; durch Einüben einer neuen Lesestrategie soll die Leseleistung verbessert werden. Außerdem soll der Fehlstrategie, die sich der Patient zu eigen gemacht hat, nämlich den Kopf nach links zur Seite des Gesichtsfelddefektes zu drehen, entgegengearbeitet werden. Es kommen spezifische und zugleich systematische Behandlungsmethoden zum Einsatz, einmal ein visuelles Explorationstraining, zum anderen ein Lesetraining (s. 2.7). Sie sind spezifisch, weil sie ganz bestimmte, vorher genau diagnostizierte Leistungsstörungen trainieren. Sie sind darüber hinaus systematisch, weil die Behandlungen bezüglich Dauer (je 20 Minuten) und Häufigkeit (täglich) eine bestimmte Regelmäßigkeit aufweisen, und da die Aufgabenbedingungen sowie die Instruktionen des Therapeuten an den Patienten immer dieselben, also konstant, sind. Nach insgesamt 33 Therapiesitzungen ist keine weitere Verbesserung mehr zu erkennen. die Behandlung wird daraufhin abgebrochen. Man stellt nun fest, dass der Patient Suchdias in normaler Zeit bewältigt und keine Auslassungen mehr auftreten, dass er links nicht mehr an Hindernisse oder Personen anstößt und dass beim Lesen des Standardtextes keine Fehler mehr auftreten. Auch die Lesezeit hat deutlich abgenommen, sie ist aber im Vergleich zu Gesunden immer noch verlangsamt. Der Patient ist deshalb zwar in der Lage, Zeitungen und Bücher zu lesen, aber den hohen Leseanforderungen, wie sie an den Beruf eines Lektors gestellt werden, kann der Patient nicht mehr gerecht werden. Eines der Therapieziele, nämlich Wiederaufnahme der alten Berufstätigkeit, war zu hoch angesetzt. Der Buchverlag ist bereit, ihn im Sinne einer innerbetrieblichen Umsetzung in einem anderen Tätigkeitsfeld mit geringeren Anforderungen an das Lesetempo einzusetzen. Krankenkasse und Arbeitgeber einigen sich auf eine stufenweise Wiedereingliederung. Die vom Team bestimmte Betreuerin des Patienten, eine Orthoptistin, setzt sich mit Einverständnis des Patienten mit dem Arbeitgeber in Verbindung, um die stufenweise Wiedereingliederung zu supervidieren. Es ergeben sich bei sukzessive ansteigender Stundenzahl der Tätigkeit keine Probleme im neuen Arbeitsfeld. Der Patient kann wieder eine vollschichtige Arbeit im gleichen Betrieb, aber in einem anderen Tätigkeitsfeld, aufnehmen.

2

Zerebrale Sehstörungen

2.1 BEGRIFFSBESTIMMUNG

Unter zerebralen Sehstörungen versteht man Einbußen von Sehleistungen nach Hirnschädigungen im Gegensatz etwa zu Sehstörungen bei Erkrankungen des Auges oder des Sehnerven (Übersichten: Hubel & Wiesel, 1990; Kerkhoff, 2000; Zihl, 2000a,b).

Dieses Kapitel gibt einen Überblick über folgende zerebrale Sehstörungen:

- Störungen einfacher Sehleistungen: Gesichtsfeld, Hell-und Dunkeladaptation, Sehschärfe, visuelle Exploration
- Störungen komplexer Sehleistungen: Gesichter-und Objekterkennung
- Visuelle Reizerscheinungen.

2.2 STÖRUNGEN EINFACHER SEHLEISTUNGEN

2.2.1 Homonyme Gesichtsfeldausfälle

Die linken und rechten Netzhauthälften beider Augen sind – wie in *Abb. 2.1* dargestellt – mit der Sehrinde im Hinterhauptslappen (Okzipitalhirn) so verbunden, dass bei einer Schädigung hinter der Sehnervenkreuzung – dem Chiasma opticum (daher auch der Ausdruck retrochiasmatische Schädigung) – homonyme Ausfälle im gegenüberliegenden (kontralateralen) Halbfeld auftreten. *Homonym* bedeutet, dass die Form der Gesichtsfeldausfälle beider Augen weitgehend identisch ist. Bei linkshirniger Schädigung resultieren rechtsseitige homonyme Gesichtsfeldausfälle und umgekehrt. Die häufigsten retrochiasmatischen Läsionsorte betreffen entweder die Sehstrahlung (Radiatio optica) – Fasern, die visuelle Reize vom lateralen Kniehöcker (Corpus geniculatum laterale) des Thalamus an die Sehrinde weiterleiten – oder die okzipital gelegene Sehrinde (BA 17) selbst *(Abb. 2.1)*.

Die häufigsten homonymen Gesichtsfeldausfälle zeigt *Abb. 2.2*. Es handelt sich bei den Beispielen dieser Abbildung um rechtsseitige homonyme Ausfälle, also um die Folgen linksseitiger retrochiasmatischer Schädigungen.

Da sich auf der Netzhaut die Nervenfasern der Einzugsgebiete beider Gesichtsfeldhälften leicht überlappen, reichen homonyme Gesichtsfeldausfälle nie ganz an die Mittellinie heran *(Abb. 2.2)*. Auch die Fovea, der Ort des schärfsten Sehens im Netzhautzentrum (Durchmesser etwa 1,5 Sehwinkelgrad), bleibt bei homonymen Gesichtsfeldausfällen ausgespart. Selbst bei beidseitigen Infarkten im Okzipitallappen ist die Fovea erhalten, so dass keine völlige Erblindung, sondern ein »Röhrengesichtsfeld« resultiert. Der Grund hierfür liegt darin, dass dieser zentrale Netzhautabschnitt im Bereich des Okzipitalpols, also der Spitze des Hinterhauptlappens repräsentiert ist; der Okzipitalpol wird sowohl von Ästen der hinteren als auch der mittleren Hirnarterie versorgt, so dass z. B. bei beidseitigen Verschlüssen der hinteren Hirnarterie die Gefäßversorgung durch die mittlere Hirnarterie gesichert bleibt.

Ein Gesichtsfeldausfall kann absolut sein, d. h. die Wahrnehmung von Licht, Formen und Farben betreffen. In diesen Fällen spricht man – je nachdem, ob eine ganze Gesichtsfeldhälfte oder (nur) die oberen bzw. unteren Quadranten ausgefallen sind – von *homonymen Hemianopsien bzw. homonymen oberen Quadrantenanopsien oder homonymen unteren Quadrantenanopsien*. Anopsie bedeutet wörtlich übersetzt »Nichtsehen«. Ist der Gesichtsfeldausfall relativ, was sich in einer reduzierten, aber nicht aufgehobenen Lichtwahrnehmung und einer Störung der Form- und Farbwahrnehmung im betroffenen Gesichtsfeld ausdrückt, spricht man von *homonymen Hemiamblyopien bzw. homonymen oberen Quadrantenamblyopien* oder *homonymen unteren Quadrantenamblyopien*. Amblyopie bedeutet wörtlich übersetzt »Schwachsehen«. Die Alltagsauswirkung einer homonymen Hemiamblyopie ist –

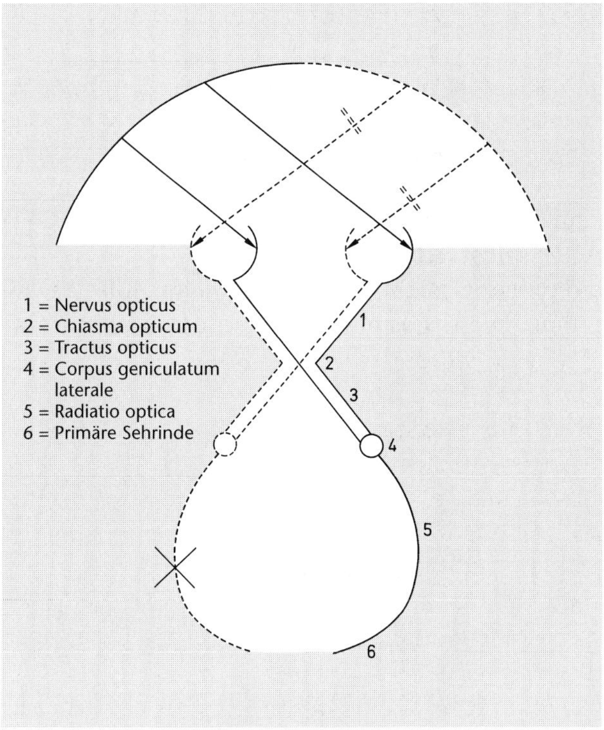

Abb. 2.1: *Die Faserverbindung zwischen den Netzhauthälften beider Augen und der primären Sehrinde. Von den Sinneszellen in der Netzhaut verlaufen Nervenfasern zunächst im Nervus opticus (Sehnerv). Die von den inneren (nasalen) Netzhauthälften stammenden Fasern kreuzen dann im Chiasma opticum (Sehnervenkreuzung) zur Gegenseite, während die von den äußeren (temporalen) Netzhauthälften stammenden Fasern das Chiasma opticum ungekreuzt passieren. Im Tractus opticus verlaufen die Fasern dann weiter nach hinten zum Corpus geniculatum laterale (seitlicher Kniehöcker; ein Teil des Thalamus, der zum Zwischenhirn = Dienzephalon gehört). Dort bilden die Fasern eine Synapse mit dem nächsten Neuron, dessen Nervenfasern über die Radiatio optica (Sehstrahlung) zur primären Sehrinde (primärer visueller Kortex = Area striata) ziehen. Zusammengefasst projizieren damit die linken Netzhauthälften der beiden Augen zur linken Sehrinde, die rechten Netzhauthälften zur rechten Sehrinde. Bei linksseitiger retrochiasmatischer Schädigung (d. h. Läsion hinter der Sehnervenkreuzung) resultiert daher ein homonymer rechtsseitiger Gesichtsfeldausfall, weil die beiden linken Netzhauthälften keine von rechts einfallenden Seheindrücke mehr wahrnehmen können (durch === gekennzeichnet). Der Läsionsort ist mit X markiert.*

was z. B. das Lesen betrifft – allerdings fast immer genauso gravierend wie die einer homonymen Hemianopsie. Denn Buchstaben sind Formen und das Erkennen von Formen ist im amblyopen Gesichtsfeldbereich gestört. Oftmals fühlen sich Patienten mit amblyopen Bereichen subjektiv sogar noch stärker beeiträchtigt als Patienten mit anopen Bereichen, da sie im betroffenen Bereich schemenhaft Reize wahrnehmen, die sehr störend sein können.

Reicht ein Gesichtsfeldausfall sehr nahe (maximal ca. einen Sehwinkelgrad) an die Mittellinie heran, spricht man von *kompletten Ausfällen,* bleibt ein größerer Bereich neben der Mittellinie ausgespart, von *inkompletten Ausfällen.* Die Größe des erhaltenen Bereiches hängt insbesondere von der Ausdehnung der zugrundeliegenden Hirnläsion ab. Nicht nur homonyme Hemianopsien/Hemiamblyopien können zu Lesestörungen führen, sondern auch kleinere Gesichtsfeldausfälle, soweit letztere nahe an die Fovea heranreichen – sog. parafoveale Skotome *(Abb. 2.2).*

Gesichtfelddefekte lassen sich mit dem *Konfrontationstest* grob abtesten: Der Untersucher führt einen Gegenstand von außen in das Gesichtsfeld des Patienten, der Augen und Kopf geradeaus fixiert hält und angeben soll, wann er den Gegenstand erstmals wahrnimmt *(Abb. 2.3).* Eine genaue Gesichtsfeldbestimmung erfolgt mit speziellen, heute zum Teil bereits computergesteuerten Geräten, sogenannten *Perimetern.*

Patienten mit homonymen Gesichtsfeldausfällen, sowohl Anopsien als auch Amblyopien, die nahe an die Mittellinie heranreichen, haben im Alltag folgende Schwierigkeiten:

1. Sie übersehen Personen und Gegenstände und stoßen dementsprechend oft an Hindernisse an. Untere Quadrantenausfälle sind dabei

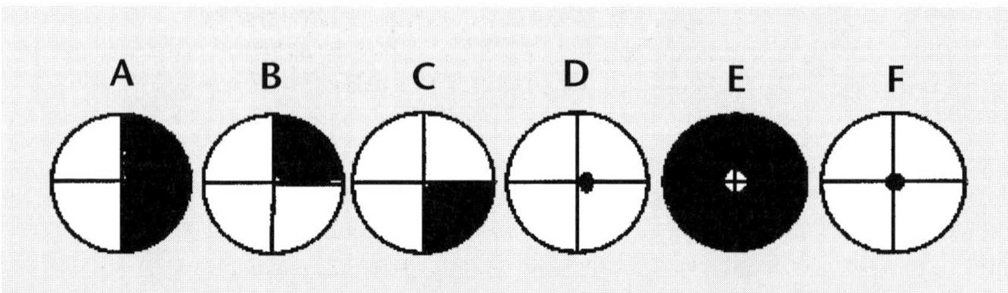

Abb. 2.2: Häufigste Beispiele homonymer Gesichtsfeldausfälle (dargestellt an Beispielen rechtsseitiger Ausfälle). A) rechtsseitige Hemianopsie; B) rechtsseitige obere Quadrantenanopsie; C) rechtsseitige untere Quadrantenanopsie; D) rechtsseitiges parafoveales Skotom; E) röhrenförmiges Gesichtsfeld (zur Begründung, warum eine »beidseitige Hemianopsie« nicht zu Blindheit, sondern zu einem röhrenförmigen Gesichtsfeld führt, s. Text); F) Zentralskotom, wie es z. B. bei zerebraler Hypoxie vorkommt. Man beachte, dass in den Beispielen A) bis D) der Gesichtsfelddefekt nie ganz an die Mittellinie heranreicht (Begründung: s. Text).

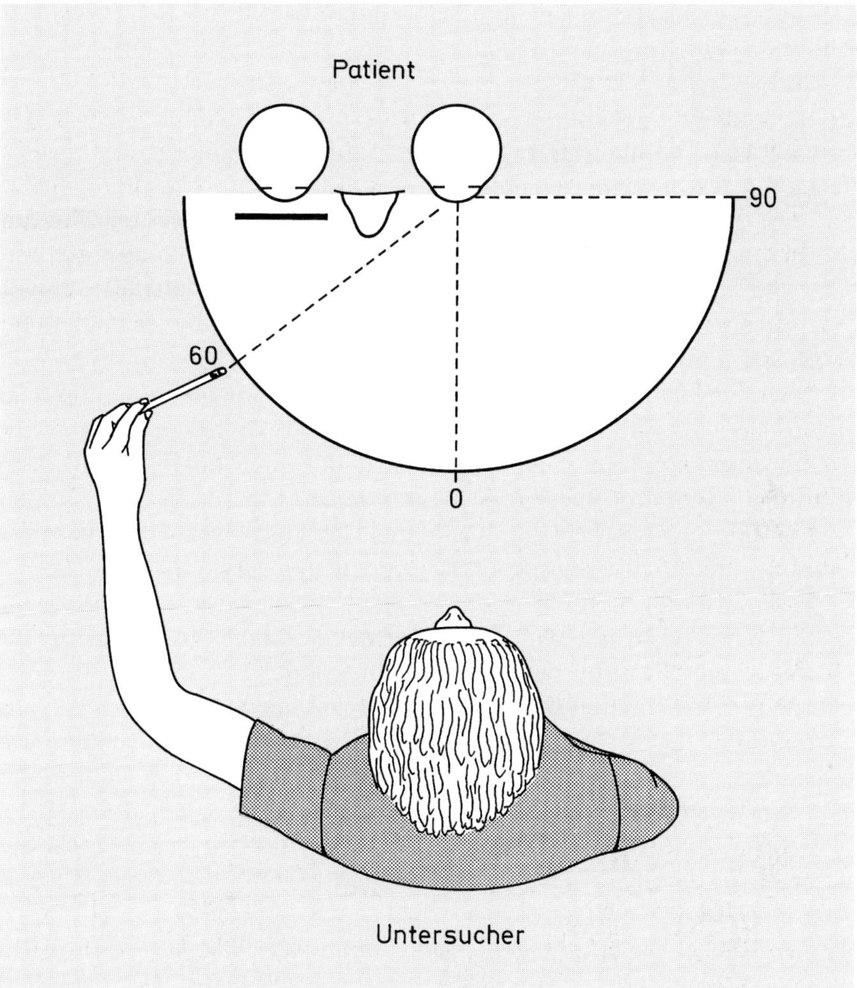

Abb. 2.3: *Der Konfrontationstest zur grob-klinischen Untersuchung von Gesichtsfeldausfällen. Der Patient fixiert mit dem linken Auge (das rechte ist verdeckt) die Nase des Untersuchers. Dieser führt von außen einen Gegenstand langsam nach innen. Der Patient soll angeben, wann er den Gegenstand das erste Mal wahrnimmt. Analog wird das Gesichtsfeld des rechten Auges geprüft. Diese Prüfung sollte alle Quadranten (den rechten oberen, den rechten unteren, den linken oberen, den linken unteren) umfassen. Wichtig ist, dass der Untersucher sich während der Testung ständig überzeugt, dass der Patient wirklich seine Nase fixiert und keine Augenbewegungen ausführt. Normalerweise beträgt die Gesichtsfeldausdehnung nach außen (temporal) ca. 90°, nach innen (nasal) ca. 60°, nach oben ca. 50°, nach unten ca. 70°.*

störender als obere, da z. B. das Erkennen der Stufen beim Treppensteigen an eine Intaktheit der unteren Gesichtsfeldquadranten gebunden ist.

2. Sie leiden oft zusätzlich an einem unzureichenden Einsatz von Augen- und Kopfbewegungen im betroffenen Halbfeld, einer sogenannten Störung der visuellen Exploration (s. auch 2.2.4). Normalerweise führen wir zur Reizentdeckung und -identifikation den Ort des schärfsten Sehens, die Fovea, rasch durch Augenbewegungen und nachfolgende Kopfbewegungen auf den Reiz zu (ca. 40 Grad Augenbewegungen sind jeweils in beide horizontale Richtungen möglich). Durch den oftmals unzureichenden Einsatz von Augen- und Kopfbewegungen – oft werden nur Augenbewegungen von maximal 10 Grad ins betroffene Feld ausgeführt – verkleinert sich das visuelle Suchfeld, so dass der Gesichtsfelddefekt nicht ausreichend durch Augen- und Kopfbewegungen kompensiert wird. Beim visuellen Explorationstraining (s. 2.7) ist daher das Ziel, durch eine Vergrößerung der Suchbewegungen der Augen den Gesichtsfelddefekt zu kompensieren.
3. Sie leiden nicht selten an einem Verlust des visuellen Überblicks infolge einer Störung der visuell-räumlichen Orientierung (s. auch 2.2.4). Das bedeutet, dass sie ihre Umwelt nicht mehr rasch visuell-räumlich organisieren können. Wenn der Blick einem neuen Abschnitt der Umgebung zugewandt wird, wissen sie oft nicht mehr, wo er vorher war. Die Folge ist ein von den Patienten oft beschriebenes unsicheres Gefühl in Räumen mit vielen Menschen sowie ein erschwerter Überblick beim Betrachten von Bildern, Objekten und beim Lesen.
4. Sie leiden oft an einer sogenannten *hemianopischen Lesestörung,* ein Begriff, den bereits Wilbrand im Jahre 1907 prägte. Diese hemianopische Lesestörung ist von der sprachsystematischen Lesestörung, der Dyslexie, abzugrenzen (s. Kap. 6). Das in unserem Kulturkreis übliche Lesen von links nach rechts ist dadurch charakterisiert, dass unsere Augen in Form kleiner, schneller, ruckartiger Bewegungen (Lesesakkaden) nach rechts wandern und zwischendurch immer wieder »stehenbleiben« (fixieren). Beim Fixieren überblicken wir ca. 8°, die sogenannte visuelle Wahrnehmungs- oder Lesespanne. Sie ist asymmetrisch, d. h. sie beträgt nach rechts maximal 15 Zeichen (Buchstaben), nach links ca. drei bis vier Buchstaben. Bei geübten

Lesern dauern die Fixationen während des Lesens ca. 200–250 Millisekunden, sakkadische Rückbewegungen (nach links) treten normalerweise nur in ca. 10–20% der Lesezeit auf. Ganz anders liegen die Verhältnisse bei der hemianopischen Lesestörung. Zunächst gilt, dass das Ausmaß der Lesebeeinträchtigung um so gravierender ist, je näher der Gesichtsfelddefekt an die Fovea heranreicht (bei etwa 70% der Patienten mit Gesichtsfelddefekten ist das Restgesichtsfeld kleiner als 5°; die Mehrheit dieser 70% leidet an einer hemianopischen Lesestörung). Patienten mit linksseitigem Gesichtsfelddefekt haben Schwierigkeiten beim Auffinden des Zeilenanfangs; Wörter am Zeilenanfang oder die Anfangsbuchstaben von Wörtern werden ausgelassen. Bei Patienten mit rechtsseitigem Gesichtsfelddefekt ist das Weiterführen der Augen nach rechts beeinträchtigt: Die Fixationszeiten sind verlängert, die Amplituden der Sakkaden nach rechts sind reduziert und es treten zahlreiche sakkadische Rückbewegungen auf. Daraus wird klar, dass die Lesegeschwindigkeit bei Patienten mit hemianopischer Lesestörung infolge rechtsseitiger Hemianopsie besonders stark beeinträchtigt ist. Das Lesetraining wird in 2.7 erläutert.

5. Betroffene Patienten weichen z. B. beim Gehen nicht selten zur Seite des Gesichtsfelddefektes ab. Der Grund hierfür ist, dass bei Hemianopsien die Geradeausrichtung bisweilen (zur Seite des Gesichtsfeldausfalls) verschoben ist – sogenannter Augenmaßfehler. Liegt zum Beispiel bei linksseitiger Hemianopsie ein Augenmaßfehler vor, so würde der betroffene Patient eine Linie links von der Mitte »halbieren« bzw. bei der Fortbewegung (Gehen, Rollstuhl) ebenfalls nach links abweichen (s. 3.5).

2.2.2 Störungen der Hell- und Dunkeladaptation

Normalerweise kann sich unser Sehsystem an helle bzw. dunkle Umgebungsbeleuchtungen anpassen (photopische bzw. skotopische Adaptation). Patienten mit *Helladaptationsstörung* klagen meist schon bei normaler Umgebungsbeleuchtung über ein Blendungsgefühl und entsprechende vegetative Begleiterscheinungen wie z. B. Kopfschmerzen oder Benommensein. Demgegenüber klagen Patienten mit *Dunkeladaptationsstörung* darüber, dass sie alles zu dunkel wahrnehmen. Besonders beeinträchtigend ist eine kombinierte *Hell- und Dunkeladaptations-*

störung. Denn beim Lesen wird dann vom Patienten wegen der Helladaptationsstörung eine geringe Umgebungsbeleuchtung gewählt, die kein Blendungsgefühl hervorruft. Diese relativ geringe Umgebungsbeleuchtung ist wegen der Dunkeladaptationsstörung wiederum oft zu dunkel, um beim Lesen Buchstaben scharf zu sehen. Patienten mit einer kombinierten Hell- und Dunkeladaptationsstörung sind daher auf einen sehr schmalen Umgebungsbeleuchtungsbereich von etwa 70 bis 110 Lux angewiesen (die Einheit Lux ist ein Maß für die Beleuchtungsstärke). In diesem Bereich empfinden sie einerseits meist kein Blendungsgefühl, andererseits ist dieser Bereich gerade eben noch so hell, dass er zum Lesen ausreicht. Demgegenüber empfinden Gesunde einen größeren Bereich an Umgebungsbeleuchtung, der von ca. 450 bis 650 Lux reicht, als angenehm.

Die Diagnose dieser visuellen Adaptationsstörungen kann in aller Regel allein durch die genaue Anamnese gestellt werden. Nicht eingegangen wird hier auf Adaptationsstörungen infolge von Pupillenstörungen, Netzhauterkrankungen etc.

2.2.3 Störungen der Sehschärfe

Die statische Sehschärfe (für unbewegte Objekte) ist als primäre Störung bei nur ca. 12% der Patienten mit retrochiasmatischen Läsionen reduziert.

Viel häufiger ist sie sekundäre Folge anderer zerebraler Störungen: Störung der räumlichen Kontrastauflösung, zeitliche Instabilität des Sehens und instabile Fixation. Alle diese Störungen sind durch zwei Charakteristika gekennzeichnet:

1. Sie manifestieren sich meist im Nahsehbereich, z. B. beim Lesen mehr als in der Ferne.
2. Die Patienten geben z. B. beim Lesen »Verschwommensehen« an.

Bei Störung der *räumlichen Kontrastauflösung,* die bei knapp über 80% der Patienten mit retrochiasmatischen Sehstörungen vorkommt, klagen die Patienten über Verschwommensehen, insbesondere beim Lesen, wobei die übliche augenärztliche Bestimmung der Sehschärfe für die Nähe (Nahvisus) normal sein kann.

Die Kontrastsehleistung wird z. B. mittels sogenannter Kontrastsehtafeln diagnostiziert, wie in *Abb. 2.4* dargestellt. Dabei müssen die Patienten ein periodisches schwarz-weißes Streifenmuster mit kontinu-

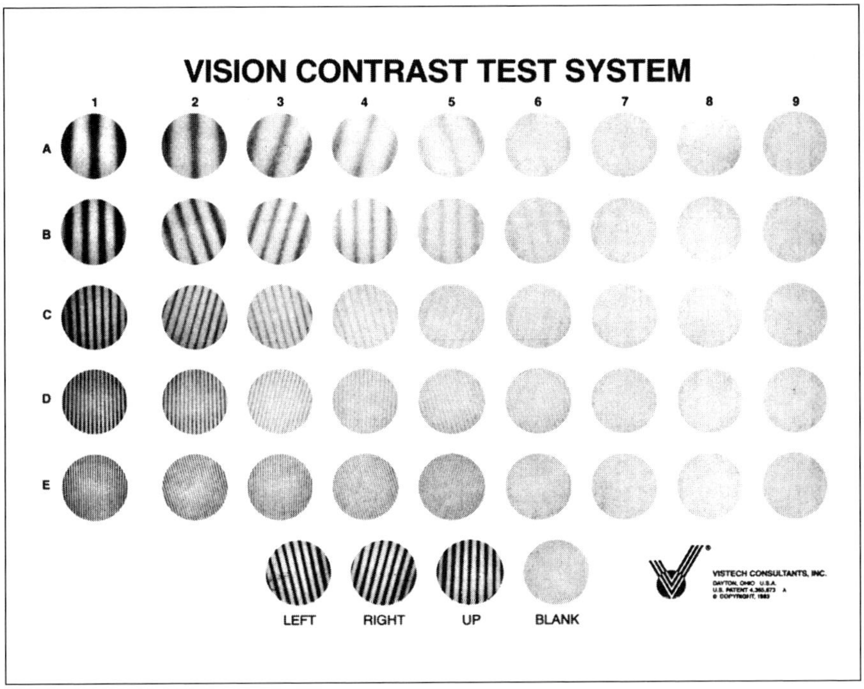

Abb. 2.4: Test zur Untersuchung der Kontrastsehleistung (sog. Kontrasttafeln). In jeder der fünf horizontalen Reihen nimmt der Kontrast der Streifen von links nach rechts ab. Die Breite der Kontraststreifen nimmt von der ersten zur fünften Reihe, also von oben nach unten, ab. Der Patient gibt für jede der fünf Reihen an, in welchem der jeweils neun Felder er die Ausrichtung der Kontraststreifen gerade eben noch erkennen kann (vertikal, rechtsgeneigt, linksgeneigt). Die Kontrastsehleistung kann sowohl für die Ferne (große Tafel in einigen Metern Entfernung) als auch für die Nähe (kleine Tafel in ca. 30 cm Entfernung, dem Leseabstand entsprechend) getestet werden.

ierlichem Übergang von Dunkel nach Hell und verschiedener räumlicher Streifendichte von einem homogenen Hintergrund unterscheiden. Gesunde haben ein Maximum an Kontrastauflösung bei einer mittleren räumlichen Streifendichte.

Patienten mit einer *zeitlichen Instabilität des Sehens* klagen darüber, dass sie insbesondere beim Lesen einige Zeit lang scharf sehen und dass danach »alles verschwimmt«. Man spricht auch von gesteigerter optischer Ermüdbarkeit.

Patienten mit *instabiler (exzentrischer) Fixation,* die besonders nach zerebralem Sauerstoffmangel (zerebraler Hypoxie) auftritt (s. Kap. 11), können den Ort des zentralen Sehens, die Fovea, nicht ausreichend genau auf den Reiz richten. Der Sehreiz fällt oft auf Netzhautbereiche außerhalb der Fovea und wird daher unscharf gesehen. Die Abweichung der Fovea vom Sehreiz, der fixiert werden soll, kann dabei bis zu 5 Sehwinkelgraden oder mehr betragen. Die foveale Beteiligung bei zerebraler Hypoxie kann so ausgeprägt sein, dass aufgrund des Zentralskotoms eine zerebrale Blindheit (definiert als Sehschärfe < 2%) resultiert.

2.2.4 Störungen der visuellen Exploration

Die visuelle Exploration (das visuelle Suchen) hat zwei Aufgaben, nämlich Sehreize rasch zu entdecken und – über eine Selektion von Reizmerkmalen – das entdeckte Objekt auch zu erkennen (Identifikation). Dabei muss der Ort des schärfsten Sehens, die Fovea, zu den entsprechenden Reizen »transportiert« werden. Dies geschieht durch Augen- und Kopfbewegungen, wobei bei der Ansteuerung eines Sehzieles die Augenbewegungen zeitlich den Kopfbewegungen grundsätzlich vorausgehen. Augenbewegungen sind in der horizontalen Ebene bis etwa 40 Grad jeweils nach beiden Seiten möglich; durch die zusätzlichen Kopfbewegungen kann dieses Suchfeld noch vergrößert werden.

Störungen der visuellen Exploration treten auf bei *Gesichtsfeldstörungen,* bei visuellem Neglect, im Rahmen einer visuell-räumlichen Orientierungsstörung und beim Balint-Syndrom.

Die visuelle Explorationsstörung bei Gesichtsfelddefekten wurde in 2.2.1 dargestellt. Es handelt sich um einen unzureichenden Einsatz von Augen- und Kopfbewegungen im betroffenen Halbfeld (nur 8 bis 15 Grad). Aufgrund des dadurch verkleinerten visuellen Suchfeldes kann der Gesichtsfelddefekt nicht ausreichend kompensiert werden.

Beim (linksseitigem) *visuellen Neglect* reicht das visuelle Suchfeld – zumindest in schweren Fällen – meist nicht annähernd bis an die Mittellinie heran, d. h. das gestörte Halbfeld wird nur (rechts) in einem kleinen Außenbereich exploriert. Die anderen Charakteristika, die den visuellen Neglect kennzeichnen, werden in 5.2.1 behandelt.

Die *visuell-räumliche Orientierungsstörung* ist dadurch gekennzeichnet, dass die betroffenen Patienten ihren Blick scheinbar planlos über eine Reizvorlage führen, nicht wissen, was sie schon auf der Reizvor-

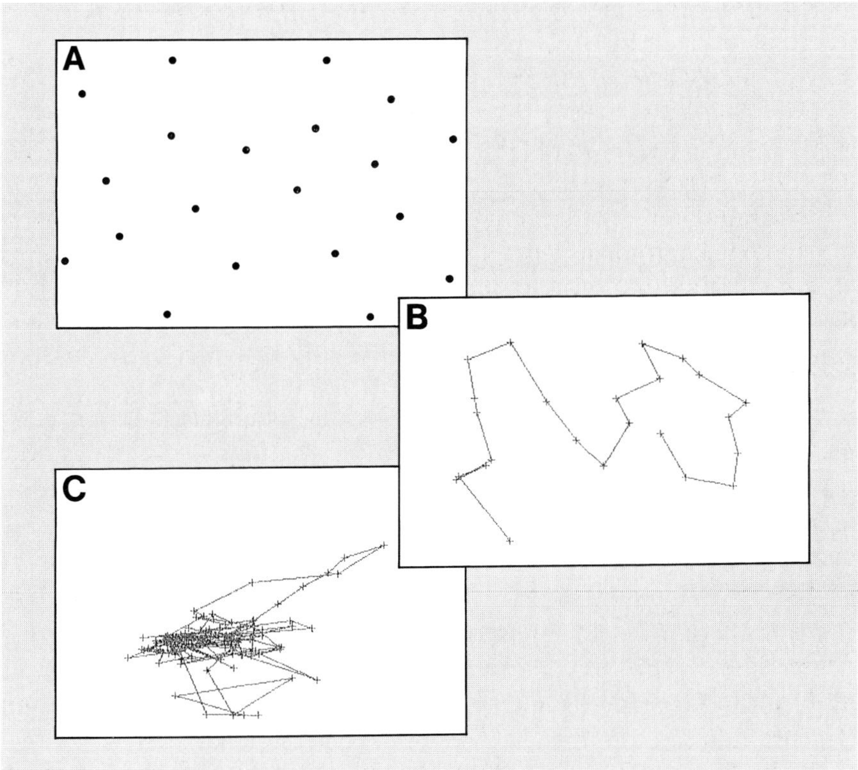

Abb. 2.5: *Blickfeld bei einem Patienten mit Balint-Syndrom und einer gesunden Kontrollperson. A) Die Aufgabe besteht darin, auf einer Reizvorlage 20 unregelmäßig verteilte Punkte aufzufinden. B) Augenbewegungen, mit denen ein Gesunder die Reizvorlage absucht. C) Visuelle Suchbewegungen eines Patienten mit Balint-Syndrom. Aufgrund des hochgradig eingeschränkten Aufmerksamkeitsfelds bleiben die Blickbewegungen im Wesentlichen auf einen kleinen Bereich der Reizvorlage beschränkt. Die Augenbewegungen wurden mit Hilfe einer Infrarot-Corneal-Reflexionsmethode aufgezeichnet (Herrn Prof. J. Zihl, Max-Planck-Institut für Psychiatrie/ München, sei für die Überlassung dieser Aufnahmen herzlich gedankt).*

lage gesehen haben, ihre Umwelt nicht räumlich organisieren und sich dadurch keinen sicheren und raschen Überblick verschaffen können. Diese visuell-räumliche Orientierungsstörung kommt selten isoliert vor, meist tritt sie hingegen im Rahmen eines homonymen Gesichtsfelddefektes (s. 2.2.1) oder aber im Rahmen des im Folgenden erläuterten Balint-Syndroms auf.

Das *Balint-Syndrom* (benannt nach R. Balint, einem ungarischen Arzt, der dieses Syndrom 1909 beschrieben hat) ist u. a. gekennzeichnet durch eine hochgradige Einengung des Wahrnehmungsfeldes (Aufmerksamkeitsfeldes) und infolgedessen einer Störung der visuellen Exploration in beiden Halbfeldern – meist wird nur ein kleiner Bereich von wenigen Sehwinkelgraden visuell abgesucht – und eine Störung der visuell-räumlichen Orientierung. Bei den betroffenen Patienten fällt der Blick mehr zufällig denn gewollt auf Objektteile, bleibt dann oft lange darauf fixiert, wird gewissermaßen nicht mehr losgelassen und wandert daraufhin ungesteuert auf den nächsten Reiz zu (»Tastblindheit des Auges« nach Anton, 1899; »Seelenlähmung des Schauens« nach Balint, 1909). Es ist verständlich, dass sich Patienten mit Balint-Syndrom keinen Überblick über eine größere Reizvorlage verschaffen können – diese Störung der Gesamtauffassung wird als Simultan-Agnosie bezeichnet – und Schwierigkeiten bei der Gesichter- und Objektwahrnehmung haben. Zum Vollbild des Balint-Syndroms gehört auch die »visuelle Ataxie« (»optische«/«visuomotorische Ataxie«). Diese Störung ist dadurch gekennzeichnet, dass die Patienten an Gegenständen, die sie sehen und greifen wollen, vorbeigreifen (zur Erklärung dieser Störung s. 3.2). Der Begriff »Ataxie« ist dabei etwas irreführend; er soll darauf hinweisen, dass das Störungsbild ein wenig an die Schwierigkeiten, Gegenstände zu ergreifen, von Patienten mit gliedkinetischer Ataxie (z. B. bei Kleinhirnschädigung) erinnert. Das Balint-Syndrom kommt bei etwa 30% der Patienten mit Alzheimer-Erkrankung vor, ansonsten bei neurologischen Erkrankungen sehr selten.

Der typische Befund bei apparativer Messung des Blickfeldes von Patienten mit Balint-Syndrom ist das hochgradig eingeengte visuelle Suchfeld *(Abb. 2.5).*

2.3 STÖRUNGEN KOMPLEXER SEHLEISTUNGEN (OBJEKT- UND GESICHTERERKENNUNG)

Fast alle bisher genannten einfachen Sehstörungen (Gesichtsfelddefekte, Kontrastsehstörungen, instabile Fixation, visuelle Explorationsstörungen) und auch einige visuelle Reizerscheinungen bzw. visuelle Illusionen (s. 2.4) können bei entsprechendem Schweregrad die Identifikation von Objekten und Gesichtern beeinträchtigen.

Darüber hinaus gibt es aber primäre Störungen der Objekt- und Gesichterwahrnehmung, d. h. Störungen dieser komplexen Sehleistungen, welche sich nicht durch einfache Sehstörungen erklären lassen. Nur in derartigen Fällen spricht man von **Objektagnosie** (primäre Störung der Objekterkennung) bzw. **Prosopagnosie** (primäre Störung der Gesichtererkennung). Objektagnosie und Prosopagnosie kommen meist gemeinsam vor, es handelt sich um relativ seltene Störungen.

Der Begriff Agnosie deutet darauf hin, dass die Patienten, obgleich sie sehen, nicht zuverlässig erkennen können, was sie sehen.

Man kann bei den visuellen Agnosien eine apperzeptive und eine assoziative Agnosie unterscheiden. Im Falle der *apperzeptiven* Agnosie haben die Patienten folgende Schwierigkeiten:

- Die gesehenen Objektteile können nicht zu einem Gesamtbild »synthetisiert« werden.
- Ein Objekt wird, wenn es aus einer anderen als der gewohnten Perspektive gesehen wird, nicht erkannt (sogenannte Störung der Objektkonstanz) *(Abb. 2.6)*.

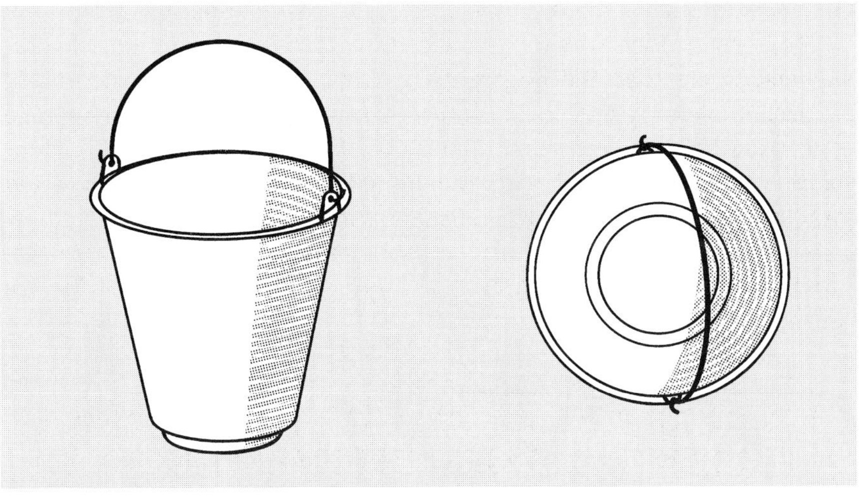

Abb. 2.6: *Objektkonstanz. Einem Gesunden würde es nicht schwer fallen zu erkennen, dass es sich in beiden Fällen um einen Eimer handelt. Patienten mit apperzeptiver Agnosie hingegen hätten bei dieser Aufgabe Schwierigkeiten zu erkennen, dass es sich um ein und dasselbe Objekt handelt, welches links aus einer gewohnten und rechts aus einer ungewohnten Perspektive dargestellt ist. Man spricht in diesem Fall von einer Störung der Objektkonstanz.*

- Die Zuordnung zwischen gleichen und ungleichen Objekten ist gestört. Aufgrund einiger weniger unzureichender Ähnlichkeiten werden z. B. ungleiche Objekte als »gleich« eingeschätzt.
- Es fehlt eine Plausibilitätskontrolle/kognitive Kontrolle; d. h. der Prozess der Objekt-/Gesichter-Identifikation ist abgeschlossen, wenn ein (ausreichend) plausibles Merkmal gefunden wurde.

Im Falle der *assoziativen Agnosie* können die betroffenen Patienten zwar Objekte oder Gesichter anderen Objekten oder Gesichtern richtig zuordnen, aber die Fähigkeit der semantischen, d. h. bedeutungsmäßigen Kategorisierung ist verlorengegangen. Das bedeutet, dass keine »Brücke« zwischen gesehenem Objekt oder Gesicht und den aus der Erfahrung vorhandenen Assoziationen (einschließlich des Wissens um den Gebrauch von Objekten) gebildet werden kann. Das gesehene Objekt oder Gesicht hat gewissermaßen seine Bedeutung verloren und kann daher nicht erkannt bzw. benannt werden. Diese Patienten fallen deshalb beim Hantieren mit Objekten bisweilen durch eine gewisse Ratlosigkeit und Ungeschicklichkeit auf, was bei oberflächlicher Betrachtung an eine ideatorische Apraxie erinnern kann (s. 2.6 und Kap. 7); nicht selten können aber trotz Objektagnosie Objekte fehlerfrei gebraucht werden.

Prosopagnosien (primäre Störungen der Gesichtererkennung) begleiten häufig apperzeptive oder assoziative Objektagnosien, da auch Gesichter eine spezielle Form von Objekten darstellen. Allerdings können Prosopagnosien auch isoliert vorkommen. Sie manifestieren sich dann insbesondere als eine Störung des Erkennens vertrauter Gesichter. Prosopagnosien können mit topographagnostischen Störungen einhergehen (s. 8.5).

2.4 VISUELLE REIZERSCHEINUNGEN (PSEUDOHALLUZINATIONEN UND VISUELLE ILLUSIONEN)

Visuelle Pseudohalluzinationen sind spontan, also ohne auslösenden äußeren Reiz, auftretende Seheindrücke.

Man kann *einfache* visuelle Pseudohalluzinationen wie z. B. Lichtblitze, Linien, einfache Figuren etc. von *komplexen* visuellen Reizerscheinungen wie z. B. komplexe Muster, Tiere, Menschen oder Szenen unterscheiden. Sie treten meist in der Akutphase nach Läsion hinterer Hirnabschnitte als vorübergehende Phänomene auf, oft im Bereich eines ausgefallenen Gesichtsfeldes, können jedoch in Einzelfällen auch längere Zeit oder sogar dauernd persistieren. Auch im Rahmen von zerebralen Krampfanfällen oder Migräneattacken kommen sie vor.

Ihre Kenntnis ist notwendig, um bei den betroffenen Patienten nicht fälschlicherweise eine psychiatrische Erkrankung zu diagnostizieren. Sonst ist beispielsweise eine Verwechslung visueller Reizerscheinungen mit optischen Halluzinationen, wie sie im Rahmen von Psychosen vorkommen, möglich. Erfahrungsgemäß schämen sich viele Patienten mit visuellen Reizerscheinungen oft, von sich aus darüber zu berichten. Deshalb ist eine genaue Befragung nach derartigen visuellen Sensationen wichtig. Im Gegensatz zu psychiatrischen Patienten mit optischen Halluzinationen distanzieren sich die meisten Patienten mit visuellen Pseudohalluzinationen aufgrund erworbener Hirnschädigung von der Wirklichkeit der visuellen Sensationen, das heißt, ihnen ist die irreale Natur der Erscheinungen meist bewusst.

Werden gesehene Objekte zeitlich oder räumlich verändert wahrgenommen, so spricht man von visuellen Illusionen.

Auch sie kommen bei Schädigung hinterer Hirnabschnitte sowie im Rahmen von zerebralen Krampfanfällen oder Migräneattacken vor, allerdings eher selten. Als wichtigste Beispiele seien genannt:

- *Palinopsie,* auch als *visuelle Perseveration* bezeichnet; hierbei wird ein gesehenes Objekt nach seinem Verschwinden bzw. nach Blickwechsel im Sinne eines »visuellen Nachbildes« für einige Sekunden oder Minuten weiterhin wahrgenommen.
- *Metamorphopsie;* gesehene Objekte werden stark verzerrt bzw. deformiert gesehen, Gesichter erscheinen dabei oft wie böse Fratzen.
- *Schief- und Verkehrtsehen;* gesehene Objekte werden schief oder gar verkehrt herum gesehen.
- *Dysmetropsie;* hierbei handelt es sich um visuell- räumliche Illusionen, im Rahmen derer Objekte größer (Makropsie) oder kleiner (Mikropsie) bzw. weiter entfernt (Teleopsie oder Porropsie) oder näher (Pelopsie) gesehen werden.
- *Polyopie;* hierbei handelt es sich um das »Vielfachsehen« eines Objektes, wobei die illusionären Bilder hintereinander oder häufiger um das reale Objekt herum angeordnet sein können. Dieses »Vielfachsehen« tritt monokulär auf, also auch wenn ein Auge verdeckt wird (im Gegensatz zu Doppelbildern infolge von Augenmuskellähmungen, die bei Verdecken eines Auges verschwinden).

Auch für die visuellen Illusionen gilt, dass die Patienten systematisch nach derartigen Sensationen befragt werden müssen, weil sie diese aus oben genannten Gründen oft spontan nicht schildern. Die meisten Patienten mit visuellen Illusionen sind sich der Irrealität der Erscheinungen bewusst.

2.5 ZUGRUNDELIEGENDE HIRNLÄSIONEN

Homonyme Gesichtsfelddefekte treten bei retrochiasmatischen Läsionen auf, die die *Sehstrahlung (Radiatio optica)* oder den *primären visuellen Kortex* (BA 17) betreffen. Aufgrund der Verbindung der Netzhauthälften mit dem primären visuellen Kortex *(Abb. 2.1)* führen linksseitige Läsionen zu rechtsseitigen homonymen Gesichtsfelddefekten und umgekehrt. Obere homonyme Quadrantenausfälle resultieren aus Läsionen der unteren BA 17, untere homonyme Quadrantenausfälle aus Läsionen der oberen BA 17 bzw. entsprechender Faserverbindungen. Die Sehstrahlung und der visuelle Kortex (BA 17 und die visuellen Assoziationsareale 18 und 19) werden ganz überwiegend von der hinteren Hirnarterie (Arteria cerebri posterior) und ihren Ästen versorgt. Der hinterste Teil der BA 17 (Okzipitalpol) entspricht der Repräsentation der kontralateralen Foveahälfte. Dieser Bereich der primären Sehrinde ist doppelt »abgesichert«, nämlich sowohl durch die hintere als auch durch die mittlere Hirnarterie. Dies ist der Grund, warum selbst bei beidseitigem Infarkt im Versorgungsgebiet der hinteren Hirnarterie die Fovea beidseits ausgespart bleibt (»Röhrengesichtsfeld«; *Abb. 2.2*). Das kraniale Computertomogramm eines typischen Infarktes im Versorgungsgebiet der linken hinteren Hirnarterie (Posteriorinfarkt) mit resultierender rechtsseitiger homonymer Hemianopsie zeigt *Abb. 2.7.*

Zihl (1995a) konnte zeigen, dass die *visuellen Suchbewegungen bei homonymer Hemianopsie* infolge einer gestörten visuell-räumlichen Orientierung um so stärker verlangsamt sind, je mehr (zusätzlich zur Läsion der Sehrinde) ipsilaterale Anteile des okzipitoparietalen Marklagers bzw. des hinteren Thalamus betroffen sind. Zihl (1995b) konnte auch nachweisen, dass der Schweregrad einer *hemianopischen Lesestörung* davon abhängt, wie groß das Ausmaß der subkortikalen Schädigungszone (okzipitoparietales Marklager und/oder hinterer Thalamus) ist. Große Läsionen subkortikaler Areale unterbrechen Bahnverbindungen (zum Beispiel zwischen Thalamus und Frontal- bzw. Parietallappen), die unter anderem visuelle Aufmerksamkeitsprozesse vermitteln (etwa beim »Führen« der Augen während des Lesens). Visuellräumliche Orientierungsstörungen bei Hemianopsien bzw. die hemianopische Lesestörung sind insofern keineswegs nur Ausdruck eines visuell-perzeptiven Defizits, sondern haben einen erheblichen kognitiven Störungsanteil.

Makroanatomisch und funktionell werden zwei wesentliche Bahnen für die parallele Verarbeitung visueller Informationen unterschieden. Der temporale bzw. ventromediale Pfad ist für die »Was-Analyse« (Farbe, Form, Objekte) und der parietale bzw. dorsolaterale Pfad für die »Wo-Analyse« (Tiefe, Bewegung, Lokalisation im Raum) zuständig. Die temporale Route wird auch als »visuelles Wahrnehmungssystem« bezeichnet, da die »Was-Analyse« Voraussetzung für die Bildung bewusster Wahrnehmungsprozesse ist; entsprechend wird die parietale

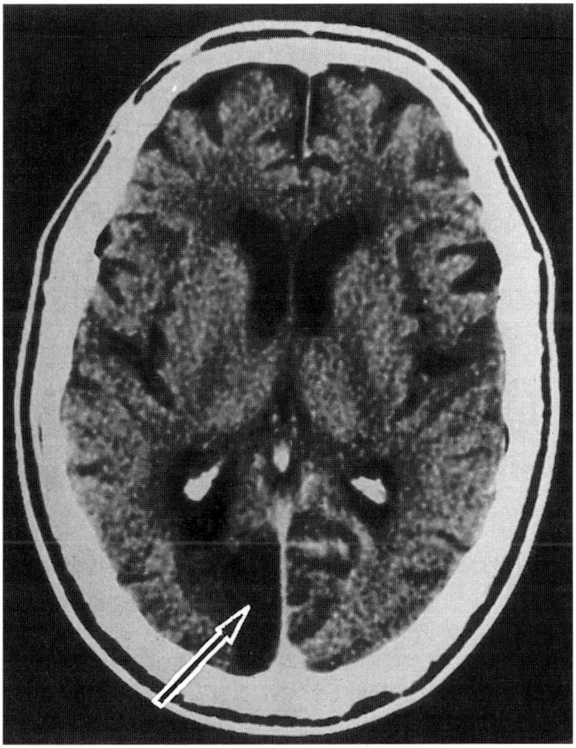

Abb. 2.7: Kraniales Computertomogramm eines Patienten mit Infarkt im Versorgungsgebiet der linken hinteren Hirnarterie (Arteria cerebri posterior). Der dunkle Bezirk (Pfeil) entspricht einem linksseitigen Posteriorinfarkt, der die Sehrinde und das zugehörige Marklager betrifft. Dieser Patient leidet an einer rechtsseitigen homonymen Hemianopsie.

Route als »visuelles Aktionssystem« bezeichnet, da die »Wo-Analyse« Voraussetzung für zielgerichtete motorische Aktivitäten im Raum ist (Zihl, 2000a). Läsionen entlang des temporalen Pfades führen z. B. zu Störungen der Objekt- und Gesichter-Erkennung, Läsionen längs des parietalen Pfades z. B. zu räumlichen Störungen.

Während homonyme Gesichtsfelddefekte am häufigsten nach Hirninfarkten oder Hirnblutungen auftreten, findet sich z. B. die *zeitliche Instabilität des Sehens* häufiger nach *Schädelhirntrauma.*

Welches die genauen Läsionsorte sind, die für *Störungen der Hell- und Dunkeladaptation,* für *Kontrastsehstörungen* und für die *zeitliche Instabilität des Sehens* verantwortlich sind, ist nicht sicher bekannt; es handelt sich jedoch um posteriore Läsionen.

Die *instabile Fixation* findet sich meist nach schwerer zerebraler Hypoxie mit Schädigung des Okzipitallappens.

Das *Balint-Syndrom* in seiner vollen Ausprägung ist Folge einer beidseitigen Schädigung im Übergangsbereich zwischen Scheitellappen und Hinterhauptslappen, also *bilateraler parietookzipitaler Läsionen.* Ätiologisch handelt es sich meist um bilaterale hintere Grenzzoneninfarkte zwischen dem Versorgungsgebiet der mittleren und der hinteren Hirnarterie (s. Kap.11).

Objektagnosien bzw. *Prosopagnosien* finden sich bei beidseitigen oder rechtsseitigen, seltener bei linksseitigen, Läsionen im unteren Schläfenlappen (inferotemporal), den BA 20, 21 und 37 entsprechend.

2.6 ABZUGRENZENDE STÖRUNGEN UND BEGRIFFE

Wichtig ist der Hinweis, dass bei der Diagnose zerebraler Sehstörungen immer *Erkrankungen des Auges* durch eine augenfachärztliche und/ oder orthoptische Untersuchung ausgeschlossen werden müssen.

Auf die Abgrenzung zwischen Gesichtsfelddefekten und *visuellem Neglect,* die mitunter schwierig sein kann, wurde in diesem Kapitel und wird in Kap. 5 hingewiesen. Eine hemianopische Lesestörung muss selbstverständlich von einer Dyslexie *(aphasische Lesestörung)* abgegrenzt werden.

Patienten mit einer visuell-räumlichen Orientierungsstörung und/ oder einem Balint-Syndrom suchen Reizvorlagen und ihre Umgebung sehr langsam und umständlich ab, so dass aufgrund der verlängerten Suchzeiten fälschlicherweise der Eindruck einer *allgemeinen kognitiven* Verlangsamung entstehen kann (s. Kap. 4).

Patienten mit assoziativer visueller Agnosie können, da bei ihnen auch das Wissen um den Gebrauch von Objekten gestört ist, durch Schwierigkeiten beim Hantieren mit Objekten auffallen. Dies macht eine Abgrenzung zur *ideatorischen Apraxie* notwendig.

Die assoziative visuelle Agnosie muss auch gegen eine *semantische Altgedächtnisstörung* (s. Kap. 8) sowie gegen aphasische Störungen mit im Vordergrund stehender Störung des Benennens abgegrenzt werden.

Auf die Abgrenzung der »visuellen Ataxie« von der gliedkinetischen Ataxie (z. B. bei Kleinhirnschädigung) und die Abgrenzung visueller Pseudohalluzinationen und Illusionen von Halluzinationen und illusionären Verkennungen, wie sie im Rahmen von Psychosen vorkommen, wurde bereits hingewiesen.

2.7 BEDEUTUNG IM RAHMEN DER REHABILITATION

Bevor auf einzelne therapeutische Möglichkeiten eingegangen wird, sei auf die Bedeutung einer *genauen Anamnese* hingewiesen. Sie ist für die Diagnose bzw. Differentialdiagnose zerebraler Sehstörungen unerlässlich.

Bei Gesichtsfelddefiziten werden je nach der im Vordergrund stehenden Störung ein *visuelles Explorationstraing* – Training großer Suchbewegungen zu Zielreizen im anopen/amblyopen Bereich bzw. Training zum Erwerb bzw. zur Verbesserung sicherer und ökonomischer Suchstrategien – und/oder ein *Lesetraining durchgeführt.* In den letzten Jahren wurden zur Ausweitung des Überblicks und Verbesserung des visuellen Suchverhaltens sowie zum (Wieder-) Gewinn einer effektiven Leseleistung bei Patienten mit homonymen Gesichtsfeldeinbußen, insbesondere foveanahen Hemianopsien, neue Behandlungsverfahren entwickelt und wissenschaftlich überprüft (Zihl, 2000a,b). Die Verfahren beruhen im Wesentlichen auf dem Erwerb okulomotorischer Strategien, die den ausgefallenen Gesichtsfeldbereich effizient ersetzen können. Für das *visuelle Explorationstraining* besteht das Reizmuster aus sogenannten Ziel- und Ablenkreizen. Die Aufgabe des Patienten besteht im raschen Absuchen der Reizvorlage (mindestens 60 Grad × 40 Grad), um den jeweiligen Zielreiz zu finden (Abb. 2.8). Die Gesamtanzahl der Reize und der Unterschied zwischen Ziel- und Ablenkreizen können variiert werden, so dass sich unterschiedliche Grade der Anforderung ergeben und eine individuelle Anpassung möglich ist. Wichtig ist, ein entsprechendes Training auch in natürlicher Umgebung – Tisch, Einkaufssituation, Verkehr – durchzuführen. Liegt eine hemianopische Lesestörung vor, so besteht die Therapie in der Anpassung der Lesebewegungen an den Gesichtsfeldausfall und der Verbesserung der ganzheitlichen Worterfassung. Dieses Lesetraining kann mittels einer elektronisch dargebotenen, von rechts nach links gleitenden, Textzeile durchgeführt werden. Dabei besteht die Möglichkeit einer variablen Wahl der Gleitgeschwindigkeit, der Buchstabengröße und der Buchstabenabstände. Neuerdings werden zur Behandlung der Lesestörung Wörter, Phrasen oder Zahlen unterschiedlicher Länge sehr kurzzeitig (500–1000 ms) dargeboten; der Patienten »muss« den Anfang (bei linksseitigem Ausfall) bzw. das Ende des Wortes (bei rechtsseitigem Ausfall) so rasch wie möglich aufsuchen, um das Wort (noch rechtzeitig) erfassen und damit lesen zu können. Es hat sich gezeigt, daß die Behandlung mit diesen Verfahren wirkungsvoller und gleichzeitig weniger aufwendig ist.

Zur Verlaufskontrolle bzw. zur Überprüfung des Therapieeffektes wird vor der Behandlung die Leseleistung anhand eines Standardtextes überprüft, wobei die Fehlerzahl und die Lesezeit ermittelt werden. Nach der Behandlung wird die Leseleistung erneut mit einem parallelen Standardtext überprüft und die Behandlung bei ausreichender Leseleistung abgebrochen, andernfalls evtl. fortgesetzt. Am Ende der Behandlung wird in einigen Sitzungen noch das Lesen mit alltagsrelevantem Material wie Bücher und Zeitungen überprüft bzw. trainiert. Der Therapieeffekt zeigt eine zeitliche Stabilität, wenn die erworbene Leseleistung im Alltag weiter eingesetzt wird.

Einige Patienten mit (meist schwererer) hemianopischer oder neglectbedingter Lesestörung profitieren von einem Lineal als Lesehilfe, dessen Oberrand den unteren Zeilenrand markiert und damit das Weiterführen der Augen erleichtert.

Insgesamt sind hemianopische Lesestörungen infolge rechtsseitiger Hemianopsien – sowohl was die Beeinträchtigung vor der Therapie als auch was den Therapieerfolg betrifft – etwas »ungünstiger« als infolge linksseitiger Gesichtsfelddefekte.

Sowohl beim Explorations- als auch beim Lesetraining ist darauf zu achten, dass sich der Kopf in Neutralposition befindet und Kopfbewegungen nicht zugelassen werden. Die Hemianopikern oftmals gegebene Instruktion, sie sollen ihren Kopf in Richtung des Gesichtsfeldausfalles drehen, verhindert kompensatorische Augenbewegungen, die normalerweise immer den Kopfbewegungen vorausgehen, und ist daher – zumindest in der Initialphase – als Vermittlung einer Fehlstrategie anzusehen. Bei guter Kompensation durch große Suchbewegungen der Augen sind Kopfbewegungen in Richtung des ausgefallenen Bereiches später natürlich sinnvoll und erwünscht, weil dadurch eine Vergrößerung des visuellen Suchfeldes möglich wird.

Bei Patienten mit Hell-und/oder Dunkeladaptationsstörungen kommen als *externe Hilfen* das Tragen einer Sonnenbrille (bei Helladaptionsstörung) bzw. stufenlos regulierbare Dimmerbeleuchtung (bei Hell- und/oder Dunkeladaptationsstörung) insbesondere beim Lesen bzw. am Arbeitsplatz zum Einsatz. Patienten mit einer kombinierten Hell-und Dunkeladaptationsstörung ist eine derartige Dimmerbeleuchtung unbedingt zu empfehlen, da sie nur so den schmalen Bereich der Umgebungsbeleuchtung einstellen können, auf den in 2.2.2 hingewiesen wurde.

Auch bei Kontrastsehstörungen ist auf eine optimale Umgebungsbeleuchtung durch Verwendung eines Dimmers zu achten. Da sich die Störung meistens noch verstärkt, wenn die Patienten angestrengt versuchen, die Buchstaben besonders scharf zu sehen, ist ihnen eine spezielle Lesestrategie, die in einigen Therapiesitzungen einzuüben ist, zu empfehlen: Sie sollen über einen zu lesenden Text gewissermaßen »darübergleiten« und nicht »scharf einstellen« sowie rechtzeitig Lesepausen einlegen. Außerdem profitieren sie von optischen Vergößerungshilfen, weil dadurch die Buchstaben-Abstände größer werden. Ein spezifisches Kontrastsensitivitätstraining führt bei Gesunden zu einer Verbesserung der räumlichen Kontrastauflösung. Bei Patienten wurde bisher nur ein fraglich erfolgreich therapierter Einzelfall (MS-Patientin) beschrieben.

Bei zeitlicher Instabilität des Sehens sollte erfragt werden, nach welcher Zeit das »Verschwommensehen« auftritt. Dem Patienten ist dementsprechend zu empfehlen, er solle kurz vorher eine Lese-Pause einlegen (Augenschließen, entspannt in die Ferne blicken).

In Fällen von instabiler Fixation und bei ausgeprägten Kontrastsehstörungen sind Großdruckbücher bzw. optische Vergrößerungshilfen wie z. B. Leselupen als externe Hilfen oft nicht zu umgehen.

Hervorzuheben ist die Notwendigkeit eines zusätzlichen *Trainings in natürlicher Umgebung* (Klinikgelände, Straßenverkehr etc.). So sollte z. B. bei Patienten mit homonymen Gesichtsfeldausfällen und Störung der visuell-räumlichen Orientierung das »Sich einen visuellen Überblick über die Umgebung verschaffen« geübt werden.

Bei visuellen Reizerscheinungen bzw. Illusionen sollten die Patienten über die Natur der Störung aufgeklärt werden. Ein medikamentöser Therapieversuch dieser visuellen Sensationen ist indiziert, falls sie über längere Zeit persistieren; bisweilen können sie damit zum Verschwinden gebracht werden. Medikamente, die hierfür infrage kommt, sind die Antiepileptica Carbamazepin (z. B. Tegretal®, Timonil®) und – mit weniger Nebenwirkungen belastet – Gabapentin (Neurontin®).

Bei Störungen der Objekt-/Gesichtererkennung kommen u. a. ein Training der Selektion charakteristischer Objektmerkmale sowie kognitive Strategien zur Selbstkontrolle – »Hypothesenprüfung«: Genügen diese Merkmale zur abschließenden Identifizierung eines Objekts/Gesichts? – zum Einsatz.

Auf zwei Therapiemethoden sei abschließend noch hingewiesen: Verwendung einer *Prismenbrille (prism adaptation)* sowie *Visual Restitution Training (VRT) zur Gesichtsfeldvergrößerung (Gesichtsfeldtraining).*

Bei (linksseitigem) visuellen Neglect konnte durch die Verwendung einer *Prismenbrille (»prism adaptation«),* welche die Sehobjekte horizontal nach rechts verschob, eine 2 Stunden anhaltende Verbesserung erreicht werden. Da es sich bei den untersuchten Patienten in 5 von 7 Fällen um zusätzlich vorliegende Gesichtsfeldausfälle handelte, sind Prismen möglicherweise auch bei einigen Hemianopikern sinnvoll.

Neuerdings wird kontrovers diskutiert, ob bzw. wann ein *Visual Restitution Training (VRT)* mit dem Ziel der Gesichtsfeldvergrößerung durchgeführt werden sollte. Die Grundidee ist, dass partiell geschädigte visuelle Kortexareale nach einem Gesichtsfeldtraining (täglich eine

Abb. 2.8: *Suchvorlage zum Training ökonomischer visueller Suchstrategien. Der Patient soll auf der (z.B mittels Dia an die Wand projizierten) Suchvorlage kritische Reize, z. B. Sternchen, so rasch wie möglich mit einem Leuchtstab zeigen. Es wird besonders darauf geachtet, dass der Patient dabei ökonomische Suchstrategien einsetzt, d. h. sich zuerst einen groben Überblick über die Reizvorlage verschafft und dann planvoll absucht, z. B. von oben nach unten und von links nach rechts. Ähnliche Suchdias werden auch vor und nach einem visuellen Explorationstraining zur Überprüfung des Therapieeffektes eingesetzt.*

→

Stunde) funktionell reaktiviert werden können und damit Gesichtsfeldvergrößerungen möglich sind. Aufgrund der derzeitigen Datenlage kann VRT bei Patienten sinnvoll sein, bei denen die Läsionen inkomplett sind, ein Restmetabolismus oder (im fMRT) eine Aktivierung im geschädigten Kortex nachweisbar ist und die Gesichtsfeldgrenzen keinen steilen Abfall (anop neben normal) aufweisen, sondern eine flach verlaufende Übergangszone (langsam abnehmende Lichtsensitivität bzw. eine amblyope Zone neben dem anopen Bereich). Diese Patienten müssten vor einem VRT einer fMRT-Untersuchung unterzogen werden, um nachzuweisen, ob und wenn ja durch welche visuellen Reize eine optimale Aktivation in der (partiell) geschädigten Sehrinde ausgelöst wird (Übersicht: Sabel & Kasten, 2000).

Der Vollständigkeit halber sei erwähnt, dass sich auch andere, in diesem Kapitel nicht erwähnte, Sehstörungen – etwa Fusionsstörungen, die bei ca. 30% schädelhirnverletzter Patienten auftreten – erfolgreich therapiert werden können. Eine Übersicht über derartige Therapiemethoden und über noch in klinischer Erprobung befindliche Trainingsverfahren findet sich bei Kerkhoff (2000).

Zerebrale Sehstörungen

Störungen	Bevorzugte Läsionsorte bzw. Erkrankungen/Syndrome	Therapie-Prinzipien
Gesichtsfeldausfall	kontralaterale Sehrinde (BA 17) und/oder Sehstrahlung (Radiatio optica)	Visual Restitution Training (VRT) in ausgewählten Fällen
• Visuelle Explorationsstörung bzw. visuelle Orientierungsstörung	bes. ausgeprägt bei zusätzlichen Läsionen des okzipitoparietalen Marklagers und/oder des hinteren Thalamus	visuelles Explorationstraining; Neglect s. Kap. 5
• Hemianopische Lesestörung	falls Restgesichtsfeld < 5%; bes. ausgeprägt bei zusätzlichen Läsionen des okzipitoparietalen Marklagers und/oder des hinteren Thalamus	tachistoskopische Reizanbietung von Wörtern; Lineal zur Markierung des Zeilenunterrandes

→

Störungen	Bevorzugte Läsionsorte bzw. Erkrankungen/Syndrome	Therapie-Prinzipien
Visuelle Explorationsstörung	außer bei Gesichtsfeldausfall auch bei visuellem Neglect, bei visueller Orientierungsstörung und bei Balint-Syndrom	visuelles Explorationstraining; bei Balint-Syndrom nur begrenzte Erfahrungen (evtl. auch tachistoskopische Darbietung kurzer Wörter für mehrere Sekunden zur Verbesserung der Simultanagnosie)
Primär gestörte Sehschärfe	posteriore Läsionen (in etwa 12%)	Vergrößerungshilfen, Großdruckbücher
Sekundär gestörte Sehschärfe	posteriore Läsionen	
• Störung des Kontrastsehens	bei zahlreichen Ätiologien (in ca. 80%)	Vergrößerungshilfen, Großdruckbücher, optimale Beleuchtung, spezifisches Training?
• Instabile Fixation	bei zahlreichen Ätiologien, z. B. Schädelhirntrauma, Schlaganfall, Hypoxie	Fixationspausen
• Exzentrische Fixation	bes. bei zerebraler Hypoxie	Vergrößerungshilfen, Großdruckbücher
Hell-Dunkel-Adaptationsstörung	posteriore Läsionen	optimale Beleuchtung (Dimmer)

→

Störungen	Bevorzugte Läsionsorte bzw. Erkrankungen/Syndrome	Therapie-Prinzipien
Störung der Objekt-bzw. Gesichter-erkennung	rechtsseitige oder bilaterale, unten gelegene, temporookzipitale Läsionen	Training der Selektion charakteristischer Objekt-merkmale, kognitive Strategien zur Selbstkontrolle (»Hypothesen-prüfung«)
Visuelle Reiz-erscheinungen	bes. bei Posteriorinfarkten im gestörten Gesichtsfeldbereich	Aufklärung, Medikamente (Gabapentin, Carbamazepin)

3

Störungen räumlicher Leistungen

3.1 BEGRIFFSBESTIMMUNG

Gemäß unseres menschlichen Vorstellungsvermögens spielen sich alle Vorgänge letztendlich in einer zeitlichen und in drei räumlichen Dimensionen ab. So sind Apraxien ein Beispiel für neuropsychologische Defizite, bei denen die richtige zeitliche Reihenfolge von Bewegungs-/Handlungsfolgen gestört ist (s. Kap. 7). Ebenso gibt es Störungen, bei denen räumliche Leistungen beeinträchtigt sind.

Störungen räumlicher Leistungen werden jedoch immer noch vielerorts unzureichend untersucht und dementsprechend oft nicht therapiert. Dies steht in krassem Widerspruch zu ihrer Bedeutung für den Rehabilitationserfolg. So konnte in mehreren Untersuchungen nachgewiesen werden, dass das Maß der Selbständigkeit in lebenspraktischen Dingen, wie Ankleiden etc., ganz erheblich von der Verbesserung gestörter räumlicher Leistungen abhängt. Auch leichtere räumliche Störungen müssen erkannt und gegebenenfalls trainiert werden, wenn eine berufliche Wiedereingliederung ansteht, insbesondere in Berufsfeldern mit hohen Anforderungen an räumliche Leistungen wie z. B. bei technischen Zeichnern.

Für die Diagnostik und Therapie räumlicher Störungen ist es sinnvoll, eine Unterscheidung zu treffen zwischen:

- Störungen räumlich-perzeptiver Leistungen
- Störung der Wahrnehmung der eigenen Körperlängsachse
- Störungen räumlich-kognitiver Leistungen
- Störungen räumlich-konstruktiver Leistungen.

3.2 STÖRUNGEN RÄUMLICH-PERZEPTIVER LEISTUNGEN

Die Raumwahrnehmung kann in der visuellen, akustischen oder taktilen Modalität gestört sein. Für die Untersuchung und Dokumentation visuell-räumlicher Wahrnehmungsleistungen steht ein standardisiertes computergestütztes Verfahren (VS = Visual Spatial Performance) (Kerkhoff et al., 1994; Kerkhoff & Marquardt, 1993, 1995) zur Verfügung (Untersuchungszeit ca. 30 Minuten). Folgende Basisleistungen, die isoliert oder in unterschiedlicher Kombination betroffen sein können, können mittels VS untersucht werden:

1. Einschätzung der *subjektiven visuellen Vertikalen* (svV) bzw. der *subjektiven visuellen Horizontalen (svH),* d. h. die Fähigkeit, schräg orientierte Balken exakt vertikal bzw. horizontal einzustellen *(Abb. 3.3)*
2. *Längenschätzung,* d. h. die Fähigkeit, Längen richtig einzuschätzen
3. *Distanzschätzung,* d. h. die Fähigkeit, die Entfernung von zwei Objekten richtig einzuschätzen
4. *Linienhalbierung,* d. h. die Fähigkeit, die Mitte von Linien richtig einzuschätzen (und damit auch die subjektive/egozentrische Mitte bzw. die Geradeausrichtung)
5. *Orientierungsschätzung (Winkelschätzung),* d. h. die Fähigkeit, die Größe von Winkeln richtig einzuschätzen *(Abb. 3.1)*
6. *Positionsschätzung,* d. h. die Fähigkeit, die räumliche Beziehung mehrerer Objekte zueinander richtig einzuschätzen
7. *Formschätzung,* d. h. die Fähigkeit ein auf dem Bildschirm erscheinendes Rechteck in die gleiche Form wie ein ebenfalls erscheinendes Quadrat zu bringen (»Efron shapes«).

Bei der Testung dieser Basisleistungen mittels VS wird ein Standardreiz und ein sich davon unterscheidender Vergleichsreiz gleichzeitig vom Untersucher auf dem PC-Monitor dargeboten (z. B. ein vertikaler Balken links und ein schräger Balken rechts, der ebenfalls vertikal eingestellt werden soll). Der Patient hat die Aufgabe, anzugeben, um wie viel

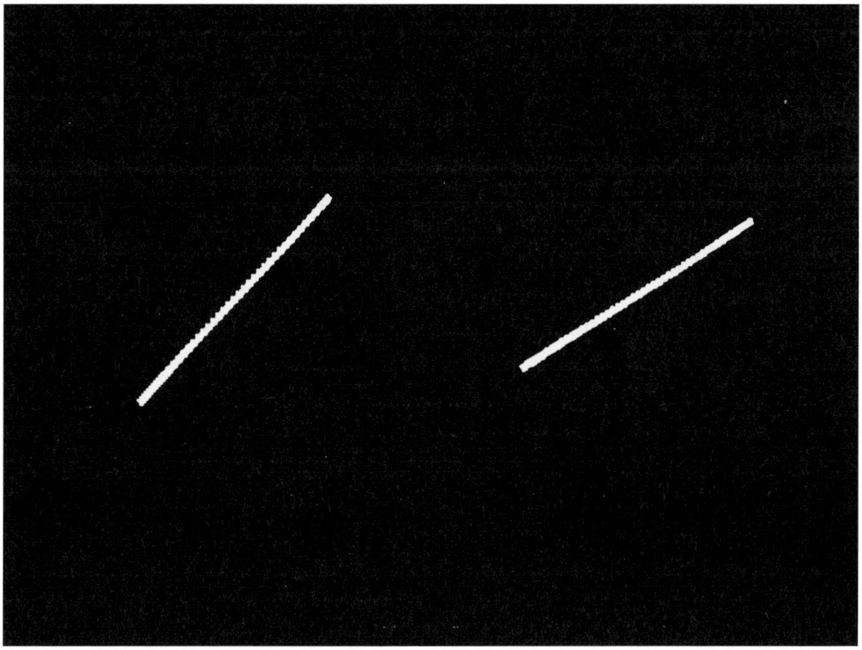

Abb. 3.1: *Testung visuell-räumlicher Basisleistungen mittels PC. Im abgebildeten Beispiel handelt es sich um ein Software-Programm, mit dem die Winkelschätzung erfasst werden kann. Auf dem Monitor ist links ein 45 Grad-Winkel vorgegeben. Der Untersucher vergrößert den rechts abgebildeten Winkel sukzessive, und der Patient soll angeben, wann er die beiden Winkel als gleich groß empfindet. Derartige Aufgaben am PC können sowohl zur Diagnostik als auch zur Therapie visuell-räumlicher Leistungen (sog. visuelles Raumwahrnehmungstraining, s. Text) verwendet werden.*

der Untersucher den Vergleichreiz verändern soll, bis er mit dem Standardreiz identisch ist. Die genaue Beschreibung dieser psychophysischen Methode (sog. Grenzverfahren) findet sich bei Kerkhoff & Marquardt (1993).

Kerkhoff et al. (1994) fanden, dass Korrelationen bestehen zwischen Störungen in einigen dieser Basisleistungen und bestimmten Alltagsproblemen: Beispielsweise zeigen Patienten, die beim horizontalen Schreiben eine Tendenz aufweisen, nach rechts oben oder nach rechts unten »abzudriften«, Störungen der subjektiven visuellen Horizontalen; bei Patienten mit einer räumlichen Rechenstörung liegt häufig eine gestörte Positionsschätzung vor.

Im Folgenden werden zwei weitere klinische Beispiele für alltagsrelevante Störungen der visuell-räumlichen Wahrnehmung genannt:

Eine typische, im Klinikalltag oft zu beobachtende Behinderung bei gestörter Winkelschätzung ist die Schwierigkeit, die Uhrzeit von Analoguhren abzulesen. Voraussetzung hierfür ist nämlich die richtige Einschätzung des Winkels zwischen großem und kleinem Zeiger (s. auch 3.7).

Die sogenannte visuelle (visuomotorische) Ataxie im Sinne eines Vorbeigreifens (s. auch 2.2.4) scheint in den meisten Fällen auf einer Störung der Positionsschätzung bzw. der Distanzschätzung zu beruhen. Die Folge ist, dass die Hand dorthin greift, wo sich das Objekt zu befinden scheint, sich aber nicht wirklich befindet.

Eine andere Erklärungsmöglichkeit, die sicher auch für einige Fälle von visueller Ataxie verantwortlich gemacht werden kann, ist die, dass die visuelle Information aus dem Okzipital- bzw. Parietallappen infolge einer Läsion nicht zu frontalen Arealen (BA 6) gelangt. Daraus resultiert dann eine »Auge-Hand-Koordinationsstörung«: Das Objekt, das ergriffen werden soll, wird bezüglich seines Abstandes und seiner Position zwar richtig wahrgenommen, infolge einer gestörten Weitergabe dieser Information an für die Handsteuerung verantwortliche Hirnregionen greift die Hand aber am Objekt vorbei.

3.3 STÖRUNG DER WAHRNEHMUNG DER EIGENEN KÖRPERLÄNGSACHSE

In der Physiotherapie ist das wohl bekannteste Beispiel das sogenannte *Pusher-Syndrom,* das von der Bobath-Instruktorin Patricia Davies so benannt und (1986) ausführlich beschrieben wurde. Es handelt sich meistens um Patienten mit rechtshirniger Schädigung, die eine augeprägte Tendenz zeigen, ihren Körper zur hemiparetischen linken Seite hinüberzustoßen (to push = stoßen; *Abb. 3.2*). Prosiegel & Henschel konnten (1997) zeigen, dass Pusher im subakuten Schlaganfall-Stadium ihre svV zur ipsiläsionellen Seite (d. h. in der Regel nach rechts) verlagern, wobei der Unsicherheitsbereich sehr groß ist (starke Unterschiede des Abweichungsausmaßes bei unmittelbar wiederholten Bestimmungen); im chronischen Stadium verlagern sie wie viele andere Patienten mit Großhirnläsionen (s. 3.5) ihre svV zur kontraläsionellen Seite (also in

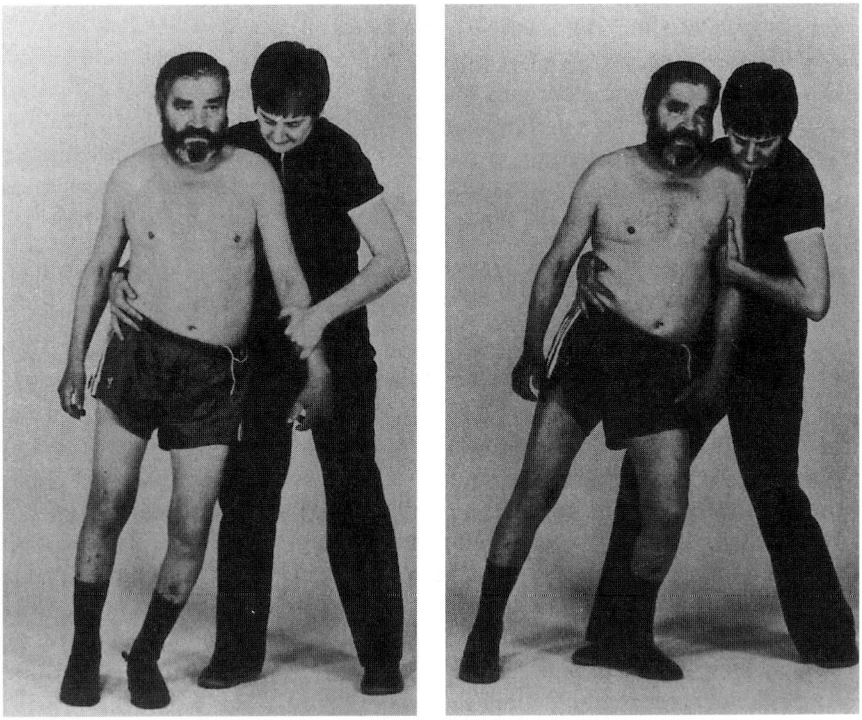

Abb. 3.2: *»Pushersyndrom«. Bei Patienten mit rechtshirnigen Läsionen, insbesondere im Insel- und temporoparietalen Übergangsbereich, findet sich oft eine gestörte Wahrnehmung und Ausrichtung der eigenen Körperlängsachse, die um mehrere Grade nach links geneigt ist. Diese nach links geneigte Körperhaltung ist für diese Patienten vermeintlich gerade. Deshalb wird jeder Versuch, sie aus dieser schrägen Lage in die Vertikale zu bringen, mit Gegenstoßen (»Pushen«) nach links beantwortet. Auch bei linkshirnigen Läsionen kommt »Pushen« (nach rechts) vor, allerdings ist die Pushtendenz dabei meist bedeutend schwächer ausgeprägt.*

der Regel nach links) *(Abb. 3.3)*. Karnath et al. (2000) fanden bei fünf Patienten mit Pusher-Syndrom eine Verschiebung ihrer subjektiven posturalen Vertikalen (spV) zur ipsiläsionellen Seite (bei ungestörter svV): Bei einer Verschiebung um im Mittel ca. 18° nach rechts (bei rechtsseitiger Läsion) empfanden die Pusher ihre Körperlängsachse als vertikal ausgerichtet.

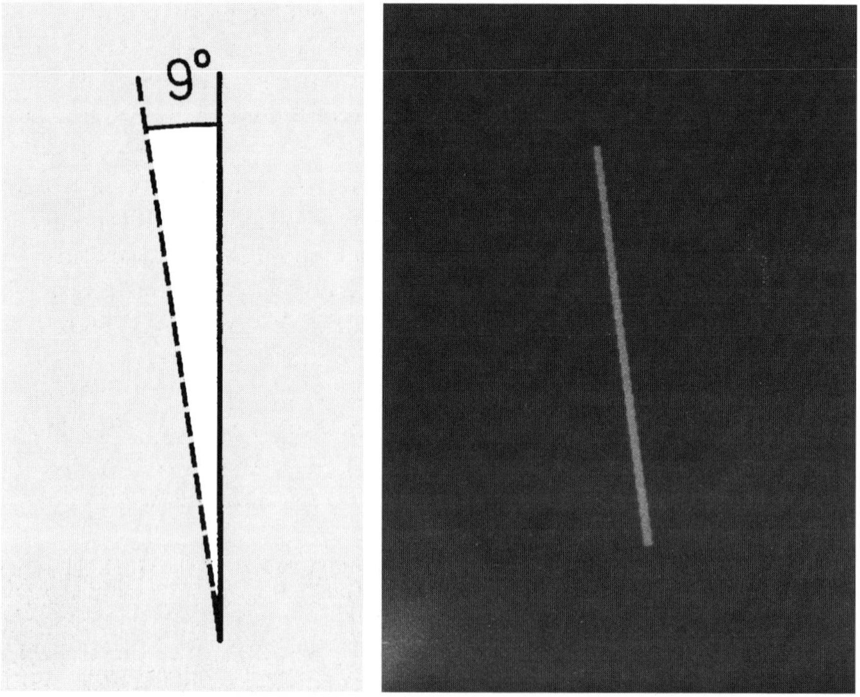

Abb. 3.3: Störung der subjektiven visuellen Vertikalen. Die subjektive visuelle Vertikale kann mittels eines entsprechenden Software-Programms auf einem Monitor bestimmt werden. Der Untersucher nähert dabei eine schräge Linie zunehmend der vertikalen Position an; der Patient soll angeben, wann er die Linie erstmals als vertikal wahrnimmt (im gezeigten Beispiel fehlerhaft um ca. 9° nach links verkippt).

3.4 STÖRUNGEN RÄUMLICH-KOGNITIVER UND RÄUMLICH-KONSTRUKTIVER LEISTUNGEN

Unter *räumlich-kognitiven Leistungen oder kognitiven Raumoperationen* versteht man die mentale Manipulation eines oder mehrerer Reize unter räumlichen Aspekten. Beispiele sind die Spiegelung an einer Achse (z. B. soll auf dem Monitor ein links erscheinender schräger Balken in Bezug auf eine vertikale Achse nach rechts gespiegelt werden) oder ein mentaler Perspektivenwechsel (ein Patient soll sich z. B. einen von der Seite gezeigten Gegenstand von oben vorstellen).

Eine **Störung räumlich-konstruktiver Leistungen** manifestiert sich z. B. in Form eines falsches Zusammensetzens von Teilen einer Figur (zwei- oder dreidimensional) zu einer Gesamtfigur oder eines fehlerhaften freien Zeichnens bzw. Abzeichnens von Figuren *(zweidimensional oder dreidimensional-perspektivisch) (Abb. 3.4).* Der für konstruktive Störungen häufig synonym gebrauchte Begriff »konstruktive Apraxie« sollte vermieden werden, da es sich um keine Apraxie handelt (s. Kap. 7). Häufige Alltagsprobleme bei Vorliegen schwer gestörter räumlich-konstruktiver Leistungen sind Schwierigkeiten bei Selbsthilfeleistungen wie Ankleiden (z. B. verkehrt herum in den Pullover schlüpfen), Essen (z. B. Verdrehen des Messers, so dass mit der stumpfen statt mit der scharfen Seite geschnitten wird), Bedienen des Rollstuhls bzw. Schwierigkeiten beim Zeichnen. Auch leichtere Störungen können zu großen Problemen bei Patienten führen, die Berufe mit hohen Anforderungen an räumliche Leistungen ausüben, z. B. technischer Zeichner, Schreiner, Architekt.

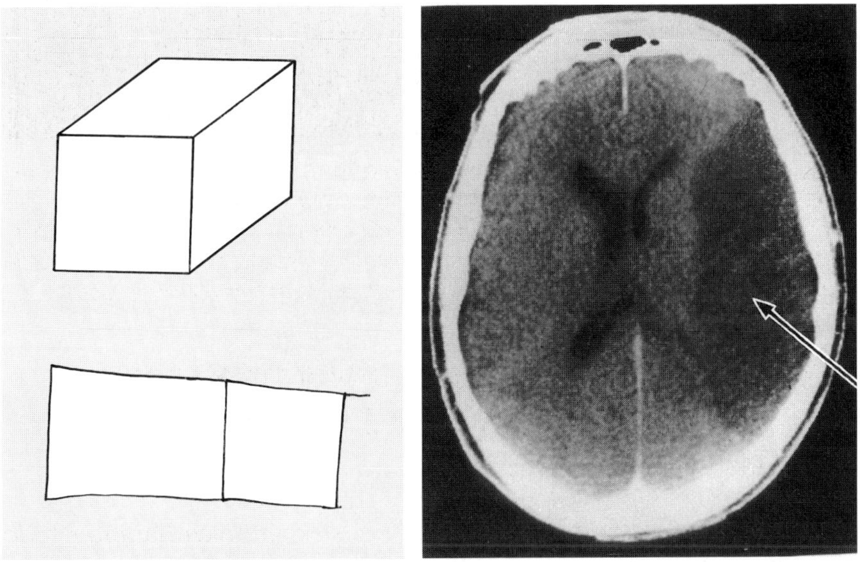

Abb. 3.4: *Störung konstruktiver Leistungen bei einem Patienten mit rechtshirnigem Infarkt. Linker Teil der Abbildung: Der Patient sollte den oberen Würfel abzeichnen; unten ist das Resultat dargestellt. Rechter Teil der Abbildung: Das kraniale Computertomogramm zeigt den ausgedehnten rechtshirnigen Infarkt im Versorgungsgebiet der mittleren Hirnarterie (Arteria cerebri media) unter Einbeziehung des Parietallappens (Pfeil).*

Zur *Screening-Untersuchung* räumlich-konstruktiver Leistungen gehören:

- Genaue Anamnese (Liegen Probleme bei Alltagshandlungen vor, z. B. beim Zeichnen oder beim Tischdecken? Existieren spezielle berufliche Anforderungen?)
- Freies Zeichnen eines Hauses, einer Blume, eines Gesichtes, eines Fahrrades, einer Uhr mit Zifferblatt und Zeigern
- Abzeichnen eines perspektivisch gezeichneten Tisches und Stuhles

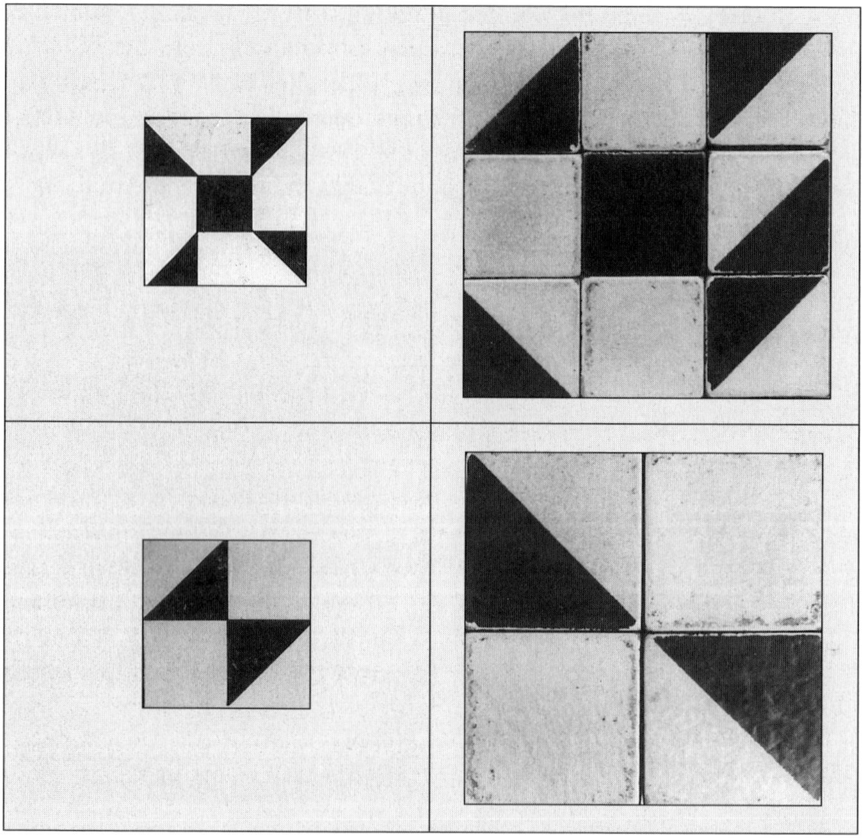

Abb. 3.5: *Block-Design-Training mit den Würfeln des Mosaiktests. Der Patient soll unter zeitkritischen Bedingungen zunehmend komplexer werdende geometrische Vorlagen (jeweils linker Teil der Abbildung) mit Würfeln nachbauen (die fehlerhaften Resultate eines Patienten mit räumlich-konstruktiver Störung sind jeweils im rechten Teil der Abbildung wiedergegeben).*

- Handlung im dreidimensionalen Raum, z. B. Postpaket falten
- Spezielles Zusatz-Screening mit erschwerten Aufgabenbedingungen bei besonderen beruflichen Anforderungen.

Es wird auch empfohlen, Objekte einer bestimmten Kategorie zeichnen zu lassen (z. B. Früchte) und die Zeichnungen genau zu analysieren: z. B. kontraläsionelle Auslassungen bzw. Detailverarmung als Hinweis auf (parietalen?) Neglect, verzerrte Formen bei parietalen Läsionen, gestörte Größenrelationen bei frontalen Läsionen, falsche Farbzuordnungen bei parietotemporalen Läsionen.

An Tests können der *Mosaiktest (s. Abb. 3.5)* sowie der *Mack-Levine-Test* verwendet werden. Bei letzterem soll der Patient vier oder fünf unterschiedlich konfigurierte Papierschnitzelchen zu einem Quadrat zusammensetzen.

3.5 ZUGRUNDELIEGENDE HIRNLÄSIONEN

Unter den **Störungen visuell-räumlicher Wahrnehmungsleistungen** ist die svV am besten untersucht. Störungen der *Schätzung der svV* können bei Läsionen entlang einer »gravizeptiven« Bahn auftreten, die vom Hirnstamm (ipsiversive Verkippung kaudal und kontraversive Verkippung rostral der oberen Brücke) über den posterioren Thalamus (ipsi- oder kontraversive Verkippung) zum vestibulären Kortex (kontraversive Verkippung) zieht (Dieterich & Brandt, 1993; Brandt et al., 1994). Aufgrund der Ergebnisse einer Studie von Brandt et al. (1994) liegt der vestibuläre Kortex des Menschen wohl schwerpunktmäßig im Bereich der hinteren Insel und scheint dem »parieto-insular vestibular cortex (PIVC)« des Tieres zu entsprechen.

Läsionen (anteriorer) parietaler Areale gehen mit Störungen der *Orientierungsschätzung (Winkelschätzung)* einher, während diese Leistung bei Läsionen des Hinterhauptlappens ungestört ist. Störungen der *Positionsschätzung* korrelieren mit Läsionen posteriorer parietaler bzw. parietookzipitaler Kortexregionen und mit Läsionen des parietalen Marklagers, in welchem Fasern vom Parietallappen auf die BA 6 und 8 des prämotorischen Kortex projizieren. Störungen der *Längen- und Distanzschätzung* kommen besonders im parietookzipitalen Übergangsbereich vor. Störungen der *horizontalen Linienhalbierung* kommen bei inferioren parietalen Läsionen (Neglect) bzw. bei Läsionen des Okzipitallappens (Hemianopsien) vor. Bei linksseitigem visuellen Neglect wird die Linie weit rechts von der Mitte halbiert, bei vielen (aber nicht allen) Patienten mit Hemianopsie zur Seite des Gesichtsfelddefektes hin (sog. »Augenmaßfehler«). Letzterer korreliert jedoch nicht mit dem Ausmaß des Gesichtsfelddefektes, sondern scheint eine eigenständige Störung zu sein (s. auch 2.2.1) (Übersicht: von Cramon & Kerkhoff, 1993).

Die Beziehungen zwischen **räumlich-kognitiven sowie räumlich-konstruktiven Störungen** und Läsionsorten sind kaum untersucht.

Ausgeprägtes und die erste Woche nach Eintreten der Hirnläsion überdauerndes **Pushen** kommt nahezu ausschließlich nach rechtsseitigen Läsionen vor, wobei folgende Hirnareale am häufigsten betroffen sind: Posteriore Insel, inferiorer Gyrus postcentralis, Gyrus temporalis superior, Gyrus supramarginalis und Gyrus angularis (Prosiegel & Henschel, 1997).

Zusammenfassend besteht mit Ausnahme der svV und des Pushersyndroms bzgl. der Neuroanatomie räumlicher Störungen noch erheblicher Forschungsbedarf. Übereinstimmung besteht darin, dass im Großhirn insbesondere obere posteriore Areale eine Rolle spielen.

Dies fügt sich in das Konzept der Zweiteilung visueller Informationsverarbeitung in einen

- *ventralen/temporalen Pfad – »visuelles Wahrnehmungssystem«; »Was-Analyse« (Farb-, Form-, Objekt-/Gesichtererkennung)* und einen
- *dorsalen/parietalen Pfad – »visuelles Aktionssystem«; »Wo-Analyse« (Raumrepräsentation).* Der Begriff »visuelles Aktionssystem« weist darauf hin, dass es auch um zielgerichtete motorische Aktivitäten im Raum geht (s. Kap. 2).

Für visuell-räumliche Störungen gilt, dass sie bei rechtshemisphärischen Läsionen in der Regel häufiger und schwerer ausgeprägt sind.

3.6 ABZUGRENZENDE STÖRUNGEN UND BEGRIFFE

Es wurde in diesem Kapitel bereits erwähnt, dass bei Vorliegen konstruktiver Störungen der Begriff »konstruktive Apraxie« vermieden werden sollte, da es sich definitionsgemäß nicht um eine *Apraxie* handelt (s. Kap. 7). Vorzuziehen ist in jedem Falle die Beschreibung der klinischen Auffälligkeit sowie die Nennung des zugrundeliegenden Basisdefizites, z. B.: »Der Patient hat im Alltag Schwierigkeiten, Figuren abzuzeichnen bzw. frei zu zeichnen, besonders wenn sie perspektivisch dargestellt sind. Außerdem hat er Probleme beim Ankleiden; er braucht lange, bis er den Pullover richtig herum vor sich ausbreitet und er schlüpft mit den Armen oft in die falschen Ärmel. Eine ideatorische Apraxie liegt nicht vor. Störungen visuell-räumlicher Wahrnehmungsleistungen liegen nicht vor. Es handelt sich bei den Alltagsproblemen um die Folge einer räumlich-konstruktiven Störung«.

Die Bezeichnung »Ankleideapraxie« sollte vemieden werden, da den Schwierigkeiten beim Ankleiden nicht unbedingt eine ideatorische Apraxie (s. Kap. 7), sondern z. B. auch Störungen räumlich-konstruktiver Leistungen zugrunde liegen können.

Die sog. »Uhrzeitagnosie« ist ebenfalls ein zu vermeidender Begriff, da der Schwierigkeit, Analoguhren abzulesen, in aller Regel eine Störung in der Winkelschätzung und nicht eine Agnosie zugrundeliegt (s. 2.3 und 3.2).

Die im Rahmen des *Gerstmann-Syndroms* vorkommende Symptomenkonstellation aus Fingeragnosie, Rechts-Links-Störung, Akalkulie (Rechenstörung) und Dysgraphie (Schreibstörung) ist vielleicht Resultat räumlicher Störungen, weshalb die Eigenständigkeit dieses Syndroms angezweifelt wird. Die Fingeragnosie (Unsicherheit hinsichtlich des Benennens der eigenen Finger) und die Rechts-Linksstörung (Unsicherheit, insbesondere am eigenen Körper zwischen rechts und links zu unterscheiden) können als Folge der gestörten räumlichen Orientierung am eigenen Körper aufgefasst werden. Die Akalkulie könnte Folge einer Störung der Positionsschätzung sein, die notwendig ist, um beim Rechnen die entsprechenden Spalten einzuhalten, die Dysgraphie möglicherweise Folge der Störung der konstruktiven Leistung beim Schreiben. Diese Interpretation, die alle vier Komponenten des Gerstmann-Syndroms auf räumliche Störungen zurückführt, ist allerdings umstritten.

Der Begriff *visuell-räumliche Orientierungsstörung* ist in 2.2.4 näher erläutert. Es handelt sich um die Unfähigkeit, sich auf einer Reizvorlage, z. B. beim Betrachten eines Bildes, einen Überblick zu verschaffen.

Die *topographische Orientierungsstörung (topographische Agnosie bzw. Amnesie)* ist kein umschriebenes Syndrom, sondern umfasst eine Vielzahl von Störungskomponenten: Die Unfähigkeit, sich ohne allgemeine Verwirrtheit in der Umgebung zurechtzufinden, die Umgebung entsprechend ihrer Landmarken räumlich zu erfassen bzw. zu organisieren, sich eine Vorstellung über die Umgebung und Wege im größeren geographischen Raum zu bilden, mit einer Umgebung ein Vertrautheitsgefühl zu entwickeln bzw. eine vertraute Umgebung wiederzuerkennen, bei der Orientierung anhand von Stadtplänen und Landkarten topographische Beziehungen im Arbeitsgedächtnis zu manipulieren sowie räumliche Gegebenheiten der Umgebung in Form von mentalen Karten oder sprachlichen Beschreibungen im Gedächtnis zu behalten. Auf perzeptiver Ebene können topographische Störungen auf Gesichtsfeldeinschränkungen (häufig im linken oberen Quadranten), Neglect, Störungen der basalen visuellen Raumverarbeitung bzw. auf Rechts-Links-Störungen zurückgeführt werden; auf assoziativer Ebene treten sie gelegentlich auch als eigenständige Störung auf.

Finden sich bei Patienten, insbesondere solchen mit ausgedehnten rechtshirnigen Läsionen, Störungen räumlicher Leistungen, so ist bei der Interpretation, inwieweit diese Störungen die Ursache beeinträchtigter ADL-Leistungen sind, immer zu bedenken, dass bei ausgedehnten rechtshirnigen Läsionen oft *andere Störungen assoziiert* vorkommen (Ween et al., 1996). Besonders trifft dies für Neglectphänomene sowie für Störungen der Krankheitseinsicht zu, die sich auf Alltagsaktivitäten in erheblichem Maße negativ auswirken bzw. sich in ihrer Alltagsauswirkung zu den räumlichen Störungen noch »addieren« können.

3.7 BEDEUTUNG IM RAHMEN DER REHABILITATION

Bei **räumlich-perzeptiven Störungen** können ein visuell-räumliches und/oder ein taktil-räumliches Wahrnehmungstraining indiziert sein. Bei *visuell-räumlichen Störungen* besteht die Möglichkeit einer *störungsspezifischen Therapie* einzelner visuell-räumlicher Basisdefizite mit dem bereits erwähnten Programm VS (s. 3.2). Kerkhoff (1998) hat über gute Erfahrungen mit dieser Art der visuell-räumlichen Therapie berichtet; er untersuchte in einer Cross-over-Studie den Effekt eines visuell-räumlichen Trainings (Orientierungsschätzung mit verbalem Feedback durch den Untersucher) bzw. eines visuellen Neglecttrainings bei 13 Neglect-Patienten. Das zuerst durchgeführte Neglecttraining verbesserte die Neglectsymptomatik, nicht jedoch die räumlichen Störungen; umgekehrt hatte das Raumtraining einen positiven Effekt auf räumliche Leistungen (auch auf nicht trainierte räumlich-kognitive und räumlich-konstruktive Funktionen). Die Effekte beider Therapiearten zeigten eine zeitliche Stabilität.

Beim *taktil-räumlichen Wahrnehmungstraining nach Perfetti* (1997) fährt der Patient mit der Hand über Oberflächen und Objekte und soll dabei durch Aufmerksamkeitsfokussierung möglichst viele sensible Informationen aufnehmen. Es wird also im Greifraum die taktile Modalität ausgenutzt, um räumlich-motorische Störungen anzugehen.

Bei räumlichen Orientierungsstörungen, die den Körper betreffen, also z. B. einer Rechts-Links-Störung, kann die **Körperwahrnehmung,** z. B. im Rahmen des empirisch begründeten *Bobath-Konzeptes* oder des *Affolter-Konzeptes* geschult werden.

Auch das Pusher-Syndrom, dem eine Störung der **Wahrnehmung bzw. der Ausrichtung der eigenen Körperlängsachse** (subjektive posturale Vertikale) zugrunde liegt, kann entsprechend den auf dem Bobath-Konzept begründeten Prinzipien, die Patricia Davies (1986, 1991, 2000) beschrieben hat, therapeutisch angegangen werden.

Bei **räumlich-konstruktiven Störungen** besteht ein wichtiger Therapieansatz im *Selbsthilfetraining* (z. B. Ankleidetraining, Frühstückstraining), welches im Rahmen der Ergotherapie in enger Zusammenarbeit mit den Pflegekräften und den Bezugspersonen durchgeführt wird. Ebenfalls im Rahmen der ergotherapeutischen Behandlung kann z. B. auch das sog. *Block-Design-Training* erfolgen. Dabei handelt es sich um ein Training mittels des Mosaiktests, eines Untertests des HAWIE-Intelligenztests (Abkürzung für Hamburg Wechsler Intelligenztest für Erwachsene). Die Aufgabe des Patienten besteht darin, unter zeitkritischen Bedingungen zunehmend komplexer werdende geometrische Muster – Mosaike, die auf einer zweidimensionalen Vorlage abgebildet sind – mit Würfeln nachzubauen. Im Rahmen dieses Trainings werden dem Patienten anfänglich Hilfestellungen gegeben, z. B. Gliederung eines Gesamtmusters in einzelne Teile. Diese werden im Laufe der Trainingssitzungen wieder zunehmend entzogen, so dass der Patient schließlich am Ende ohne strategische Hilfestellungen auskommen muss. In einer Studie (Young, 1983) konnte gezeigt werden, dass das Block-Design-Training zu einer Generalisierung dahingehend führt, dass der Patient nach dem Training nicht nur den Mosaiktest besser bewältigt, sondern sich auch in anderen räumlichen Aufgabenstellungen verbessert. Ferner konnte ein gewisser Transfer auf Alltagsleistungen festgestellt werden *(s. auch Abb. 3.5).*

Zum Einsatz kommen auch das Tangramtraining (Münßinger & Kerkhoff, 1993) sowie der Valenser Ansatz (Keller & Kohenof, 1997), bei dem der Patient in spielerischer Weise mit visuellem und taktilem Material umgeht.

Bei den meisten der letztgenannten Verfahren werden nicht nur räumlich-konstruktive, sondern auch räumlich-perzeptive, räumlich-kognitive und planerische Leistungen gefordert bzw. trainiert.

Störungen räumlicher Leistungen

Störungen	Bevorzugte Läsionsorte	Therapie-Prinzipien
Störungen räumlich-perzeptiver Leistungen Schätzung: subjektive visuelle Vertikale/Horizontale (svV/svH), Längen, Distanzen, Mitte von Linien (Linienhalbierung), Winkel (Orientierungsschätzung), Positionen, Formen	posteriore Hirnregionen (dorsolateraler »Wo«-Pfad), bevorzugt rechtsseitig; Forschungsbedarf; nur svV sehr gut untersucht: bei Hirnstammläsionen ispiversive Verkippung unterhalb, kontraversive Verkippung oberhalb der oberen Brücke; bei Thalamusläsionen ipsi-oder kontraversive Verkippung; bei Läsionen des vestibulären Kortex (bes. hintere Insel) kontraversive Verkippung	visuell-räumliches Training (z. B. PC-Programm »VS«) taktil-räumliches Wahrnehmungstraining nach Perfetti
Störung der Wahrnehmung der eigenen Körperlängsachse/der subjektiven posturalen Vertikalen (spV): Pusher-Syndrom	Läsionsorte ähnlich wie bei Verschiebung der svV	Physiotherapie, z. B. Bobath-Konzept (»Körpermitte wieder finden«); (noch) keine spezifische Therapie
Störungen räumlich-konstruktiver Leistungen	posteriore Großhirnläsionen	Selbsthilfetraining, Block-Design-Training, Tangramtraining

Störungen	Bevorzugte Läsionsorte	Therapie-Prinzipien
Störungen räumlich-kognitiver Leistungen	posteriore Großhirnläsionen	werden bei der Therapie räumlich-perzeptiver/-konstruktiver Störungen meist mittrainiert

4

Störungen der Aufmerksamkeit und des Bewusstseins

4.1 BEGRIFFSBESTIMMUNG

Aufmerksamkeit mit ihren unterschiedlichen Komponenten ist eine der wichtigen Basisleistungen des Gehirns, d. h., andere höhere Hirnleistungen sind auf die Intaktheit und Verfügbarkeit von Aufmerksamkeitsleistungen angewiesen. So wird sich z. B. eine Störung der Konzentrationsfähigkeit auf Gedächtnisleistungen negativ auswirken. Dies kennt jeder aus eigener Erfahrung, der versucht hat, trotz Unkonzentriertheit neue Informationen zu lernen und zu behalten.

Störungen unterschiedlicher Aufmerksamkeitsleistungen stellen die häufigsten neuropsychologischen Leistungsdefizite bei Hirnschädigung dar. Sie kommen bei ca. 80% der Patienten nach Schlaganfall, Schädelhirntrauma oder anderen Erkrankungen des zentralen Nervensystems vor. Im Folgenden wird der derzeitigen Einteilung in fünf Aufmerksamkeitskomponenten unter den zwei Dimensionen »Intensität« und »Selektivität« gefolgt (van Zomeren & Brouwer, 1994). Danach unterscheidet man:

Aufmerksamkeitsintensität

- Tonische oder phasische Aktiviertheit (einschließlich der sog. Informationsverarbeitungsgeschwindigkeit)
- Daueraufmerksamkeit (Sonderform: Vigilanz).

Aufmerksamkeitsselektivität

- Selektive (fokussierte) Aufmerksamkeit
- Geteilte Aufmerksamkeit
- Visuell-räumliche selektive Aufmerksamkeit.

Da heute in praktisch allen Berufsfeldern, aber auch in sonstigen Lebensbereichen, mehr oder weniger große Anforderungen an diese Aufmerksamkeitskomponenten gestellt werden, kommt der Diagnostik und Therapie von Aufmerksamkeitsstörungen eine wichtige Rolle in der neuropsychologischen Rehabilitation zu, insbesondere was berufliche Wiedereingliederungsmaßnahmen betrifft.

ZNS-Strukuren, die für die Aufrechterhaltung von Aufmerksamkeitsleistungen relevant sind, spielen auch eine Rolle für Wachheit, Schlafen sowie für Bewusstseingrade und -inhalte. Da **Störungen des Bewusstseins** – gemeint sind hier Störungen des quantitativen (skalaren) Bewusstseins, also gestörte Bewusstseinsgrade – nicht selten in ein apallisches Syndrom münden (begrifflich zunehmend verdrängt durch: Persistierender vegetativer Status = PVS), und letzteres eine besondere therapeutische Herausforderung darstellt und vielfache ethische Fragen aufwirft, werden quantitative Bewusstseinsstörungen in diesem Kapitel ebenfalls behandelt.

4.2 STÖRUNGEN VON AUFMERKSAMKEITSKOMPONENTEN, ARTEN QUANTITATIVER BEWUSSTSEINSSTÖRUNGEN

Vor einer kurzen Darstellung der einzelnen Aufmerksamkeitskomponenten in den nächsten Abschnitten sei festgestellt, dass heute zahlreiche Software-Programme zur Diagnostik und Therapie von Aufmerksamkeitsstörungen existieren. Beispiele sind:

- die von Zimmermann und Fimm (1994) entwickelte Testbatterie zur Aufmerksamkeitsprüfung (TAP), die alle Aufmerksamkeitskomponenten abzutesten in der Lage ist
- das computergestützte Trainingsprogramm AIXTENT der Aufmerksamkeitskomponenten (Sturm et al., 1993, 1997; Plohmann et al., 1998); die »spielerische« Art der Aufgabenarten in diesem Programm ist geeignet, die Akzeptanz und Motivation der Patienten für eine derartige Therapie zu steigern (s. 4.5)

- die Software-Programme des von Schuhfried entwickelten »Wiener-Testsystem«.

Eine Übersicht über zahlreiche andere PC-Programme findet sich in dem Software-Katalog »Computer helfen heilen« (KURATORIUM ZNS für Unfallverletzte mit Schäden des zentralen Nervensystems e.V., Bonn, 1997).

Besonders hingewiesen werden muss auf die Tatsache, dass in der Phase der Frührehabilitation die meisten Testverfahren nicht einsetzbar und normative Beurteilungen nicht möglich sind. Deshalb kommt in dieser Phase einer systematischen Verhaltensbeobachtung – insbesondere der Aktiviertheit, der kognitiven Verarbeitungsgeschwindigkeit sowie der Belastbarkeit und Ablenkbarkeit – besondere Bedeutung zu.

4.2.1 Aktiviertheit (einschließlich Informationsverarbeitungsgeschwindigkeit)

Unter *Aktiviertheit* (alertness) versteht man die *allgemeine Wachheit* eines Individuums, wobei zwischen tonischer und phasischer Wachheit unterschieden werden kann. Tonische Wachheit ist das dauernde Aktivierungsniveau, welches z. B. abhängt von der Tageszeit. Der Begriff »phasische Wachheit« bedeutet, dass die Aufmerksamkeit z. B. nach einem Warnreiz plötzlich zunehmen kann. Entsprechend verkürzen sich z. B. Reaktionszeiten nach einem Warnreiz im Vergleich zu Reaktionszeiten ohne Warnreiz; im Elektroenzephalogramm (EEG) findet sich nach einem Warnreiz ein sogenanntes Bereitschaftspotential als Ausdruck der Vorbereitung des Gehirns auf die motorische Reaktion.

Untersuchungsverfahren der Aktiviertheit sind sogenannte einfache visuelle oder akustische Reaktionszeiten, ohne oder mit Warnreizvorgabe *(Abb. 4.1)*.

Außerdem wird unter dem Begriff der Aktiviertheit auch die *Informationsverarbeitungsgeschwindigkeit* subsumiert; diese wird auch als kognitive Leistungsgeschwindigkeit bezeichnet. Ist sie gestört, kommt es zur kognitiven Verlangsamung. Diese Tempoleistung des Gehirns kann z. B. mittels des Zahlenverbindungstests erfaßt werden *(Abb. 4.2)*. Die testdiagnostische Erfassung einer reduzierten Informationsverarbeitungsgeschwindigkeit ist deshalb so wichtig, weil sowohl hirngeschädigte Patienten als auch deren Bezugspersonen und Therapeuten in hohem Maße Fehleinschätzungen unterliegen, wenn es darum geht, nur

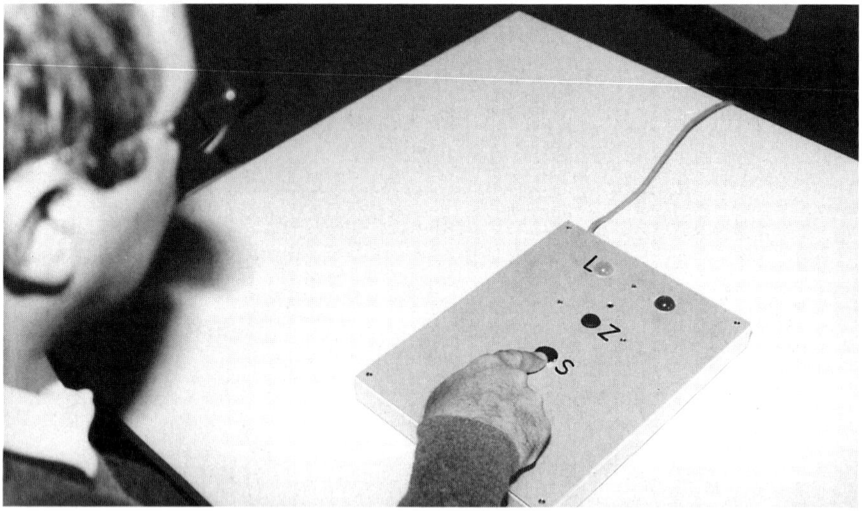

Abb. 4.1: Messung der einfachen visuellen Reaktionszeit (am Reaktionsgerät des Wiener-Testsystems). Der Finger des Patienten liegt auf der Starttaste (S). Bei Erscheinen eines Lichtreizes (L) soll er so schnell wie möglich auf die Zieltaste (Z) drücken. Gemessen werden die »Entscheidungszeit« = Zeit zwischen Erscheinen des Lichtes und dem Abheben des Fingers von der Starttaste und die »motorische Zeit« = Zeit zwischen Heben des Fingers von der Starttaste und Drücken der Zieltaste.

aufgrund von Verhaltensbeobachtungen festzustellen, ob eine kognitive Verlangsamung vorliegt bzw. wie schwer sie ist. Meist wird eine kognitive Verlangsamung nicht erkannt oder aber erheblich unterschätzt, es sei denn, es handelt sich um schwerste Beeinträchtigungen. Umgekehrt wird die Einschätzung einer kognitiven Verlangsamung meist an Verhaltensauffälligkeiten festgemacht wie z. B. verlangsamtes Sprechen, verlangsamte Mimik und Gestik oder motorische Verlangsamung. Diese Verhaltensauffälligkeiten können wiederum aus anderen Störungen resultieren (z. B. verlangsamtes Sprechen infolge einer Dysarthrie) und müssen nicht Ausdruck einer kognitiven Verlangsamung sein.

4.2.2 Daueraufmerksamkeit

Unter *Daueraufmerksamkeit* (sustained attention) versteht man die Fähigkeit, relevante Reize über einen längeren Zeitraum zu beachten bzw. auf sie zu reagieren. Treten die relevanten Reize sehr selten auf

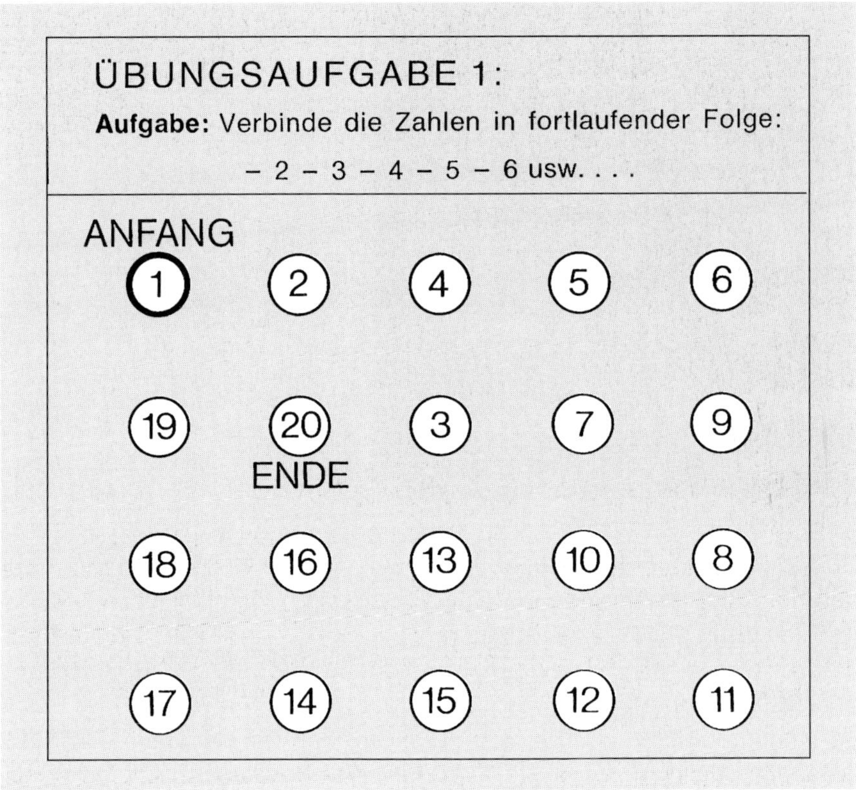

Abb. 4.2: *Testung der Informationsverarbeitungsgeschwindigkeit mit dem Zahlenverbindungstest (ZVT). Abgebildet ist eine Übungsaufgabe (Zahlen von 1 bis 20), die dem Patienten vor der eigentlichen Testaufgabe vorgelegt wird. Im eigentlichen Test sollen Zahlen von 1 bis 90 so rasch wie möglich durch Bleistiftstriche verbunden werden. Es erfolgen vier Testdurchgänge (ZVT-Version A bis D) mit jeweils unterschiedlicher Anordnung der Zahlen, um einen Übungseffekt auszuschließen. Der Mittelwert der je Testdurchgang gestoppten Zeiten in Sekunden ist ein gutes Maß für die Informationsverarbeitungsgeschwindigkeit. Bei der Interpretation des Testergebnisses sind andere neuropsychologische Störungen wie z. B. eine Beeinträchtigung der visuellen Exploration, aber auch sensomotorische Einschränkungen, natürlich zu berücksichtigen.*

(low event rate), spricht man, allerdings uneinheitlich, von Vigilanz. Ein typisches Beispiel ist die Monotonie-Situation eines Radarbeobachters. Treten die relevanten Reize häufig auf (high event rate), spricht man von *Daueraufmerksamkeit* im engeren Sinne.

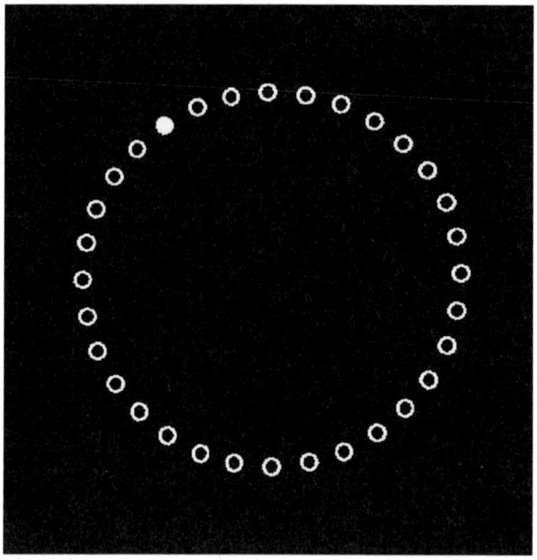

Abb. 4.3: Untersuchung der Vigilanz. Sie kann mit dem Software-Programm »Vigilanz« am Wiener-Testsystem erfolgen (s. Text).

Möglichkeiten der Untersuchung der Vigilanz bieten sich z. B. mittels des Software-Programmes »Vigilanz« am Wiener-Testsystem an. Dabei leuchten im Uhrzeigersinn nacheinander im Kreis angeordnete Leuchtdioden auf. Immer dann, wenn der Lichtreiz einen Doppelsprung macht, also eine Diode überspringt – was sehr selten vorkommt – muss der Patient reagieren *(Abb. 4.3)*. Auch mit den Programmen »Vigilanztests« aus der TAP kann die Vigilanz (und die Daueraufmerksamkeit) abgetestet werden.

Die Daueraufmerksamkeit kann untersucht werden, indem eine Konzentrationsaufgabe oder eine Aufgabe aus einem anderen kognitiven Bereich über einen längeren Zeitraum (z. B. eine halbe Stunde) durchgeführt wird.

4.2.3 Selektive Aufmerksamkeit

Die *selektive Aufmerksamkeit* ist weitgehend identisch mit dem Begriff *Konzentrationsfähigkeit*. Andere verwendete Begriffe sind fokussierte Aufmerksamkeit oder – im angloamerikanischen Raum – selective bzw. focussed attention. Man versteht darunter die Fähigkeit, die Aufmerksamkeit aktiv auf eine Reizquelle hinzuwenden und dabei relevante Aspekte zu erfassen und irrelevante Aspekte zu unterdrücken. Die selektive Aufmerksamkeit kann z. B. mit dem Test »Go/Nogo« aus der TAP untersucht werden. Der Patient soll mit Tastendruck so schnell wie möglich auf ein bestimmtes Symbol reagieren, während auf ein anderes Symbol hin keine Reaktion erfolgen darf. In zwei Bedingungen mit jeweils verschiedener Anzahl der kritischen Reize und der Ablenker kann auf unterschiedlichem Schwierigkeitsniveau getestet werden *(Abb. 4.4).*

Im Zusammenhang mit selektiver Aufmerksamkeit wird auch der Begriff *Ablenkbarkeit* verwendet. Viele Patienten klagen, sie seien leichter ablenkbar als vor der Hirnschädigung. Sie verstehen darunter meist eine erhöhte Störanfälligkeit auf äußere Störreize (z. B. Lärm); in derartigen Fällen spricht man von erhöhter *externer Ablenkbarkeit.* Einheitliche Untersuchungsverfahren gibt es bisher nicht; man kann aber z. B. bestimmte Aufmerksamkeitstests mit zusätzlichen Störreizen – z. B. mehrere Patienten im Untersuchungsraum – verbinden. Von erhöhter *interner Ablenkbarkeit* spricht man, wenn die Patienten aufgabenirrelevante Gedanken nicht unterdrücken können, also ihre Gedanken abschweifen, z. B. bei Grübeltendenzen im Rahmen von Depressionen.

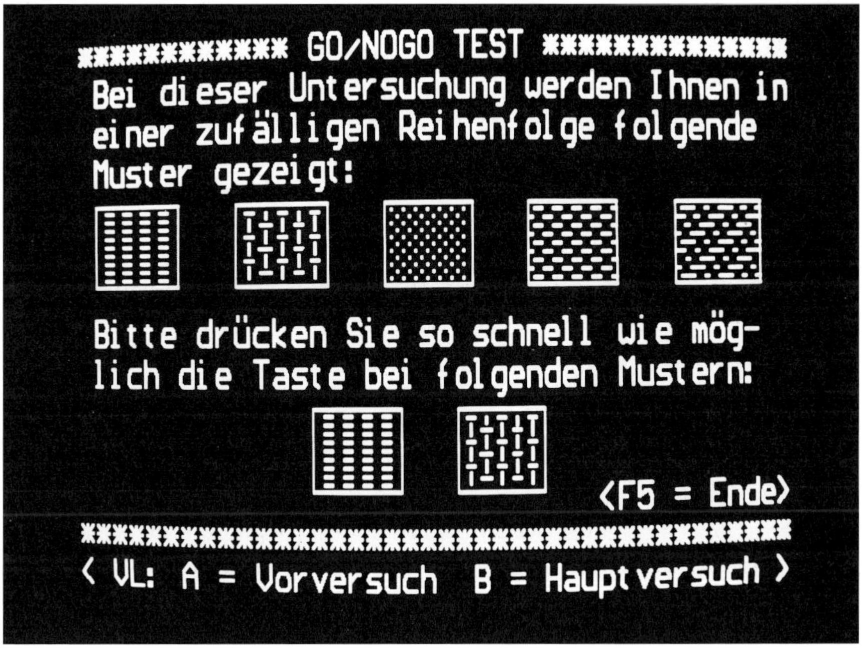
GO/NOGO TEST
Bei dieser Untersuchung werden Ihnen in
einer zufälligen Reihenfolge folgende
Muster gezeigt:
Bitte drücken Sie so schnell wie mög-
lich die Taste bei folgenden Mustern:
<F5 = Ende>
< VL: A = Vorversuch B = Hauptversuch >

Abb. 4.4: *Go/Nogo-Aufgabe zur Erfassung der selektiven Aufmerksamkeit aus der TAP (von P. Zimmermann und B. Fimm, mit freundlicher Genehmigung) (s. Text).*

Im Zusammenhang mit gestörter selektiver Aufmerksamkeit wird der Begriff *erhöhte Interferenzanfälligkeit* verwendet; sie tritt insbesonders dann auf, wenn relevante und irrelevante Reize sehr ähnlich sind oder wenn ein Konflikt besteht zwischen automatisierter und kontrollierter Verarbeitung (d. h. eine nahe liegende, aber nicht geforderte Reaktion kann nicht unterdrückt werden).

4.2.4 Geteilte Aufmerksamkeit

Unter *geteilter Aufmerksamkeit* (divided attention) versteht man die Fähigkeit, zwei oder mehr Reize gleichzeitig zu beachten bzw. auf sie zu reagieren. Patienten mit einer Störung der geteilten Aufmerksamkeit klagen oft darüber, dass sie sich u. a. nicht auf mehrere Dinge gleichzeitig konzentrieren können. Ein Untersuchungsverfahren stellt z. B. der Test »Geteilte Aufmerksamkeit« dar; bei diesem Test aus der TAP muss der Patient simultan eine optische und akustische Aufgabe erbringen.

4.2.5 Visuell-räumliche selektive Aufmerksamkeit

Unter *selektiver visuell-räumlicher Aufmerksamkeit* versteht man einen Wechsel des Aufmerksamkeitsfokus im extrapersonalen Raum (Posner & Peterson, 1990); hierfür sind Lösung vom ursprünglichen Reiz (disengage), Verschieben des Aufmerksamkeitsfokus zum neuen Reiz (shift) und Fixierung des Aufmerksamkeitsfokus bei dem neuen Reiz (engage) notwendig.

4.2.6 Quantitative Bewusstseinsstörungen

Wachheit ist eine notwendige, aber nicht hinreichende Voraussetzung für Bewusstsein. Aufgrund unterschiedlicher Verhaltensreaktionen können verschiedene Stufen quantitativer Bewusstseinsstörungen unterschieden werden (etwa mit der Glasgow Coma Scale [GCS], s. 1.6). Bei Bewusstlosigkeit liegt keine Eigenwahrnehmung und keine Wahrnehmung der Umgebung vor. Die schwerste quantitative Bewusstseinsstörung ist das Koma. Im Koma sind die Augen geschlossen, es liegt kein Schlaf-Wach-Rhythmus vor, der Betroffene ist durch stärkste Schmerzreize nicht erweckbar und zeigt keine Hinweise für das Vorliegen von Bewusstseinsfunktionen. Aus einem Koma kann man erwachen und Bewusstseinsfunktionen wiedererlangen. Ist dies nicht der Fall, so tritt entweder der Tod ein oder der Betroffene erwacht – meist nach ca. 2–4 Wochen –, aber ohne Bewusstseinsfunktionen wiederzuerlangen (vorübergehendes oder bleibendes apallisches Syndrom).

Kretschmer hat 1940 den Begriff *apallisches Syndrom* (a-pallisch = wörtlich: ohne Hirnmantel) geprägt. Er hebt darauf ab, dass für Wachheit notwendige Hirnstammstrukturen (ARAS) intakt sind, während dies für kortikale Neuronenpopulationen nicht zutrifft bzw. dass zwischen intaktem Hirnstamm und Cortex cerebri eine Abkopplung stattfindet (s. 4.3). Heute wird mehrheitlich der 1972 von Jennett & Plum geprägte klinisch-deskriptive Begriff *Persistent Vegetative State (PVS)* gebraucht. PVS ist folgendermaßen definiert: Klinisch kein Hinweis für bewusste Eigenwahrnehmung oder Wahrnehmung der Umwelt; kein Hinweis für reproduzierbare bewusste Reaktionen auf visuelle, akustische, taktile oder schmerzhafte Stimuli; kein Hinweis für Sprachverständnis oder Sprachproduktion; Blasen- und Mastdarmstörung; vorhandene Schlaf-Wach-Rhythmen; für das Überleben ausreichende autonome Funktionen.

Von einem PVS spricht man, wenn seit der Hirnschädigung ein Zeitraum von mindestens 1 Monat liegt (darauf zielt der Begriff »persistent« ab). Bei einer PVS-Dauer nach Schädelhirntrauma von über einem Jahr ist eine Remission unwahrscheinlich, beim nichttraumatischen PVS ist bereits nach einer Dauer von etwa 3–6 Monaten eine Funktionsrestitution sehr unwahrscheinlich. Im angloamerikanischen Sprachraum wird dies als »permanent vegetative state« bezeichnet. Die Prognose (bzgl. des Wiedererlangens von Bewusstseinsfunktionen) ist beim traumatischen PVS also bedeutend besser als beim nichttraumatischen (meist posthypoxischen) PVS (The Multi-Society Task Force on PVS, 1994; Adams et al., 2000). Der Begriff »wach-bewusstlos« trifft für das Vollbild des PVS im Wesentlichen zu; der vielfach verwendete Begriff »Wachkoma« ist hingegen inhaltlich falsch, da zwar Wachphasen vorkommen, aber eben *kein* Koma vorliegt. Auf die Stadien der Rückbildung des PVS – sofern eine solche stattfindet – wird hier nicht eingegangen (Übersicht: Gerstenbrand, 1967). Es ist unklar, ob PVS-Patienten tatsächlich völlig bewusstslos sind oder über ein basales Bewusstsein verfügen. Sie können auf Schmerzreize reagieren; können sie aber Schmerze auch bewerten, also an Schmerzen leiden? Das Syndrom des PVS wirft viele (ethische) Fragen auf, die derzeit noch nicht sicher beantwortet werden können und entsprechende Studien verlangen.

Der *akinetische Mutismus* ist ein Zustand der völligen Hemmung aller Selbstbewegungen (Ausnahme Lid- und Augenbewegungen). Auch reizinduzierte Bewegungen sind hochgradig vermindert. Schmerzreize können gelegentlich Bewegungen auslösen. Ganz selten erfolgen kurzzeitige Bewegungen auch spontan, Aufforderungen (»Augenschließen«) werden allenfalls nur gelegentlich befolgt. Die Patienten können mit den Augen gelegentlich fixieren bzw. folgen. Schlaf-Wachphasen sind vorhanden, und es liegen basale Bewusstseinsfunktionen – im Gegensatz zum Vollbild des PVS – vor. Im Gegensatz zum Locked-in-Syndrom liegt jedoch sehr wohl eine quantitative Bewusstseinsstörung vor, die so schwer ist, dass Verständigung mittels (intakter) Lidbewegungen nicht möglich ist.

Patienten mit Basilaristhrombose und beidseitigem vorderen Brückeninfarkt bieten anfänglich oft ein Zustandsbild mit Koma oder einer zumindest herabgesetzten Bewusstseinslage. Daraus kann sich dann das unter 4.3 und 4.4 näher beschriebene und *definitionsgemäß nicht mit einer Bewusstseinsstörung einhergehende Locked-in-Syndrom* entwickeln.

4.3 ZUGRUNDELIEGENDE HIRNLÄSIONEN

Die bereits erwähnte Tatsache, dass ca. 80% der Patienten nach erworbener Hirnschädigung unterschiedlichster Ätiologie an Aufmerksamkeitsdefiziten leiden, zeigt, dass diese Störungen offensichtlich bei nahezu jeder Art und Lokalisation von Hirnschädigung vorkommen können.

Allerdings scheint bzgl. Häufigkeit und Schweregrad der Defizite eine gewisse Dominanz der rechten Hirnhälfte für bestimmte Aufmerksamkeitsleistungen vorzuliegen.

Gesichert ist diese Dominanz für die Aktiviertheit und die Daueraufmerksamkeit (einschließlich der Vigilanz) (s. auch Kap. 5 über Neglect), wobei der Formatio reticularis des Hirnstamms, dem Thalamus, dem dorsolateralen präfrontalen sowie dem inferioren parietalen Kortex eine dominierende Rolle zukommt. Sturm et al. konnten (1999) in einer PET-Studie an 15 gesunden Probanden nachweisen, dass es bei einer Aufgabe zur *tonischen Aufmerksamkeitsaktivierung (tonische alertness)* zu einer Aktivitätszunahme folgender **rechtsseitiger Hirn-**

abschnitte kam: dorsolateraler präfrontaler Kortex (BA 9, 10), vorderer Gyrus cinguli (BA 32), unterer Parietallappen (BA 40), Temporalhirn (BA 20), Thalamus (Pulvinar, fraglich auch Nucleus reticularis) und pontomesenzephales Tegmentum. Die Autoren vermuten, dass es sich um Ausdruck einer top-down Aktivierung – rechtsseitige Abschnitte des Frontalhirns und des vorderen Gyrus cinguli → Thalamus (Nucleus reticularis) → Hirnstamm – handele (frontothalamisches Gating-System) und hauptsächlich das noradrenerge System (Locus coeruleus der Brücke) involviert sei. Auch in einer klassischen Vigilanzaufgabe konnte mittels PET (Paus et al., 1997) eine zunehmende Aktivitätsabnahme im *rechten* lateralen frontalen und parietotemporalen Kortex nachgewiesen werden.

Die *selektive (fokussierte)* Aufmerksamkeit wird unter anderem durch den Nucleus reticularis des Thalamus vermittelt. Es handelt sich dabei um ein schmales Kerngebiet am lateralen Rand des Thalamus, welches nicht mit der Formatio reticularis des Hirnstamms zu verwechseln ist und auch nicht deren superiore Fortsetzung darstellt. Der Nucleus reticularis des Thalamus legt – unter dem Einfluss des Frontalhirns – gewissermaßen fest, welche Stimuli zum Kortex »hindurchgelassen« werden dürfen. Bei Läsionen in diesem Bereich ist die selektive Aufmerksamkeit gestört und es resultiert zusätzlich eine erhöhte externe Ablenkbarkeit. Außerdem scheint dem **linken (orbitalen) Frontalhirn** eine besondere Bedeutung dahingehend zuzukommen, dass dieser Hirnabschnitt etwa bei Wahlreaktionsaufgaben für die Inhibition von Reaktionen auf nicht geforderte Reize verantwortlich ist (Corbetta et al., 1991).

Für die *geteilte Aufmerksamkeit* wird (kontrovers) eine Bedeutung des vorderen Gyrus cinguli sowie des **präfrontalen Kortex (bes. BA 9 und 46)** vermutet. Leistungen der geteilten Aufmerksamkeit sind eng mit denen des Arbeitsgedächtnisses verknüpft (s. Kap. 8).

Schließlich scheinen bezüglich der Verschiebung des räumlichen Aufmerksamkeitsfokus

- für die Lösung vom Ausgangsreiz (disengage) der hintere Parietallappen
- für die Verschiebung des Aufmerksamkeitsfokus (shift) der Colliculus superior und
- für die Fixierung beim neuen Reiz (engage) der Thalamus (insbesondere Pulvinar und posterolaterale Abschnitte)

eine besondere Rolle zu spielen (Posner & Peterson, 1990). Klinische Beispiele lassen bes. folgenden (überwiegend rechtsseitigen) Hirnstrukturen eine Bedeutung zukommen: Inferiorer Parietallappen, Pulvinar thalami und anteriorer Gyrus cinguli.

Ansonsten kann festgestellt werden, dass die in diesem Kapitel erwähnten Aufmerksamkeitskomponenten – da Aufmerksamkeitsleistungen im Wesentlichen eine Aufgabe des gesamten Gehirns zu sein scheinen – insbesondere nach diffusen Hirnerkrankungen (z. B. zerebrale Hypoxie, schweres Schädelhirntrauma mit generalisiertem Hirnödem) und disseminierten Hirnerkrankungen (z. B. multiple Hirninfarkte, Multiple Sklerose) besonders stark beeinträchtigt sind.

Koma tritt auf, wenn das im Tegmentum (Haube) des Hirnstamms oder des Zwischenhirns (Dienzephalon) befindliche **aufsteigende retikulär-aktivierende System (ARAS) oberhalb des unteren Drittels der Brücke (also mittlere/obere Brücke und/oder Mittelhirn und/oder Dienzephalon) bilateral** ausgedehnt betroffen ist *(Abb. 4.5)*. Läsionen

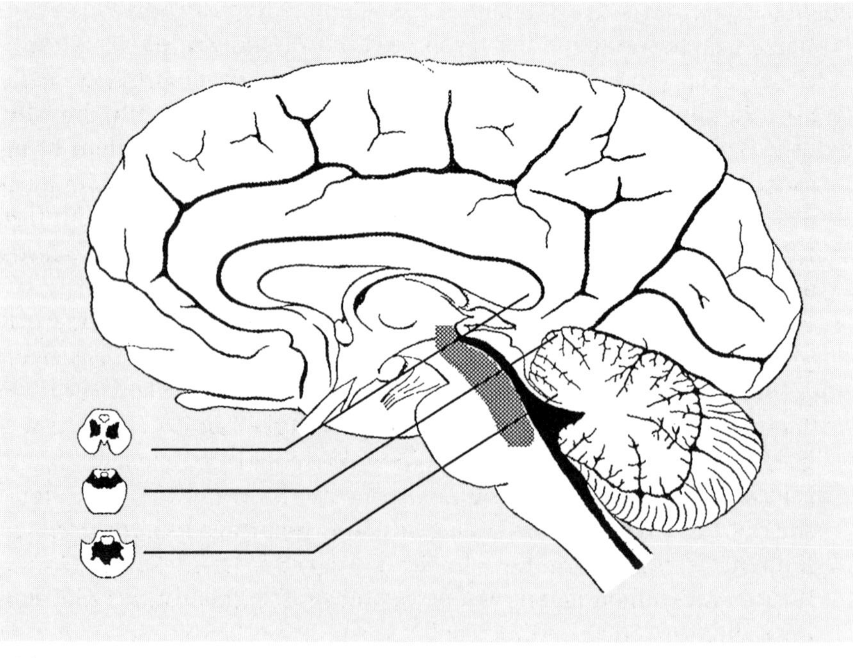

Abb. 4.5: *Läsionen im Hirnstamm, die ein Koma verursachen können (modifiziert nach F. Plum & J.B. Posner, 1980) (s. Text).*

im unteren Hirnstamm (unterhalb des unteren Drittels der Brücke) verursachen kein Koma, können aber durch Affektion vegetativer Zentren zum Tod führen. Ausgedehnte bilaterale Unterbrechungen der Verbindungen zwischen Hirnstamm und Großhirn – etwa traumatische Läsionen der weißen Substanz (sog. diffuse axonale Schädigung = diffuse axonal injury = DAI) – können ebenfalls zum Koma führen. Schließlich können auch ausgedehnte Läsionen des Großhirnkortex selbst (laminäre Nekrosen) – etwa nach zerebraler Hypoxie – ein Koma verursachen.

Die Läsionsorte bei *PVS* ähneln denen, die für Komazustände verantwortlich sind; nur sind Systeme des Hirnstamms, die die Wachheit steuern, weitgehend intakt. Bei dem bekannten Fall der Karen Ann Qinlan, die nach einem Herzstillstand (im Alter von 21 Jahren) 10 Jahre lang apallisch war, fand sich autoptisch die hypoxische Schädigung hauptsächlich beidseits subkortikal, nämlich in *bestimmten Thalamuskernen* (Kinney et al., 1994). Eine kürzlich erschienene neuropathologische Studie (Adams et al., 2000) an 49 Personen, die nach einer PVS-Dauer von 1 Monat bis 8 Jahren verstorben waren, unterstreicht die Rolle subkortikaler Schädigungsmuster:

- Beim traumatischen PVS dominieren bei 71% schwere diffuse axonale Schädigungen (DAI), außerdem thalamische Schädigungen, die auf eine indirekte (transneuronale) Degeneration durch die DAI zurückzuführen sind (bei 80% bzw. – bei einer PVS-Dauer von 3 Monaten oder länger – sogar bei 96%); evtl. können thalamische Neurone bei Restitution von traumatisch diffus geschädigten Axonen ihre Funktion innerhalb eines bestimmten Zeitraumes deshalb wieder aufnehmen.
- Beim nichttraumatischen PVS dominieren bei 64% Neuronenuntergänge im Großhirnkortex (mit einer Zunahme von frontal nach okzipital), im Hippocampus, im Mandelkern, in der Kleinhirnrinde; im Thalamus aber fanden sich bei *allen* Verstorbenen Neuronenuntergänge. Diese nichttraumatischen (hypoxischen/ischämischen) thalamischen Zelluntergänge sind irreversibel, was die bedeutend schlechtere Prognose des nichttraumatischen PVS erklären könnte.
- In beiden Gruppen sind es also überwiegend subkortikale Läsionen (DAI bzw. Thalamuszellnekrosen), während Hirnstamm und Großhirnkortex ausgespart bleiben können. Beim PVS scheint eine für kognitive Vorgänge notwendige kortikale Funktion – selbst bei intakter Großhirnrinde – nicht mehr möglich zu sein, weil die verschie-

denen kortikalen Areale auf Grund subkortikaler Läsionen und der dadurch verursachten Unterbrechung afferenter und efferenter Verbindungen miteinander nicht ausreichend interagieren können.

Die Rückbildung eines PVS korreliert, wie in einer PET-Studie gezeigt werden konnte, mit der Restauration thalamokortikaler Verbindungen (Laureys et al., 2000a). Die Rolle des Thalamus und die dadurch bedingte Abkopplung des Großhirnkortex vom Hirnstamm lässt den von Kretschmer geprägten Begriff »Apallisches Syndrom« nachträglich so unzutreffend nicht erscheinen. Zusammenfassend gibt es allerdings nicht *den* für PVS typischen Läsionsort; allerdings scheint subkortikalen (bes. thalamischen) Läsionen eine besondere Rolle zuzukommen.

Abb. 4.6 zeigt das MRT einer Patientin, die sich in einem dauerhaften posthypoxischen PVS befindet. *Abb. 11.18* zeigt NMR-Spektrogramme einer gesunden Person und einer Patientin, die sich einige Monate in einem posthypoxischen PVS befand und in diesem Zustand verstarb.

Akinetischer Mutismus kommt vor bei

- kombinierten bilateralen Läsionen des vorderen Gyrus cinguli und der supplementärmotorischen Area (SMA) *(s. Abb. 4.7)*
- bilateralen Läsionen des Thalamus (bevorzugt Läsionen der Intralaminarkerne) bzw. der retikulothalamischen Verbindungen

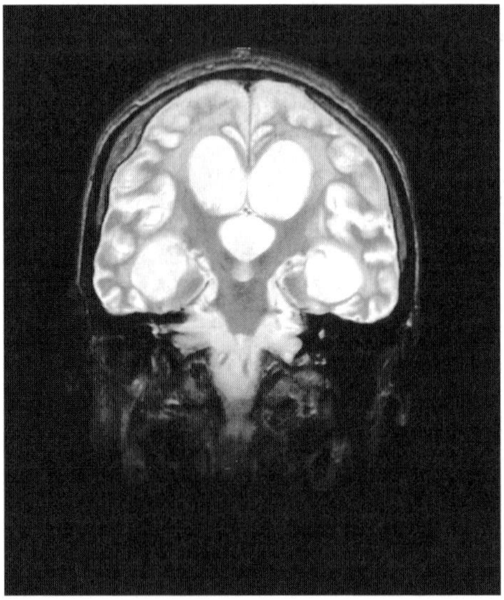

Abb. 4.6: *T2-gewichtete koronare MRT-Aufnahme einer Patientin mit posthypoxischem apallischen Syndrom. Hervorstechend sind die massive Erweiterung der inneren und äußeren Liquorräume sowie die Hyperintensitäten im Großhirnhemisphärenmarklager.*

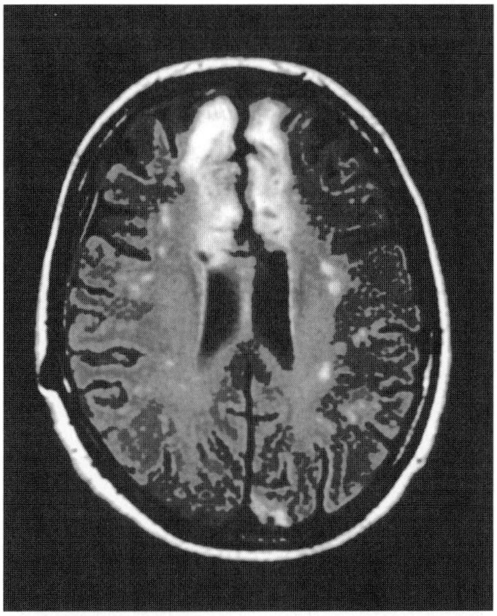

Abb. 4.7: MRT-Aufnahmen (FLAIR) eines Patienten mit akinetischem Mutismus. Ursache sind beidseitige Anterior-Teilinfarkte. Nebenbefundlich lakunäre Infarkte im Hemisphärenmarklager.

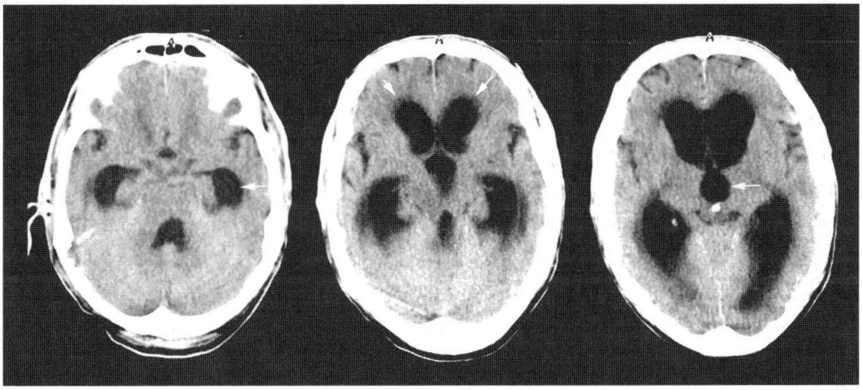

Abb. 4.8: Patient mit akinetischem Mutismus infolge eines ausgeprägten Hydrocephalus aresorptivus. Alle Ventrikelabschnitte sind massiv erweitert. Der III. Ventrikel ist »balloniert« (Pfeil, rechtes Bild). Hypodense Areale um die Vorderhörner (sog. »Polkappen«; Pfeile, mittleres Bild) und um die Hinterhörner als Zeichen der transependymalen Liquormigration. Erhebliche Erweiterung der Schläfenhörner (Pfeil, linkes Bild) sowie des IV. Ventrikels.

- bilateralen Läsionen des Striatums oder des Pallidums
- bilateralen präfrontalen Läsionen
- Hydrocephalus aresorptivus *(s. Abb. 4.8)*.

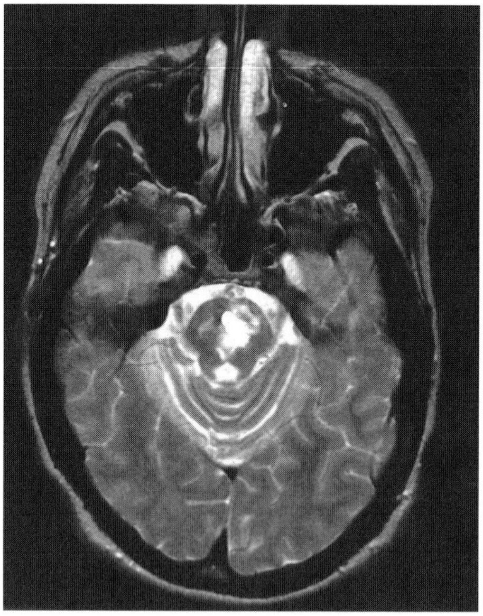

Abb. 4.9: Bilateraler Ponsinfarkt infolge Basilaristhrombose. Der Ponsinfarkt betrifft die rechte Brücke mehr als die linke. Anfangs lag ein komplettes Locked-in-Syndrom vor, im weiteren Verlauf Rückbildung zu einer linksbetonten Tetraparese.

Ursachen eines definitionsgemäß nicht mit Bewusstseinsstörung einhergehenden *Locked-in-Syndroms (LIS)* (s. 4.4) sind meist **bilaterale Läsionen in der vorderen Brücke,** die die Brückenhaube/das Tegmentum pontis (und damit das ARAS) weitgehend aussparen; am häufigsten sind derartige Läsionen die Folge von Verschlüssen der Arteria basilaris (bilateraler vorderer Ponsinfarkt) *(Abb.4.9).* Die Verschlüsse können primär auch die A. vertebralis betreffen mit arterio-arterieller Embolie oder Thrombuswachstum in die A. basilaris (Vertebralisthrombose; primär-thrombotisch, embolisch, vaskulitisch, aber auch nach schwerer Distorsionsverletzung der Halswirbelsäule bzw. nach brüsken chiropraktischen Manövern). Andere Ursachen sind Ponsblutungen, vordere Mittelhirninfarkte bzw. -blutungen, Hirnstammtumoren, zentrale pontine Myelinolyse[1], Hirnstammenzephalitis, Heroinabusus etc.

[1] Entmarkung im Bereich zentraler Abschnitte der Brücke, meist bei Elektrolytstoffwechelstörungen und/oder bei Alkoholismus

4.4 ABZUGRENZENDE STÖRUNGEN UND BEGRIFFE

Viele Patienten nach erworbener Hirnschädigung leiden an motorischen Störungen und/oder Sprach-/Sprechstörungen. Insofern muss eine echte kognitive Verlangsamung, d. h. eine Verminderung der Informationsverarbeitungsgeschwindigkeit von einer motorischen *Verlangsamung oder einem verlangsamten Sprach-/Sprechfluss* abgegrenzt werden, weshalb eine sorgfältige Testdiagnostik dieser Aufmerksamkeitskomponente notwendig ist (s. dazu auch 4.2.1 und 4.5).

Bei Patienten, die nach erworbener Hirnschädigung immer wieder vorübergehend verlangsamt und/oder geistesabwesend sind, ist stets an die Möglichkeit zu denken, dass es sich dabei um *epileptische Anfallsäquivalente* handeln kann.

Auf die Möglichkeit, dass andere neuropsychologische Leistungsstörungen (z. B. Gedächtnisstörungen) – obgleich nicht primär gestört – sekundär infolge von Aufmerksamkeitsstörungen beeinträchtigt sein können, wurde bereits hingewiesen.

Von Koma, PVS oder akinetischem Mutismus ist das *Locked-in-Syndrom* (LIS) abzugrenzen, da keine quantitative Bewusstseinsstörung vorliegt. Die 1966 von Plum & Posner als Locked-in-Syndrom (LIS) benannte Symptomenkonstellation definiert einen Zustand, bei dem es – meist infolge einer Läsion in Höhe der vorderen Brücke – zu einer supranukleären motorischen Deefferentierung kommt. Die Folgen sind eine Tetraplegie sowie der Ausfall unterer Hirnnerven (Dysphagie, Aphonie, Anarthrie etc.). Oft liegt eine horizontale Blickparese vor (das horizontale Blickzentrum befindet sich in der Brücke). Der Betroffene ist wach und bewusstseinsklar, das EEG meist normal und reagibel. Fakultativ können eine horizontale und vertikale Blickparese, Strecksynergismen, ein Masseterspasmus sowie Zeichen der zentralen Dysregulation vorliegen. *Ein komplettes LIS liegt vor, wenn Lid- und Augenbewegungen nicht möglich sind.* Die Diagnose eines LIS in einem derartigen Falle zu verfehlen, wäre ein fataler Fehler, da die betroffenen Menschen bei Bewusstsein sind. Einige Patienten mit LIS können ihre Spontanatmung nicht willkürlich beeinflussen (Plum & Posner, 1980).

4.5 BEDEUTUNG IM RAHMEN DER REHABILITATION

Sowohl Patienten als auch Angehörige und Therapeuten neigen zu einer *Unterschätzung,* was das Vorliegen und den Schweregrad von Aufmerksamkeitsstörungen betrifft. Darüber hinaus ergeben sich Probleme dadurch, dass eine kognitive Verlangsamung oft an leicht erkennbaren äußeren Anzeichen wie motorischer Verlangsamung oder langsamer Sprechweise festgemacht wird, welche wiederum nicht mit einer Aufmerksamkeitsstörung im Zusammenhang stehen müssen. Am häufigsten werden von den Patienten eine vorschnelle Ermüdbarkeit (im Sinne einer Störung der Daueraufmerksamkeit) und ein erhöhter Zeitbedarf für bestimmte Aufgaben bemerkt bzw. beklagt.

Häufige Folge dieser Unterschätzung ist, dass Patienten mit leicht- bis mittelgradigen Aufmerksamkeitsstörungen oft wieder an den Arbeitsplatz zurückkehren und von ihren Arbeitskollegen, die diese Störung anfangs auch nicht erkennen, mit der gleichen Erwartungshaltung an die Leistungsfähigkeit wie vor der Erkrankung empfangen werden. Erst nach einiger Zeit werden die Auswirkungen der Aufmerksamkeitsstörung dann deutlich (vorschnelle Ermüdbarkeit, erhöhte externe Ablenkbarkeit, erhöhter Zeitbedarf etc.). Der Betroffene versucht dann oft, durch erhöhte Anstrengung den Anforderungen doch noch gerecht zu werden, was zu einer Überbeanspruchungssituation mit dem Resultat psychischer Reaktionsbildungen führen kann. Dieser Mechanismus ist eine unter mehreren Ursachen für sogenannte posttraumatische Beschwerden (s. 10.4.4). Die Entstehungshypothese wird nach van Zomeren et al. (1984) als *Copinghypothese* bezeichnet (von engl. to cope = zurechtkommen), weil die Patienten den Versuch unternehmen, trotz ihrer Störung im beruflichen und privaten Alltag zurechtzukommen.

Es ist daher eine wichtige Aufgabe von Rehabilitationseinrichtungen, Aufmerksamkeitsstörungen rechtzeitig zu erkennen. Dies setzt eine *gründliche Anamnese von Patienten und Angehörigen* voraus, andererseits aber auch entsprechende testpsychologische Untersuchungen.

Eine differenzierte Aufmerksamkeitsdiagnostik aller vier Aufmerksamkeitskomponenten ist Voraussetzung für eine effiziente *Aufmerksamkeitstherapie.* Die einzelnen Aufmerksamkeitskomponenten können heute nämlich spezifisch trainiert werden, z. B. mit der von Sturm et al. (1993) entwickelten Software AIXTENT (s. 4.2). Es handelt sich um die Programme: Alertnesstraining (rechtzeitiges Stoppen eines Rennwagens oder Motorrades), Training selektiver Aufmerksamkeit (Aufgaben: Tontaubenschießen, Fotosafari), Vigilanztraining (Aufgaben: Radarbeobachtung, Fließbandaufgabe) und Training der Aufmerksamkeitsteilung (gleichzeitige Beachtung des Horizonts, der Fluggeschwindigkeit und von Motorenaussetzern in einem Flugzeugcockpit). Einer Verbesserung der reduzierten Informationsverarbeitungsgeschwindigkeit (kognitive Verlangsamung) – also dem Geschwindigkeitsaspekt – kommt bei diesen Trainingsaufgaben eine zentrale Bedeutung zu. *Ziel des PC-Trainings ist eine Restitution gestörter Aufmerksamkeitskomponenten.* Sinnvoll ist ein spezifisches Aufmerksamkeitstraining aus oben genannten Gründen insbesondere bei Patienten, bei denen eine berufliche Wiedereingliederung ansteht, da in praktisch allen Berufsfeldern Anforderungen an einzelne Aufmerksamkeitsleistungen gestellt werden. Ebenso wichtig ist aber auch eine Beratung der Patienten im Umgang mit seinen spezifischen Defiziten, z. B. das Einlegen von Pausen am Arbeitsplatz (i.S. einer Kompensation). In Absprache mit dem Arbeitgeber sollten u. a. Möglichkeiten der Arbeitsplatzmodifikation, z. B. ruhiger Arbeitsplatz mit Ausschaltung von Störreizen bei Patienten mit erhöhter externer Ablenkbarkeit, abgesprochen werden (i.S. einer Adaptation).

Da ein Therapietransfer in den Alltag vorwiegend bzgl. Daueraufmerksamkeit und Ablenkbarkeit besonders problematisch sein kann, bietet sich in derartigen Fällen eine *Bearbeitung komplexerer Aufgaben in der Gruppentherapiesituation* an.

Schließlich kann bei Patienten mit gut erhaltener kognitiver Leistungsfähigkeit auch ein *metakognitives- und Problemlöse-Training* – Beurteilung der eigenen Aufmerksamkeitsleistungen, Schlussfolgerungen und Setzen von Zielen bzw. Entwickeln von Problemlösungen – erfolgen.

Ein *therapeutischer Arbeitsversuch* ermöglicht es, negative Auswirkungen einer Aufmerksamkeitsstörung auf bestimmte Arbeitsabläufe rechtzeitig zu erkennen. Oftmals ist es darüber hinaus für Patienten mit einer reduzierten Dauerbelastbarkeit sinnvoll, die *Wiedereingliederung in das Erwerbsleben stufenweise* zu gestalten, um dadurch die Belastbarkeit langsam zu steigern (z. B. beginnend mit zwei Stunden täglich, danach langsames Ansteigen der täglichen Arbeitszeit in Abhängigkeit von der Dauerbelastbarkeit). Auf entsprechende berufliche Wiedereingliederungsmaßnahmen wird in 1.8 eingegangen.

Bei Patienten mit PVS kommen verschiedene Methoden wie *»Komastimulation/sensorische Stimulation«* oder *»sensorische Regulation«* zum Einsatz. Multisensorische, möglichst frühzeitig eingesetzte Stimulation soll die erhöhte Reizschwelle für externe Stimuli herabsetzen; demgegenüber wird bei der sensorischen Regulation (die von dem Engländer Roger L. Wood ausging) – zur Vermeidung einer Reizüberschwemmung mit der Folge einer Habituation des ARAS – eine dosierte und an die Wachzeiten des Patienten angepasste Reizapplikation mit vielen Ruhepausen bevorzugt; die Umgebungsgeräusche auf der Station sollen leise sein und es sollen einfache Schlüsselwörter bei Kontaktaufnahme mit dem Patienten verwendet werden (Übersichten zur neurologischen Frührehabilitation: Voss A, v. Wild KRH, Prosiegel M, 2000; Rietz & Hagel, 2000). Wichtig ist, dass bei der sensorischen Stimulation oder Regulation das Team transdisziplinär arbeitet (enges Ineinandergreifen pflegerischer/therapeutischer/ärztlicher Tätigkeiten). Bei der Wahl der »stimulierten« Sinneskanäle sollten neurophysiologische Befunde berücksichtigt werden. So ist z. B. bei beidseits fehlenden akustisch evozierten Hirnstammpotentialen (AEHP) akustische Stimulation sinnlos. Aber auch bei intakten AEHP fanden Laureys et al. (2000b), dass die akustische Verarbeitung einfacher Reize bei PVS-Patienten – verglichen mit gesunden Kontrollpersonen – gestört war: Obwohl primäre akustische Areale (BA 41 und 42) eine Durchblutungsminderung (knapp über 60% unter den Normalwerten) aufwiesen, zeigten sie dennoch eine normale akustisch-induzierte Aktivation; es fehlte allerdings eine (bei Gesunden nachweisbare) Aktivierung des akustischen Assoziationskortex (BA 22); außerdem war letzterer funktionell abgekoppelt von BA 40 (heteromodaler parietaler Kortex), BA 24 (paralimbischer Kortex; anteriorer Gyrus cinguli) und Hippocampus. Die Autoren schließen daraus, dass eine normale (akustische) Wahrnehmung der Umgebung bei PVS-Patienten unwahrscheinlich ist. Ob die sensorische Stimulation oder Regulation wirkungsvoll ist, kann im Sinne der evidenzbasierten Medizin noch nicht eindeutig bejaht werden. Nichtdestoweniger ist eine optimale Therapie/Pflege schon deshalb sinnvoll, damit der Patient bei evtl. Wiedererlangen von Bewusstseinsfunktionen nicht an irreversiblen Kontrakturen und anderen Sekundärkomplikationen leidet.

Bei Patienten mit LIS ist es vorrangig, einen Kommunikations-Code zu erarbeiten, etwa über Lid- oder Augenbewegungen bzw. bei Besserung motorischer Funktionen über die Bedienung geeigneter Tastaturen etc.

Aufmerksamkeitsstörungen

Komponenten	Bevorzugte Läsionsorte	Therapie-Prinzipien
Aufmerksamkeitsintensität		• spezifisches Aufmerksamkeitstraining (PC) • komplexere Aufgaben als Gruppentherapie • metakognitive/Problemlöse-Techniken • Beratung bzgl. kompensatorischer Verhaltensweisen • Arbeitsplatzmodifikation (z. B. lärmfreie Umgebung) • schrittweise berufliche Wiedereingliederung
• Alertness • Daueraufmerksamkeit	*bes. rechtshirnig:* ARAS (pontomesenzephaler, noradrenerger Locus coeruleus) und frontothalamische sowie parietale Strukturen	
Aufmerksamkeitsselektivität		
• Selektive Aufmerksamkeit	*bes. linkshirnig:* Thalamus (Nucleus reticularis), frontoorbitale Areale	
• Geteilte Aufmerksamkeit	*bilateral:* dorsolateraler präfrontaler Kortex, bes. BA 9/46	
• Visuell-räumliche selektive Aufmerksamkeit	*bes. rechtshirnig:* inferiorer Parietallappen, Pulvinar thalami, anteriorer Gyrus cinguli	

Quantitative Bewusstseinsstörungen und Differentialdiagnosen

	Bewusstsein	Schlaf-Wach-Rhythmus	Reagibilität auf äußere Reize	Prognose	Bevorzugte Läsionsorte bzw. Erkrankungen/ Syndrome	Therapie-Prinzipien
Koma	bewusstlos	fehlend	fehlend	Erholung oder Tod oder VS	bilaterale ARAS-Läsionen oberhalb des unteren Brückendrittels	sensorische Regulation oder sensorische Stimulation
Vegetativer Status (VS) (Vollbild)	wahrscheinlich bewusstlos	vorhanden	fehlend	schlecht, wenn Dauer > 1 Jahr (traumatisch) > 3–6 Monate (hypoxisch)	ausgedehnte subkortikale (thalamische) Läsionen oder diffuse axonale Schädigung (DAI)	sensorische Regulation oder sensorische Stimulation
Akinetischer Mutismus	Störung des quantitativen Bewusstseins	vorhanden	vermindert, intermittierend reizinduzierte Bewegung	abhängig von Ursache (z. B. gut bei Therapie eines Hydrocephalus)	bilaterale Läsionen des vorderen Gyrus cinguli und der supplementär motorischen Area (SMA), bilaterale präfrontale Läsionen, Hydrocephalus aresorptivus	sensorische Regulation oder sensorische Stimulation; bei Hydrocephalus aresorptivus Ventil-Op.
Locked-in-Syndrom	bewusstseinsklar	vorhanden	intakt (aber Tetraplegie)	wenn Erholung, dann meist unvollständig	vorderer bilateraler Brückeninfarkt	Lidbewegungen für Ja-Nein-Code bzw. zur Ansteuerung von Kommunikationssystemen nutzen

5

Neglect und Anosognosie

5.1 BEGRIFFSBESTIMMUNG

Unter dem Oberbegriff Neglect werden verschiedene halbseitige Vernachlässigungsphänomene einer Raum- und/oder Körperhälfte zusammengefasst, die keine primär motorische oder sensorische Ursache haben.

Die halbseitigen Vernachlässigungsphänomene können die visuelle, akustische oder somatosensorische Modalität – jeweils isoliert oder in unterschiedlichen Kombinationen – betreffen. Sind alle Sinnesqualitäten betroffen, so spricht man von multimodalem Neglect. Im Rahmen eines Neglects kann es auch zu einer Störung der internen Repräsentation des externen Raumes und/oder des eigenen Körpers kommen (das heißt zu einer Störung des »inneren Abbildes« einer Raum- und/oder Körperhälfte).

Die genannte begriffliche Trennung ist etwas theoretisch, da sich die verschiedenen Vernachlässigungsphänomene meist kombinieren bzw. überschneiden.

Es existieren drei Hypothesen über die Entstehungsmechanismen von halbseitigen Vernachlässigungsphänomenen: Aufmerksamkeitshypothesen, die Repräsentationshypothese und die Transformationshypothese. Entsprechend einer der *Aufmerksamkeitshypothesen* ist die rechte Hemisphäre dominant, was räumliche Aufmerksamkeitszuwendung betrifft *(Abb. 5.1A)*. D. h., die rechte Hemisphäre bedient beide Raum- bzw. Körperhälften, die linke nur die kontralaterale Hälfte. Dies würde gut erklären, warum bei rechtsseitigen Läsionen bestimmter Hirnareale Neglect-Phänomene ausgeprägter sind bzw. häufiger vorkommen und auch länger persistieren als bei linksseitigen Schädigungen. Nach Posner & Peterson (1990) besteht das Hauptproblem eher darin, dass die Lösung (disengagement) der Aufmerksamkeit von der (gesunden) rechten Seite zur linken (kranken) Seite gestört ist. Kinsbourne (1977) stellte eine Hypothese auf, wonach die normalerweise von der gesunden rechten Hemisphäre inhibierte linke Hemisphäre bei Läsion der rechten Hirnhälfte eine Enthemmung erfährt. Die Folge wäre eine vermehrte Zuwendung der Aufmerksamkeit nach rechts mit einem nach rechts zunehmenden Suchgradienten (er müsste ganz rechts am größten, ganz links am kleinsten sein). Das (visuelle oder taktile) Suchverhalten von Patienten mit Neglect ist aber dergestalt, dass diese Hypothese als widerlegt gelten kann (s. unten). Bezgl. der *Repräsentationshypothesen* ist insbesondere die Arbeit von Bisiach & Luzzati (1978) zu nennen. Sie baten Neglect-Patienten, sich vorzustellen, sie würden einmal auf dem Piazza del Duomo in Mailand stehen und zwar mit Blick auf den gotischen Dom, das andere Mal auf den Stufen zum Dom und in die entgegengesetzte Richtung schauen. Die Patienten beschrieben aus dem Gedächtnis heraus in beiden Fällen die Vorstellungsbilder so, dass links erhebliche Auslassungen festzustellen waren. Diese Beobachtung lässt auf eine Störung der internen (mentalen) Repräsentation des Raumes schließen. Zu erwähnen ist, dass es viele Neglect-Patienten gibt, die keine derartige Störung der inneren Raumrepräsentation aufweisen. Im parietalen Kortex werden visuelle, vestibuläre und akustische Reize sowie propriozeptive Informationen aus dem Halsbereich zu einem egozentrischen (körperbezogenen) Koordinatensystem der Raumwahrnehmung verrechnet (Andersen, 1997). Die *Transformationshypothese* von Karnath (1994) geht davon aus, dass dem Neglect primär eine Störung dieser Verrechnung zugrundeliegt mit der Folge einer Transformation des egozentrischen Referenzsystems nach rechts mit resultierender Vernachlässigung eines Teils der linken Raumhälfte. So fand Karnath, dass, wenn bei Patienten mit rechtsparietalen Läsionen im dunklen Raum die subjektive Geradeausrichtung bestimmt wurde, letztere bezogen auf die Körpervertikale um mehrere Grad nach rechts verschoben/rotiert war. *(Abb. 5.1B).* Bei rechtsseitiger Läsion kommt es auch im Hellen beim spontanen visuellen Absuchen von Reizen zu einer rotatorischen Verschiebung des visuellen Explorationsfeldes nach rechts; dabei wird visuell bei spontaner Exploration – neben der Rotation des Explorationsmaximums nach rechts – auf der Horizontalachse ein kleinerer Bereich als bei Kontrollpersonen abgesucht, zudem auch nicht so gleichmäßig und effizient. D. h. bei Neglect-Patienten war das Explorationsfeld nach rechts verschoben, und es fanden sich u. a. deutlich längere Fixationszeiten in Nähe des Zentrums der Exploration (schmale Glockenkurve; Ordinate = Explorationszeit, Abszisse = Winkelgrad), während sich bei den Kontrollen eine breite Glockenkurve fand; diese reduzierte Variabilität der Exploration wurde als Störung des Arbeitsgedächtnisses beim Explorieren visueller Reize interpretiert (Karnath et al., 1998); die Abnahme der Exploration vom Zentrum der Exploration nach links und nach rechts war zwischen Neglect-Patienten und Kontrollpersonen übrigens gleich stark ausgeprägt, was der oben erwähnten These von Kinsbourne widerspricht, wonach von rechts nach links ein abnehmender Gradient (von hyper-attention zu hypo-attention) zu unterstellen wäre *(Abb. 5.1C).* Wurden die Neglect-Patienten aufgefordert, so »weit wie möglich« rechts und links visuell zu explorieren, fand sich zudem kein Unterschied in der Größe des Suchfeldes zwischen ihnen und den Kontrollen. Übrigens ist die beschriebene Art der Exploration nicht auf die visuelle Modalität begrenzt, sondern konnte von Karnath & Perenin (1998) auch für das taktile Objektexplorieren nachgewiesen werden. Wird eine Bewegung des Außenraumes nach links, eine Vibration der links-posterioren Halsmuskeln oder eine linksseitige vestibuläre Kaltstimulation durchgeführt, so »normalisiert« sich die Rotation des egozentrischen Referenzsystems, was Implikationen für neue Therapieansätze hat (s. 5.5).

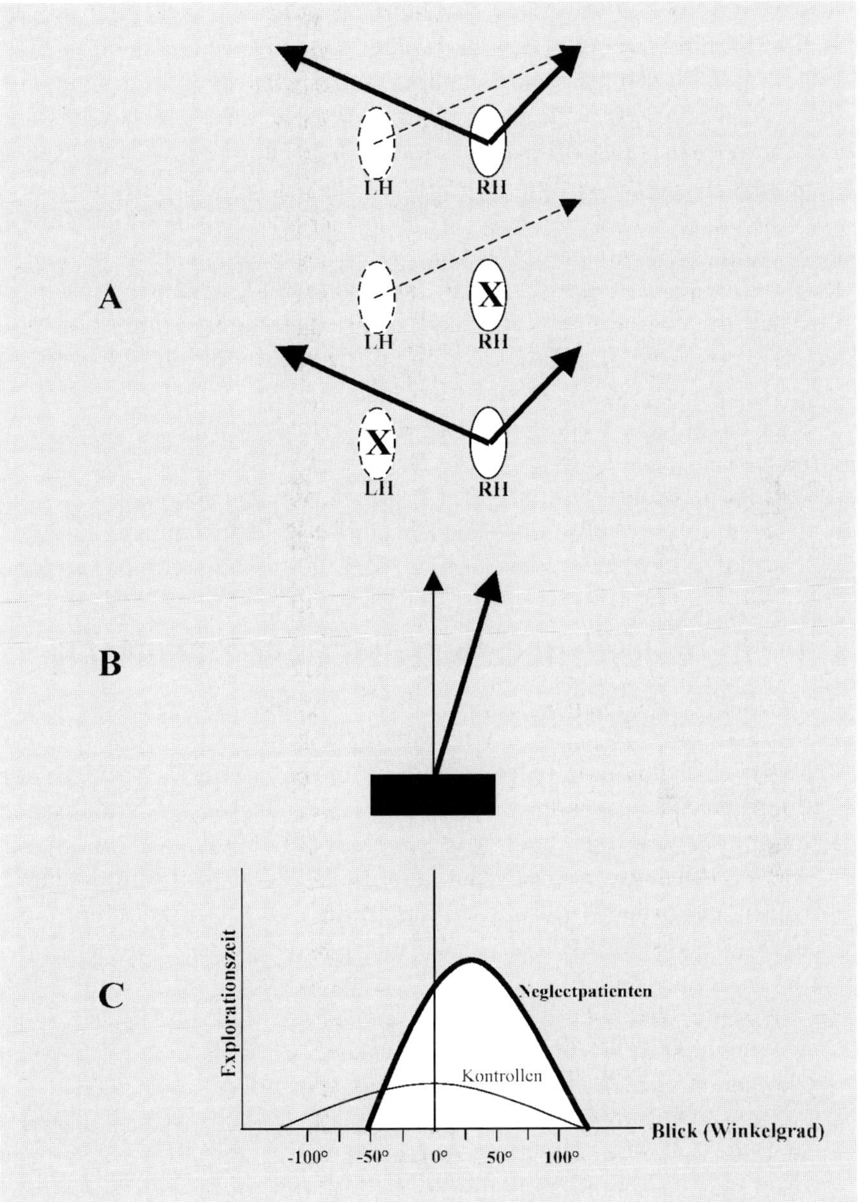

Abb. 5.1: *Neglect-Hypothesen. A: Aufmerksamkeitshypothese. B: Translationshypothese. C: Exploration von Neglectpatienten im Vergleich zu Gesunden (s. Text). LH = linkes Großhirn, RH = rechtes Großhirn, X = Läsionsort.*

Schwere Neglect-Formen gehen häufig mit *Anosognosie* – d. h. einem Nichterkennen und daher Negieren der eigenen Krankheitssymptome – einher. Besonders häufig werden dabei vom Neglect-Patienten sensomotorische Defizite – in der Regel liegt auf der Neglect-Seite zusätzlich eine Hemiparese vor – negiert (s. auch 9.2.1 und 10.5.3).

In diesem Kapitel wird auf die verschiedenen Neglect-Formen sowie auf Anosognosie eingegangen. Da Neglect-Phänomene bei rechtshirniger Schädigung häufiger auftreten, schwerer ausgeprägt sind und länger persistieren als bei linkshirnigen Läsionen (s. 5.3), wird bei den aufgeführten klinischen Beispielen sowohl im Text als auch in den Abbildungen stets von rechtshirnigen Läsionen und resultierenden linksseitigen Vernachlässigungsphänomenen ausgegangen.

Eine exzellente Übersicht über diagnostische und therapeutische Aspekte von Neglect-Phänomenen findet sich in dem Taschenbuch von Robertson & Halligan (1999). Das Problem der Anosognosie bzw. der Somatoparaphrenie als einer »Plusvariante« der Anosognosie wird von Säring et al. (1988) bzw. von Paulig et al. (2000) eingehend behandelt.

5.2 DIE VERSCHIEDENEN NEGLECT-FORMEN

5.2.1 Visueller Neglect

Patienten mit **visuellem Neglect** leiden unter einer gestörten visuellen Exploration der linken Raumhälfte. Im Gegensatz zur homonymen Hemianopsie sind die Augen und der Kopf dabei meist auf die intakte rechte Seite gerichtet und werden allenfalls bis zur Mittellinie, jedoch nur selten über die Mittellinie hinaus in die gestörte linke Raumhälfte geführt. *Visuelle Reize in der gestörten Raumhälfte werden nicht oder nur ungenügend beachtet.* Es kommt dementsprechend bei linksseitigem visuellen Neglect zu folgenden Schwierigkeiten im Alltag:

- Anstoßen an linksseitige Hindernisse
- Übersehen von Personen, die sich links befinden
- Benutzen der rechten Flurseite
- Lesestörungen: Die Patienten beginnen rechts von Mitte der Seite zu lesen bzw. lassen auf der linken Seite Wörter und Buchstaben aus.

Wichtig ist die Kenntnis sog. visueller Extinktionsphänomene, die besonders bei guter Rückbildung eines visuellen Neglects nicht übersehen werden sollten. Patienten können dann zwar sowohl isoliert von rechts

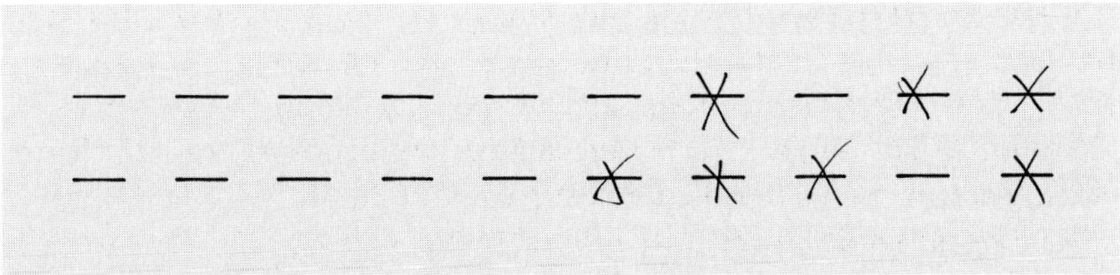

Abb. 5.2: Durchstreichtest. Der Patient wird aufgefordert, alle Linien durchzustreichen. In diesem Beispiel hat ein Patient mit linksseitigem visuellen Neglect nur einige Linien im rechten Halbfeld angekreuzt.

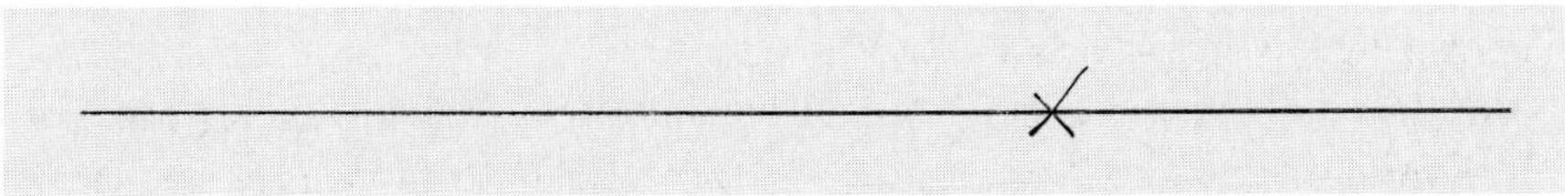

Abb. 5.3: Linienhalbierung. Der Patient wird aufgefordert, eine mindestens 20 cm lange horizontale Linie möglichst genau in der Mitte zu markieren. Im abgebildeten Beispiel eines Patienten mit linksseitigem visuellen Neglect wird die Linie weit rechts von der Mitte »halbiert«.

und isoliert von links kommende Reize erkennen, wenn jedoch gleichzeitig Reize in der linken und rechten Raumhälfte eintreffen, werden nur die rechten beachtet, die linken werden regelrecht »gelöscht«. Dies ist eine Störung, die z. B. beim Überqueren belebter Straßen gefährlich sein kann. Folgende Testverfahren kommen zum Einsatz:

- *Testung der Zuwendebewegungen* von Augen und Kopf bei unilateraler optischer Reizung (links)
- *Testung visueller Extinktionsphänomene* durch doppelte Simultanstimulation (DSS). Hierzu wird im Rahmen des Konfrontationstests (s. 2.2.1 und Abb. 2.3) durch den Untersucher zunächst von unilateral (rechts/links) und schließlich von bilateral ein Gegenstand aus der Peripherie herangeführt und geprüft, ob in der DSS-Situation (bilaterale Reizapplikation) auf den linken Reiz nicht reagiert, der Reiz also »gelöscht«, wird (Reiz- Extinktion)
- *Durchstreichtests (Abb.5.2)*
- *Linienhalbierung (Abb.5.3).*

Schließlich sei noch eine Arbeit von Halligan et al. (1991) empfohlen, in der eine ausführliche Testbatterie für visuellen Neglect, die alltagsrelevante Aufgaben mit einbezieht, beschrieben wird.

5.2.2 Akustischer Neglect

In schweren Fällen ist hierbei auffällig, dass Patienten akustische Reize, die von der gestörten Seite kommen, nicht wahrnehmen, z. B. bei Ansprechen von links. Oftmals wenden sich Patienten, wenn sie von links angesprochen werden, der rechten Seite zu (akustische Allästhesie). Auch im Falle des akustischen Neglects kann bei von beiden Seiten eintreffenden akustischen Reizen eine Extinktion der von links kommenden akustischen Reize vorkommen.

5.2.3 Somatosensibler Neglect

Patienten mit dieser Störung beachten sensible Reize einer Körperhälfte nicht oder aber es kommt in der DSS-Situation zum Löschen der sensiblen Reize einer Körperhälfte und/oder sie explorieren manuell vor ihnen liegende Objekte einer Raumhälfte taktil nicht oder nur ungenügend. Diese gestörte taktile Exploration kann z. B. abgeprüft werden, indem der Patient mit geschlossenen Augen Objekte, die vor ihm im Halbkreis ausgelegt wurden, einsammeln soll.

Das Nichtbeachten sensibler Reize kann zu Verletzungen führen, da oft auch die Wahrnehmung von Schmerz- bzw.Temperaturreizen gestört ist.

5.2.4 Störung der Repräsentation des externen Raumes

Bei dieser Störung ist das innere räumliche Abbild der umgebenden Welt verlorengegangen bzw. gestört. Dementsprechend lassen diese Patienten beim freien Zeichnen oder beim Kopieren von Vorlagen die linke Hälfte weg oder aber sie zeichnen die linke Hälfte detailärmer *(Abb. 5.4)*.

Es sind auch Fälle berichtet worden, bei denen Patienten bei der Aufgabe, sie sollen aus dem Gedächtnis eine Räumlichkeit, ein Gebäude oder einen Platz beschreiben, nur die rechtsseitigen Elemente erwähnen, d. h. es kann auch zur Vernachlässigung einer Hälfte einer vorgestellten Raumhälfte kommen. Für Patienten mit einer Störung der Repräsentation des externen Raumes scheint es keine linke Welt, auch in der inneren Vorstellung, mehr zu geben.

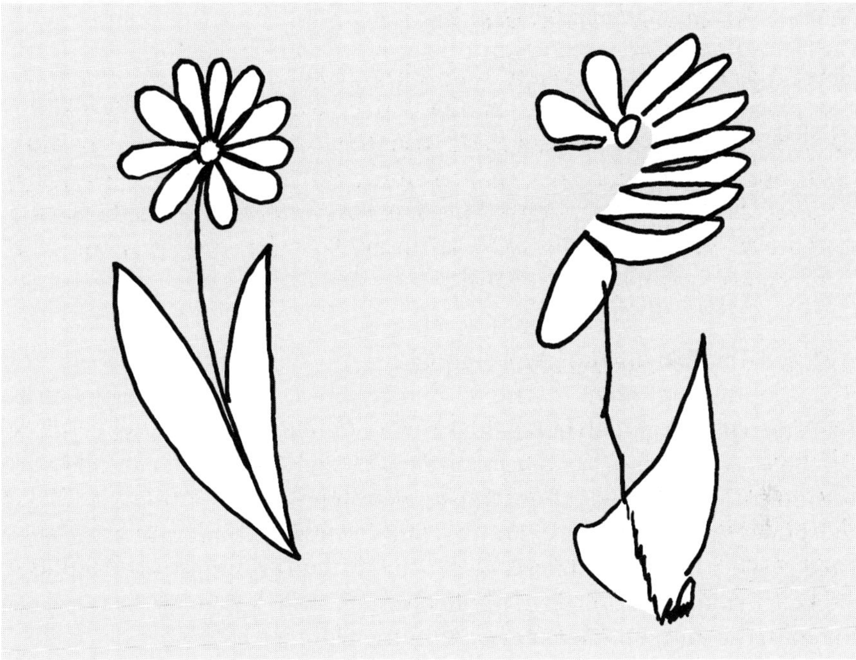

Abb. 5.4: Kopieren einer Zeichnung durch einen Patienten mit schwerer linksseitiger Neglect-Symptomatik. Links ist die Blume abgebildet, die der Patient abzeichnen sollte, rechts das Resultat mit linksseitigen Auslassungen.

5.2.5 Störung der Repräsentation des eigenen Körpers

Auch das innere Abbild des eigenen Körpers kann gestört sein. In derartigen Fällen finden sich entweder eine verminderte motorische Aktivität der linken Gliedmaßen, die nicht dem Schweregrad der Parese entspricht (motorischer/intentionaler Neglect), oder aber eine Vernachlässigung der linken Körperhälfte. So wird z. B. bei der Körperpflege nur die rechte Körperhälfte gewaschen, nur die rechte Gesichtshälfte rasiert etc.. Bei Patienten mit linksseitigem motorischen Neglect kann es vorkommen, dass sie auf die Aufforderung, sie mögen ihren linken Arm hochheben, dies mit dem rechten tun (motorische Allästhesie).

Es ist bisweilen schwierig, einen motorischen Neglect, der eine leichte bis mittelschwere Hemiparese überdeckt, von einer schweren Hemiparese bzw. Hemiplegie zu unterscheiden. Entscheidend ist die genaue Verhaltensbeobachtung: Bei einer schweren Hemiparese oder gar Hemiplegie findet sich eine konstante erhebliche motorische Beeinträchtigung, während im Falle eines motorischen Neglects im Spontanverhalten des Patienten immer wieder auffällt, dass er seine Gliedmaßen für kurze Momente gut bewegen kann. Einen motorischen Neglect, der eine schwere Hemiparese oder gar Hemiplegie begleitet, zu erkennen, ist demgegenüber meist unmöglich.

5.2.6 Anosognosie

Auf das Phänomen der **Anosognosie** – die **Nichtwahrnehmung von Krankheitssymptomen** – wird in den Kapiteln 9 und 10 eingegangen. Da Anosognosie jedoch bei rechtshirniger Schädigung schwere Neglect-Formen oft begleitet, sei sie in diesem Zusammenhang ebenfalls kurz erwähnt. Bei *verbaler Anosognosie* »verleugnet« der Patient z. B. die Existenz einer Halbseitenlähmung, entweder direkt in Form von Äußerungen wie »ich bin nicht gelähmt«, oder indem er Erklärungen anbietet wie z. B. »ich kann den Arm nicht bewegen, weil ich so müde bin«. Oft nehmen die Patienten zwar die Lähmung wahr, es fehlt aber das Gefühl der Vertrautheit (loss of familiarity) der gelähmten Gliedmaßen (»der Arm gehört nicht mir, den hat man mir ins Bett gelegt«). Manchmal wird die gelähmte Gliedmaße auch in der »dritten Person« bzw. mit »Spitznamen« angesprochen wie im Falle einer Neglect-Patientin, die ihren Arm immerwährend streichelte und sagte »gell, du mein lieber Lumpi«. Dieser verbalen Anosognosie steht das *anosognostische Verhalten* gegenüber. Patienten verhalten sich dabei so, als hätten sie keine Parese und versuchen z. B. aus dem Bett aufzustehen. Einige Patienten beschimpfen und/oder schlagen ihre gelähmten Gliedmaßen. In derartigen Fällen spricht man von *Misoplegie* (wörtlich übersetzt: »Hass auf die gelähmte Gliedmaße«).

Wird spontan oder auf Befragen die betroffene Körperseite als fremdes Objekt oder gar anderen Personen zugehörig beschrieben, so wird hierfür auch der Begriff *Somatoparaphrenie* gebraucht

Abb. 5.5: *Hirnareale (und ihre Verbindungen), die bei der Entstehung von Neglect-Phänomenen eine Hauptrolle spielen. A: Zingulärer Kortex. B: Frontales Augenfeld und parietotemporale Übergangsregion. C: Pulvinar thalami und Nucleus mediodorsalis thalami.* →

5.3 ZUGRUNDELIEGENDE HIRNLÄSIONEN

Wie bereits festgestellt wurde, treten Neglect-Phänomene bevorzugt bei *rechtshirnigen Läsionen* auf, am häufigsten nach Schlaganfall (Hirninfarkt, Hirnblutung). Eine herausragende Bedeutung kommt dabei wahrscheinlich einer *Schädigung des temporoparietalen Übergangsbe-*

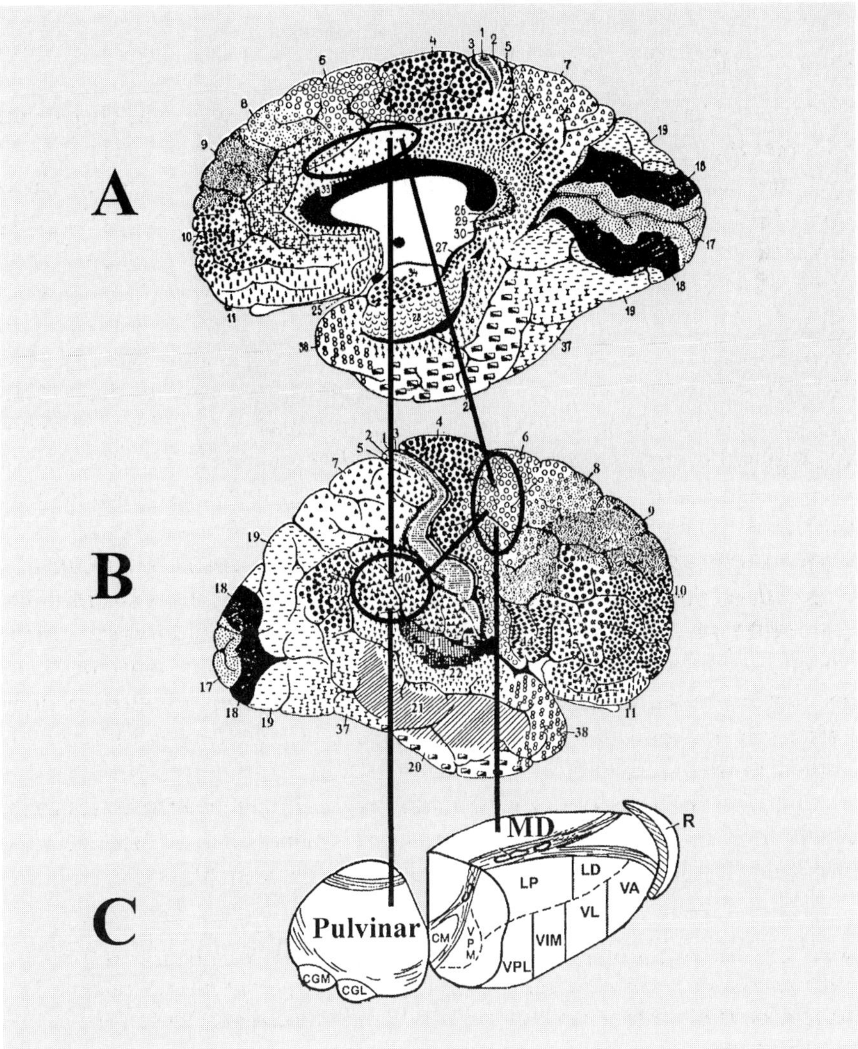

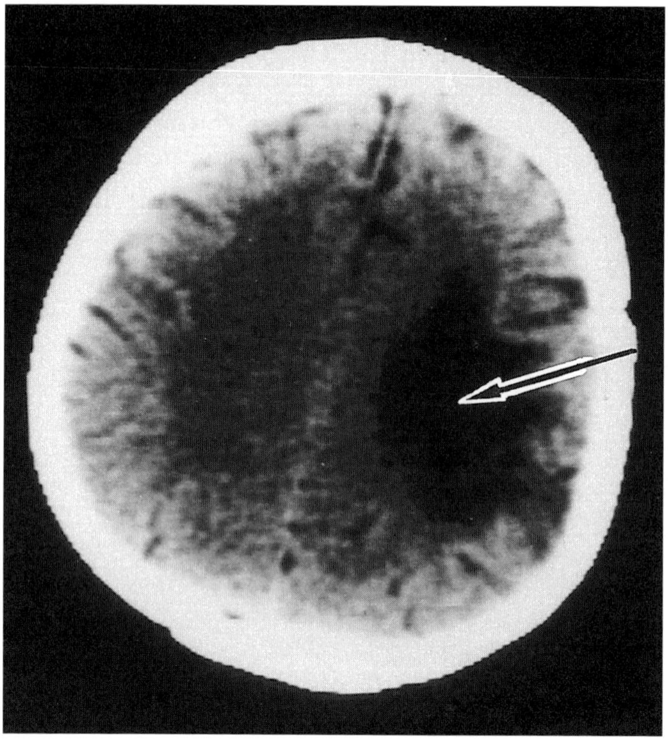

Abb. 5.6: Kraniales Computertomogramm eines Patienten mit linksseitigem multimodalen Neglect. Man erkennt einen ausgedehnten rechtsseitigen Infarkt im Versorgungsgebiet der mittleren Hirnarterie (Arteria cerebri media) unter Einbeziehung des Parietallappens (Pfeil).

reichs und des unteren hinteren Parietallappens zu (parietaler Neglect); betroffen ist schwerpunktmäßig der Gyrus supramarginalis (BA 40). Im Falle frontaler Schädigung scheinen insbesondere Läsionen der BA 6, 8, 9 und 46 Neglect-Phänomene zu verursachen (frontaler Neglect). Auch Läsionen des *vorderen Gyrus cinguli* (BA 24) können Neglect-Phänomene zur Folge haben (zingulärer Neglect). Schließlich kommen Neglect-Phänomene auch bei subkortikalen Läsionen (subkortikaler Neglect) vor: Bei Läsionen der Stammganglien bzw. bestimmter Thalamuskerne wie z. B. Pulvinar (thalamischer Neglect). Zum Problem »subkortikale Hirnleistungsstörungen« s. 11.2.2.

Abb. 5.5 zeigt Hirnareale (und ihre Verbindungen), die bei der Entstehung des zingulären, frontalen, parietalen und thalamischen Neglects eine Hauptrolle spielen.

Abb. 5.6 zeigt das kraniale Computertomogramm eines Patienten mit multimodalem Neglect.

5.4 ABZUGRENZENDE STÖRUNGEN UND BEGRIFFE

Ein (linksseitiger) *homonymer Gesichtsfelddefekt* mit Störung der visuellen Exploration (s. 2.2.1 und 2.2.4) muss von einem (linksseitigen) visuellen Neglect abgegrenzt werden. Als wichtigste Möglichkeiten der Unterscheidung seien genannt:

- Patienten mit linksseitigem visuellen Neglect verschieben beim Linienhalbieren die subjektive Mitte nach rechts (Abb. 5.3), während die subjektive Mitte von Patienten mit linksseitigem homonymen Gesichtsfeldausfall meist leicht nach links verschoben ist (sog. Augenmaßfehler).
- Patienten mit schwerer Form eines linksseitigen visuellen Neglects explorieren mit den Augen im rechten Halbfeld – allenfalls bis zur Mitte, kaum/selten über die Mitte nach links –, während Hemianopiker auch im Falle einer schwer gestörten visuellen Exploration einige Grade im ausgefallenen (linken) Halbfeld visuell absuchen (bei expliziter Aufforderung noch mehr).
- Bei Rückbildung eines visuellen Neglects werden Lichtreize links oft wahrgenommen, während sie in der DSS-Situation (s. 5.2.1) oft gelöscht werden.

5.5 BEDEUTUNG IM RAHMEN DER REHABILITATION

Entscheidend ist, Neglect-Phänomene nicht zu übersehen bzw. eine Anosognosie nicht als Unmotiviertheit misszudeuten. Eine genaue Verhaltenbeobachtung ist Voraussetzung für die Verdachtsdiagnose eines Neglects. Als wichtigste Beispiele sind nochmals zu nennen:

- Die Patienten übersehen Hindernisse bzw. Personen auf der linken Seite.
- Ihr Kopf bzw. Blick ist zur rechten Seite gewendet.
- Beim Lesen wird die linke Seite vernachlässigt.
- Beim Schreiben wird die rechte Hälfte der Vorlage benutzt.
- Beim Zeichnen wird ebenfalls die rechte Hälfte einer Vorlage bevorzugt, auf der betroffenen linken Seite werden Objektteile weggelassen, bzw. es wird auf dieser Seite detailärmer gezeichnet.

- Bei der Körperpflege wird die linke Körperhälfte vernachlässigt (z. B. Rasieren, Kämmen, Waschen).
- Im Falle einer Hemiparese werden die betroffenen linksseitigen Gliedmaßen unzureichend eingesetzt, die Patienten lassen den Arm ohne Beachtung herunterhängen (er befindet sich nicht selten in den Speichen des linken Rollstuhlrades) oder sitzen gar auf ihm, ohne es zu bemerken.
- Die Patienten schildern, sie hätten das Gefühl einer fehlenden Vertrautheit zur linken Körperhälfte bzw. zu den Gliedmaßen der linken Körperhälfte.

Prinzipien der Neglect-Therapie *bestehen in einer multimodalen, d. h. viele Sinneskanäle einbeziehenden Stimulation sowie in einer Anregung zur aktiven Exploration der betroffenen Raum- bzw. Körperhälfte.*

Die Krankengymnastik nach dem *Bobath-Konzept* ist bereits indirekt eine Form dieser Neglect-Therapie, da es zu den Prinzipien dieses Therapiekonzeptes gehört, von Anbeginn an – im Sinne eines 24-Stunden-Managements – die erkrankte Körperhälfte in sensomotorische Aktivitäten mit einzubeziehen.

Im Rahmen der *pflegerischen Aktivitäten* sollten prinzipiell alle Aktivitäten von der vernachlässigten Seite her durchgeführt werden. Das Bett sollte mit der gesunden Seite des Patienten zur Wand gestellt werden, das Nachtkästchen sollte sich auf der vernachlässigten Seite befinden, auf adäquate Bobath-Lagerung des Patienten ist zu achten. Die Bezugspersonen des Patienten sind dabei frühzeitig als Co-Therapeuten mit einzubeziehen. Bei sehr schwerem Neglect, etwa in der Akut- und Subakutphase eines Schlaganfalles, kann diese Vorgehensweise für Patienten qualvoll sein und sollte dann (vorübergehend) ausgesetzt werden.

Im Rahmen des *Selbsthilfetrainings* muss die vernachlässigte Seite ebenfalls mit einbezogen werden. Dabei sind Mitführen der vernachlässigten Gliedmaßen, taktile Stimulation, Verwendung von Spiegeln (um dem Patienten z. B. die unrasierte Gesichtshälfte zu zeigen) und ständige verbale Hinweise auf die Notwendigkeit des Miteinbeziehens der Neglect-Seite sinnvoll.

Im Rahmen des *Handfunktionstrainings* sind Aufgaben, die bilaterales Arbeiten erfordern sowie taktile Stimulation sinnvoll. Außerdem haben sich Aufgaben bewährt, im Rahmen derer die taktile Exploration aktiviert wird, z. B. das Einsammeln von im Halbkreis auf dem Tisch ausgebreiteten Gegenständen (zunächst mit, später ohne visuelle Kontrolle).

Es konnte gezeigt werden, dass *Bewegung der linken Hand* (sofern überhaupt möglich) zu einer (allerdings nur vorübergehenden) Verminderung von Alltagsauswirkungen etwa eines visuellen Neglects führt. Der Effekt beruht wohl auf motorischem Cueing, d. h. die Aufmerksamkeitszuwendung nach links wird (kurzfristig) verbessert.

Ein vorübergehender »erzwungener Nichtgebrauch« des gesunden rechten Armes (etwa durch Tragen in einer Schlaufe oder durch Fixierung am Rumpf mittels eines Verbandes) kann zu einer deutlichen Besserung der Aktivität des linken Armes führen *(»forced use« = »erzwungener Gebrauch«)*.

Ein *Training der Daueraufmerksamkeit (»sustained attention training«)* kann sich positiv auf Neglect-Phänomene auswirken. Bei Aufgaben, die Daueraufmerksamkeit beanspruchen (z. B. Sortieren von Karten, Münzen) kann die »Vigilanz« zunächst durch den Untersucher (Klopfen auf den Tisch und Instruktion: »Achtung, aufmerksam sein«), dann durch gleichlautende verbale Äußerungen des Patienten und schließlich durch nonverbale (mentale) Übernahme dieser Technik trainiert werden (Selbstinstruktionsmethode nach Meichenbaum & Goodman, 1971). Der Effekt wird u. a. darauf zurückgeführt, dass durch ein derartiges Training Hirnstrukturen (im hinteren unteren Parietallappen) angeregt werden, die – über noradrenerge Transmitter? – sowohl Daueraufmerksamkeit als auch räumliche Aufmerksamkeitsausrichtung kontrollieren.

Schließlich seien Therapieansätze erwähnt, die auf der in 5.3 genannten Hypothese einer Störung des egozentrischen Koordinatensystems der Raumwahrnehmung (im Sinne einer Rotation nach rechts) beruhen:

- *Rotation des Rumpfes um ca. 15° nach links* bei nach geradeaus gerichteten Kopf und Augen. Linksseitige Umweltreize werden dadurch – bezogen auf die Körpervertikale – nach rechts verschoben und können exploriert werden.
- *Reizung der links-posterioren Halsmuskeln mittels Vibrator;* dabei wird über Muskelspindelafferenzen das Gefühl einer Verlängerung der Muskeln wie bei Rumpfdrehung nach links vermittelt; dadurch erfolgt Zunahme der Aufmerksamkeitszuwendung nach links.
- *Kältestimulation des linken Vestibularorgans.*
- *Optokinetische Reizung (Außenraumbewegung nach links).*

Inwieweit diese Therapieansätze zu längerfristigen alltagsrelevanten Verbesserungen visuomotorischer Explorations- und Handlungsleistungen im linken Außenraum führen, ist noch unklar.

Beim *spezifischen Neglect-Training* kann man sich den visuellen Kanal zunutze machen und z. B. ein visuelles Explorationstraining durchführen. Es gelten hierbei im Prinzip die gleichen Behandlungsrichtlinien, wie sie in 2.7 ausführlich erörtert werden.

Nicht selten zeigen Patienten nach einem Neglect-Training nur noch geringe oder gar keine Symptome mehr, wenn Reize isoliert in der ehemals betroffenen Hälfte auftreten. Allerdings persistieren häufig Extinktionsphänomene, d. h. wenn im Alltag gleichzeitig auf beiden Seiten Reize auftreten, werden die Reize auf der betroffenen Seite gelöscht oder aber den Reizen in der intakten Hälfte wird mehr Aufmerksamkeit zugewendet.

Ob die Applikation einer *rechtsseitigen Augenklappe* Neglect-Phänomene verbessert, ist fraglich. Theoretisch sollte dadurch der rechte Colliculus superior des Mittelhirns aktiviert werden mit der Folge einer vermehrten visuellen Aufmerksamkeitszuwendung nach links.

Auch die Verwendung einer *Prismenbrille (»prism adaptation«),* die Sehobjekte horizontal nach rechts verschiebt, kann zu einer vorübergehenden (2 Stunden) Besserung der Neglect-Symptome führen.

Transkutane elektrische Nervenstimulation (TENS) der linken Extremitäten scheint ebenfalls nur zu einer passageren Symptomverbesserung zu führen.

Schließlich sei noch festgestellt, dass aus anatomischen Gründen (rechtsparietale Läsionen!) Neglect-Phänomene häufig assoziiert mit Störungen räumlicher Leistungen auftreten. Dies ist der Grund, warum sich z. B. bei Patienten mit Pusher-Syndrom, welches eine räumliche Störung darstellt (falsche Wahrnehmung der vertikalen Körperachse; s. 3.3), oft gleichzeitig Neglect-Phänomene finden.

Die häufig schwer gestörten Selbsthilfeleistungen von Patienten mit rechtshirnigen, insbesondere parietalen, Läsionen resultieren oft aus einer Kombination von Störungen räumlicher Leistungen und Neglect-Phänomenen (s. auch Kap. 3).

Neglect

Störung	Bevorzugte Läsionsorte	Therapie-Prinzipien
Parietaler Neglect	temporoparietaler Übergangsbereich; hinteres unteres Scheitelläppchen, bes. BA 40 (Gyrus supramarginalis)	• Reizdarbietung von der bzw. Einbeziehen der linken Seite (Pflege, Physiotherapie, Ergotherapie, sonstige Therapien, Alltag) • (visuelles) Explorationstraining • Cueing (Hinweisreize), z. B. durch eindringliche verbale Instruktion oder durch Bewegung der linken Hand • »Forced use« der linken Hand • Training der Daueraufmerksamkeit • Rotation des Rumpfes um ca. 15° nach links • Reizung (Vibrator) der linken Halsmuskeln • Kältestimulation des linken Vestibularorgans? • nach rechts verschiebende Prismenbrille? • Augenklappe rechts? • TENS der linken Extremitäten?
Frontaler Neglect	dorsolateraler präfrontaler Kortex (BA 8, 9, 46) und frontales Augenfeld (BA 6)	
Zingulärer Neglect	vorderer Gyrus cinguli (BA 24)	
Subkortikaler Neglect		
– **Thalamischer Neglect**	Pulvinar und Intralaminarkerne	
– **Stammganglien-Neglect**	Striatum	

6

Störungen der Sprache und des Sprechens

6.1 BEGRIFFSBESTIMMUNG

Dieses Kapitel behandelt Aphasien, Dyslexien und Dysgraphien, Sprechapraxien und Dysarthrien.

Unter *Aphasie* versteht man eine *zentrale Sprachstörung* aufgrund einer erworbenen Hirnschädigung, die immer supramodal ist, d. h. sich in allen vier sprachlichen Modalitäten – Sprechen, Verstehen, Lesen und Schreiben – in mehr oder weniger starkem Ausmaß auswirkt.

Nur wenn bei aphasischen Patienten eine herausragend schwere Störung des Lesens oder des Schreibens besteht, spricht man von *Dyslexie* bzw. von *Dysgraphie*. Eine Sonderform stellt die reine Dyslexie dar. Der Begriff »rein« deutet an, dass sie isoliert, also nicht im Rahmen einer Aphasie, vorkommt. Auf diese spezielle Art von Lesestörung wird in 6.5 gesondert Bezug genommen.

Die *Sprechapraxie* ist eine *zentralmotorische Programmierungsstörung, bei der Auswahl und zeitliche Abfolge von Sprechbewegungen beeinträchtigt sind.* Die am Sprechen beteiligten Muskeln weisen keine Einbußen an Kraft, Geschwindigkeit oder Koordination auf. Die Sprechapraxie ist meist, aber nicht immer, kombiniert mit einer Aphasie und/oder einer Dysarthrie.

Die *Dysarthrie* ist eine *Störung der Steuerung und Ausführung der am Sprechen beteiligten Funktionssysteme Atmung, Phonation (Stimmgebung), und Artikulation (Lautgebung).* Ursache ist eine Schädigung des zentralen oder peripheren Nervensystems. Der Sprechbewegungsablauf ist dabei gekennzeichnet durch Veränderungen von Kraft, Spannung und Koordination. Im klinischen Alltag wird auch der Begriff Dysarthrophonie verwendet, um den Blick von der selten isoliert auftretenden Artikulationsstörung auf die meist mitbetroffene Stimm- bzw. Atemstörung zu lenken.

Patienten mit isolierter Sprechstörung können sich – im Gegensatz zu Aphasikern – schriftlich fehlerfrei verständigen und auch ohne Probleme lesen.

6.2 APHASIEN UND STÖRUNGEN DER SCHRIFTSPRACHE

Man unterscheidet vier Aphasie Standard-Syndrome – die *Broca*[1]*-Aphasie*, die *Wernicke*[2]*-Aphasie*, die *amnestische Aphasie* und die *Global-Aphasie* – und zwei Aphasie-Nichtstandard-Syndrome, die *Leitungsaphasie* und die *transkortikale Aphasie*.

In reiner Form finden sich diese Aphasien nur bei Hirninfarkten, die das Versorgungsgebiet ganz bestimmter Hirnarterien betreffen (z. B. die Broca-Aphasie bei einem Infarkt im Versorgungsgebiet der A. praecentralis, einem Ast der A. cerebri media; s. auch 6.5. und 11.2.2.2).

Lässt sich eine Aphasie nicht einem der genannten Syndrome zuordnen, so spricht man von *nichtklassifizierbarer Aphasie.* Nichtklassifizierbare Aphasien finden sich insbesondere bei nichtvaskulären Ätiologien sehr häufig (z. B. Schädelhirntrauma, zerebrale Hypoxie, Enzephalitis).

Sind die sprachlichen Fehler nur noch gering ausgeprägt, vermutet man aber das ehemalige Vorliegen einer Aphasie, so spricht man von *restaphasischen Störungen* oder von *Restaphasie.*

[1] Broca Pierre Paul, 1824-1880, Chirurg, Anthropologe, Paris

[2] Wernicke Karl, 1848-1905, Nervenarzt, Berlin, Breslau, Halle

Die Diagnostik einer Aphasie erfolgt nach der Akutphase (2–6 Wochen) mit dem *Aachener Aphasietest (AAT)*, der von Huber et al. (1983) entwickelt wurde. Er umfasst folgende Untertests:

1. Spontansprache auf den sechs Beschreibungsebenen
   - Kommunikationsverhalten (Fähigkeit ein Gespräch zu führen)
   - Artikulation und Prosodie (Sprechen und Sprechrhythmus)
   - Automatisierte Sprache (Vorkommen von immer wiederkehrenden formstarren Sprachäußerungen)
   - Semantische Struktur (Wortfindung, Wortwahl)
   - Phonematische Struktur (sequentielle Anordnung von Lauten in Wörtern)
   - Syntaktische Struktur (Zusammensetzung von Satzteilen)
2. Nachsprechen
3. Schriftsprache, d.h Lesen und Schreiben
4. Benennen *(Abb. 6.1)*
5. Sprachverständnis *(Abb. 6.2)*

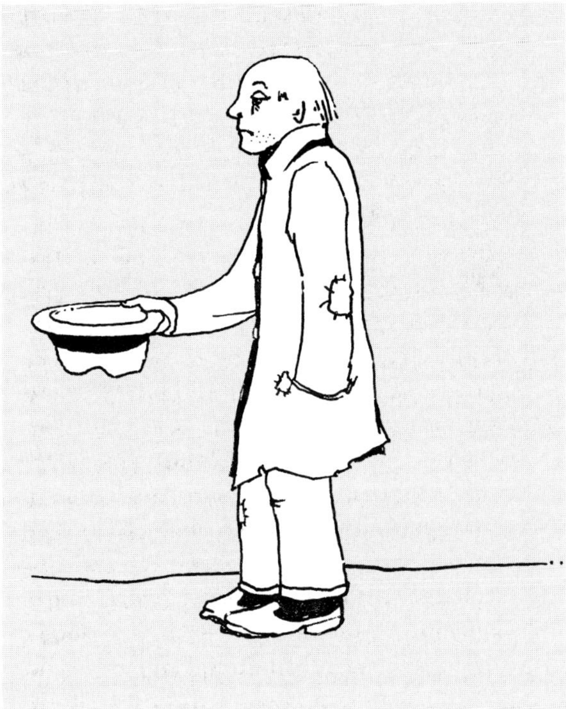

Abb. 6.1: *Beispiel aus dem Untertest »Benennen von Situationen und Handlungen« des Aachener Aphasietests. Der Patient soll die abgebildete Situation bzw. Handlung benennen. Im abgebildeten Beispiel würde die richtige Antwort des Patienten z. B. lauten: »Der Mann bettelt«.*

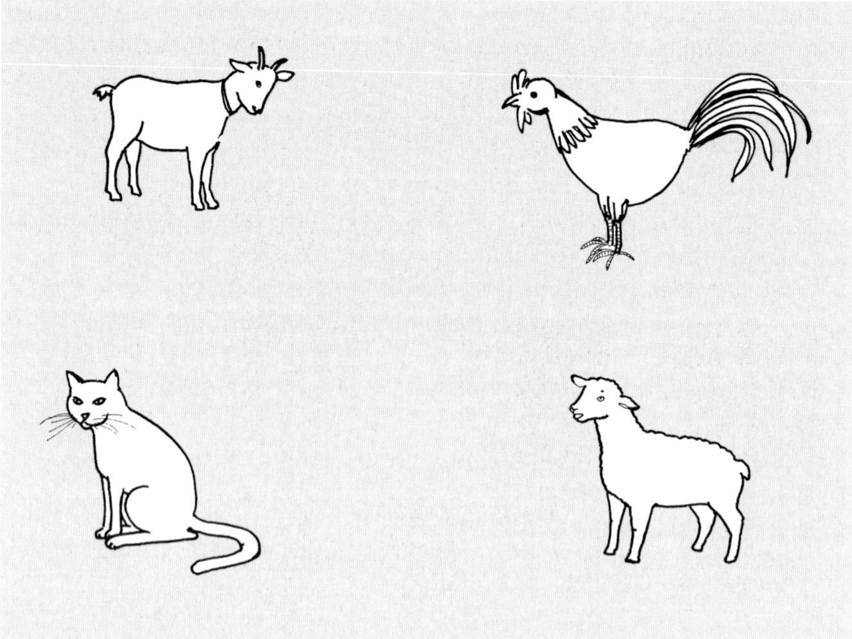

Abb. 6.2: Beispiel aus dem Untertest »Sprachverständnis für Wörter« des Aachener Aphasietests. Der Untersucher würde im abgebildeten Beispiel »Ziege« sagen, und der Patient soll auf das richtige Bild zeigen. Zur Erschwerung sind »Ablenker« (Bilder mit sprachlicher Ähnlichkeit zum Zielbild) eingebaut, in diesem Beispiel rechts unten das Schaf.

6. Token-Test, der mit ausreichend hoher Sicherheit unterscheidet, ob eine Aphasie vorliegt oder nicht *(Abb. 6.3)*.

Mit dem AAT sind eine Syndromzuordnung, eine Bestimmung des Schweregrades der Aphasie und eine Verlaufskontrolle im Rahmen der Sprachtherapie möglich.

In *Tab. 6.1* werden die wichtigsten Leit- und Begleitsymptome der unterschiedlichen Aphasiesyndrome zusammengefasst.

Leider werden auch heute vielfach noch Begriffe verwendet wie »motorische Aphasie«, »sensorische Aphasie« und »gemischte Aphasie«. Man sollte auf diese Begriffe aus zwei Gründen verzichten. Erstens, weil man sich im Falle der Aphasien bezüglich der Einteilung inzwischen erfreulicherweise international auf die vier genannten Standard-Syndrome, die zwei Nichtstandard-Syndrome und die Begriffe nichtklassi-

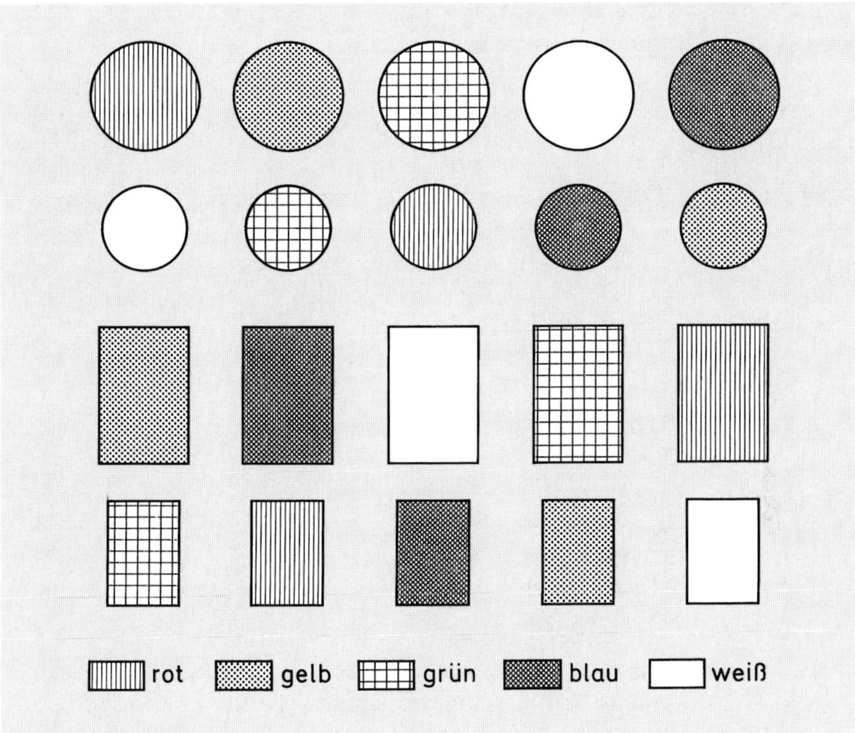

Abb. 6.3: Der Token-Test. Es handelt sich um kleine und große, runde und rechteckige Plättchen, jeweils in den fünf Farben rot, gelb, grün, blau und weiß. Der Test, der aus fünf Teilen besteht, beginnt in Teil 1 mit einfachen Aufgaben wie z. B. »Zeigen Sie das grüne Viereck« und zeichnet sich durch zunehmenden Schwierigkeitsgrad aus. Z. B. lautet in Teil 5 eine Aufgabe: »Bevor Sie den grünen Kreis berühren, nehmen Sie das weiße Viereck«. Aufgrund der Anzahl der Fehler in den fünf Testteilen wird eine Gesamtfehlerpunktzahl ermittelt. Der Token-Test unterscheidet mit ausreichend hoher Sicherheit, ob eine Aphasie vorliegt oder nicht und ist im Falle des Vorliegens einer Aphasie ein relativ gutes Maß für ihren Schweregrad.

fizierbare Aphasie sowie Restaphasie geeinigt hat. Der einheitlichen Nomenklatur und damit besseren Verständigung untereinander zuliebe sollte man daher diese und keine anderen Syndrombezeichnungen verwenden. Zweitens sind die o. g. Begriffe inhaltlich falsch bzw. irreführend, was am Beispiel des Begriffs »motorische Aphasie« kurz erläutert werden soll. Mit dieser Diagnose werden in Rehabilitationseinrichtungen oft sowohl Patienten eingewiesen, die an einer Dysarthrie

Tab. 6.1: Leit- und Begleitsymptome der vier Aphasie-Standard-Syndrome und der zwei Aphasie-Nichtstandard-Syndrome

	Leitsymptome	**Begleitsymptome**	**Störung der Kommunikation**
Standard-Syndrome			
Broca-Aphasie	Agrammatismus[1] (unvollständiger Satzbau)	Sprachfluss eingeschränkt, oft dysarthrisch; oft Sprechapraxie; phonematische Paraphasien[2]	mittel bis schwer
Wernicke-Aphasie	Paragrammatismus[3] (fehlerhafter Satzbau mit langen, falschverschränkten Sätzen), phonematische und/oder semantische Paraphasien[4]; Jargon	Sprachfluss unauffällig oder überschießend (Logorrhoe)	mittel bis schwer; bei Jargon schwer
Amnestische Aphasie	Wortfindungsstörungen	Sprachfluss unauffällig, aber Suchverhalten und Satzabbrüche	leicht bis mittel
Global-Aphasie	Sprachautomatismen (ständig wiederkehrende, formstarre Äußerungen)	Sprachfluss stark eingeschränkt, oft dysarthrisch	schwer bis sehr schwer
Nichtstandard-Syndrome			
Leitungsaphasie	Nachsprechen herausragend schlecht; phonematische Paraphasien und Suchverhalten; stark reduzierte verbale Merkspanne	Sprachfluss unauffällig, aber oft phonematisches Suchverhalten und Satzabbrüche mittel	mittel

→

Tab. 6.1: *(Fortsetzung)*

	Leitsymptome	Begleit-symptome	Störung der Kommunikation
Trans-kortikale Aphasien – **trans-kortikal-senso-risch** – **trans-kortikal-moto-risch** – **gemischt trans-kortikal**	Nachsprechen herausragend gut	Sprachfluss: – unauffällig, gestörtes Verstehen – stark eingeschränkt, gutes Verstehen – stark eingeschränkt, schlechtes Verstehen	mittel bis schwer

[1] Beipiel für Agrammatismus: » Schlaganfall [...] und dann Krankenwagen Krankenhaus fahren«
[2] Beispiele für phonematische Paraphasien: »Bluch« statt »Bruch« (Lautersetzung), »Fuch« statt »Fluch« (Lautauslassung), »Burch« statt »Bruch« (Lautumstellung), »Farau« statt »Frau« (Lauthinzufügung)
[3] Beispiel für Paragrammatismus: »Ich war auf dem Berg bin ich oben gewesen«
[4] Beispiel für semantische Paraphasie: »Stuhl« statt »Tisch«

leiden, als auch solche, die tatsächlich an einer Aphasie leiden. Eine Dysarthrie ist zwar letztendlich eine motorische Störung, aber eben keine Aphasie, d. h. keine sprachsystematische Störung, weshalb z. B. die schriftsprachlichen Leistungen (Lesen, Schreiben) im Gegensatz zur Aphasie intakt sind. Umgekehrt ist die Aphasie keine motorische, sondern eine sprachsystematische Störung, also einschließlich einer Störung des Lesens und Schreibens.

Bei der *Oberflächen-Dyslexie bzw. -Dysgraphie* dominieren phonematische Verwechslungen sowie einzelheitliches lautierendes Lesen bzw. Schreiben. Fehler treten bes. bei Wörtern mit irregulärer Orthographie auf, z. B. Fremdwörter wie Garage (sog. orthographische Regularisierungen).

Bei der *Tiefen-Dyslexie bzw. -Dysgraphie* dominieren semantische Verwechslungen und ganzheitliches wortweises Lesen bzw. Schreiben.

Fehler treten bes. bei unbekannten oder Nonsenswörtern auf (sog. lexikalische Vertrautheitseffekte).

6.3 SPRECHAPRAXIE

Ein standardisiertes Untersuchungsverfahren wie den AAT für Aphasien gibt es bei der Diagnostik der Sprechapraxie bisher noch nicht. Da die Sprechapraxie selten isoliert vorkommt, wird zusätzlich immer eine Differentialdiagnostik hinsichtlich aphasischer und/oder dysarthrischer Symptome durchgeführt. Außerdem erfolgt eine Prüfung auf bukkofaziale Apraxie (Gesichtsapraxie) (s. 7.2), die ebenfalls häufig eine Sprechapraxie begleitet.

Bei Patienten mit Sprechapraxie fallen vor allem *artikulatorische Suchbewegungen* und *Korrekturversuche* auf. Fehlversuche werden meist bewusst wahrgenommen, auffällig ist oft eine ausgeprägte *Sprechanstrengung*. Gestört ist vorwiegend die *Initiierung von Artikulationsbewegungen*; die Schwierigkeiten der Lautbildung häufen sich bei Konsonantenverbindungen, längeren und niederfrequenten Wörtern (im Gegensatz dazu werden automatisierte Phrasen wesentlich flüssiger und leichter artikuliert). Weitere sprechapraktische Symptome sind:

- *Phonetische Fehler:* Der Laut gehört zwar noch der Kategorie des Ziellautes an, jedoch wird er entstellt bzw. verzerrt realisiert.
- *Phonematische Fehler:* Hierbei werden andere, korrekt gebildete Laute entweder ersetzt, ausgelassen oder hinzugefügt.
- *Silbisches (skandierendes) Sprechen:* Dieses kann bedingt sein durch Sprechpausen, Dehnungen oder Iterationen von Lauten und Silben.

6.4 DYSARTHRIEN

Man kann Dysarthrien klassifizieren aufgrund

- der Lokalisation der zugrundeliegenden Hirnläsionen: bulbäre, suprabulbäre, extrapyramidale, zerebelläre, kortikale Dysarthrie etc.
- klinischer Symptome: schlaffe (hypotone), spastische (hypertone), rigid-hypokinetische, ataktische und dyskinetische (choreatische/dystonische) Dysarthrie).

Hervorzuheben ist, dass oft Mischformen vorliegen. Ein standardisierter und validierter Test für die Diagnostik der Dysarthrien ist die Frenchay-

Dysarthrie-Untersuchung von Pamela M. Enderby (deutsche Übersetzung: 1991). Als weiteres beschreibend-orientierendes Verfahren wird im klinischen Alltag häufig der Untersuchungsbogen neurogener Sprech- und Stimmstörungen (UNS) von Helga Breitenbach-Snowdon angewendet (1995). Im Falle der Dysarthrien ist eine genaue inspektive Untersuchung der Sprechorgane (Lippe, Kiefer, Zunge, Gaumensegel) einschließlich phoniatrischer Inspektion des Kehlkopfes sowie eine ausgiebige auditiv-phonetische Untersuchung von Sprechatmung, Phonation und Artikulation notwendig. Hierzu sind oft aufwändige apparative und instrumentelle Ausrüstungen nötig. Die auditiv-phonetische Beurteilung durch Sprachtherapeuten ermöglicht eine Schweregrad-Einteilung der Dysarthrien. Folgende Störungsmerkmale dienen dieser Einteilung:

- Störung der Ruhe- und Sprechatmung (z. B. paradoxes Atmungsmuster bei ataktischer Dysarthrie)
- Störung der Stimmqualität (z. B. rauhe, gepresste Stimme bei spastischer Dysarthrie)
- Störung der Stimmstabilität (z. B. Stimmzittern bei dyskinetischer Dysarthrie; Tonhöhen- und Lautstärkevariationen bei ataktischer Dysarthrie)
- Störung der Resonanz (z. B. Hypernasalität bei schlaffer Dysarthrie)
- Störung der Artikulationsschärfe, die bei nahezu allen Dysarthrien reduziert ist (»verwaschene Sprache«)
- Störung der Artikulationsbasis (z. B. vorverlagerte Artikulationsbasis bei schlaffer Dysarthrie; d. h. eigentlich hinten im Mundraum gebildete Laute werden durch vordere ersetzt: z. B. »Kind« → »Tind«)
- Störung des Sprechtempos (z. B. verlangsamtes Sprechen bei allen Dysarthrien außer bei rigid-hypokinetischer Dysarthrie)
- Störung der Prosodie, d. h. Störung des Sprechrhythmus bzw. der Sprechmelodie (z. B. monotones Sprechen bei vielen Dysarthrien außer der ataktischen und dyskinetischen Dysarthrie).

Die Verständlichkeit kann z. B. mit der fünfstufigen NTID (National Technical Institute for the Deaf) (Samar & Metz, 1988) erfasst werden:

1. Die sprachlichen Äußerungen sind unverständlich.
2. Die sprachlichen Äußerungen sind mit Ausnahme einiger Wörter oder Phrasen unverständlich.
3. Die sprachlichen Äußerungen sind schwer zu verstehen, doch der Inhalt ist im Wesentlichen verständlich. (Die Verständlichkeit kann sich bei längerem Zuhören erhöhen.)

4. Die sprachlichen Äußerungen sind mit Ausnahme einiger Wörter oder Phrasen verständlich.
5. Die sprachlichen Äußerungen sind völlig verständlich.

Die schwerste Form des Dysarthrie ist die *Anarthrie*. Darunter versteht man die Unfähigkeit zu jeglicher verbaler Sprachäußerung. Bei der sog. bulbären Verlaufsform der amyotrophen Lateralsklerose (ALS) degenerieren u. a. die motorischen Hirnnervenkerne V (N. trigeminus), VII (N. facialis), IX (N. glossopharyngeus), X. (N. vagus) und XII (N. hypoglossus), was im fortgeschrittenen Stadium nicht selten eine anarthrische Störung zur Folge hat. Eine andere Ursache ist das sog. bilaterale vordere Operkulum-Syndrom (Foix-Chavany-Marie-Syndrom); hierbei ist – meist infolge von Mediainfarkten – das frontoparietale Operkulum (unterster Anteil des Gyrus prae- und postcentralis) beidseits betroffen, was eine Anarthrie sowie eine schwere Schluck- und Kaustörung zur Folge hat (s. 6.5).

6.5 ZUGRUNDELIEGENDE HIRNLÄSIONEN

Da bei den meisten Menschen die *linke Großhirnhemisphäre sprachdominant* ist, treten Aphasien, Dyslexien und Dysgraphien überwiegend nach linkshirniger Schädigung auf.

Beim Rechtshänder ist fast immer die linke Großhirnhemisphäre sprachdominant (Sprachdominanz beim Rechtshänder: ca. 97% linkshirnig, jeweils knapp über 1% rechtshirnig oder bilateral). In den seltenen Fällen, in denen beim Rechtshänder infolge einer rechtshirnigen Läsion eine Sprachstörung resultiert – offensichtlich also die rechte Hemisphäre sprachdominant ist – spricht man von gekreuzter Aphasie (»crossed aphasia«). Die Situation beim Linkshänder ist keinesfalls einfach umgekehrt zu der des Rechtshänders. Vielmehr ist bei den meisten Linkshändern und Beidhändern (Ambidextern) ebenfalls die linke Hemisphäre sprachdominant; allerdings sind im Vergleich zu Rechtshändern bei Linkshändern (und Ambidextern) in einem höheren Prozentsatz die rechte Hemisphäre oder beide Hemisphären sprachdominant (Sprachdominanz beim Linkshänder: ca. 70% linkshirnig, je ca. 15% rechtshirnig oder bilateral).

Bei der *Broca-Aphasie* handelt es sich meist um Läsionen, die die BA 44 und 45 (gemeinsam als Broca-Region bezeichnet) und umgebende (Marklager-)Strukturen betreffen. Im Falle eines Hirninfarktes ist das Versorgungsgebiet der A. praecentralis (ein Ast der mittleren Hirnarterie) betroffen.

Bei der *Wernicke-Aphasie* handelt es sich um Läsionen der Wernicke-Region – BA 22 im hinteren Anteil der ersten Schläfenlappenwindung

– und angrenzender (parietaler) Hirnbereiche. Im Falle eines Hirninfarktes handelt es sich meist um sog. hintere Mediainfarkte (Versorgungsgebiet der A. temporalis posterior).

Bei der *amnestischen Aphasie* liegt meist eine temporoparietale Läsion vor, ohne dass ein genaues Gefäßterritorium angegeben werden könnte.

Im Falle der *Global-Aphasie* liegt meist eine große Läsion vor, die von frontal bis temporoparietal reicht. Im Falle eines Hirninfarktes handelt es sich oft um einen ausgedehnten (sog. subtotalen) Mediateilinfarkt. Es kann jedoch auch bei relativ kleinen – strategisch gelegenen – Läsionen zu Global-Aphasien kommen.

Im Falle der *Leitungsaphasie* wurden ursprünglich Läsionen vermutet, die den Fasciculus arcuatus betreffen, eine Fasergruppe, die die Wernicke- mit der Broca-Region verbindet. Neueren Untersuchungen zufolge umfassen die verantwortlichen Läsionen jedoch außer dem Fasciculus arcuatus zusätzlich weitere kortikale und subkortikale Hirnabschnitte.

Der *transkortikal-motorischen Aphasie* liegt eine Läsion zugrunde, die zu einer Unterbrechung von Fasern führt, welche die supplementärmotorische Region (»Sprachantriebsregion«) mit der Broca-Region verbinden (s. 11.2.2.2); daher liegt eine stark reduzierte spontane Sprachproduktion vor. Da die Verbindung zwischen Wernicke- und Broca-Region intakt ist, können die Patienten allerdings gehörte Sprache gut verarbeiten (Wernicke-Region), an die Broca-Region weiterleiten und deshalb herausragend gut nachsprechen. Es handelt sich meist um Infarkte im Versorgungsgebiet der vorderen Hirnarterie oder um vordere Grenzzoneninfarkte (zwischen dem Versorgungsgebiet der vorderen und der mittlerer Hirnarterie). Da das Broca-Areal zwar selbst nicht lädiert, aber isoliert ist, spricht man auch von einem »anterior isolation syndrome«; ist der supplementär-motorische Kortex mitbetroffen, so findet eine (zusätzliche) Syndromverschiebung in Richtung »Sprachinitiierungsstörung« statt. Patienten mit *transkortikal-sensorischer Aphasie* haben eine flüssige Spontansprache, die durch Echolalien entstellt ist. Ähnlich wie bei der Wernicke-Aphasie zeigen sich auch semantische Paraphasien und Sprachverständnisstörungen. Die verantwortlichen Läsionen finden sich meist im temporoparietalen Übergangsbereich (oft hintere Grenzzoneninfarkte), wobei die Wernicke-Region selbst nicht betroffen, aber isoliert ist (»posterior isolation syndrome«). Leitsymptome der *transkortikal-gemischten Aphasie* sind gute Nachsprechleistungen bei nichtflüssiger Spontansprache und schlechtem Sprachverständnis. Diese Aphasieform wird auf multifokale Läsionen zurückgeführt, die die Verbindung zwischen den perisylvischen Sprachregionen mit anderen Teilen des Gehirns – insbesondere mit den sensorischen Assoziationscortices – unterbrechen (»isolation of the speech area syndrome«).

In *Abb. 6.4* findet sich eine schematische Darstellung der für die Aphasie-Syndrome wichtigsten Läsionsmuster.

Bei Dyslexien und *Dysgraphien* findet sich häufig eine Läsion im Bereich der BA 39 (Gyrus angularis) oder der temporookzipitalen Übergangsregion.

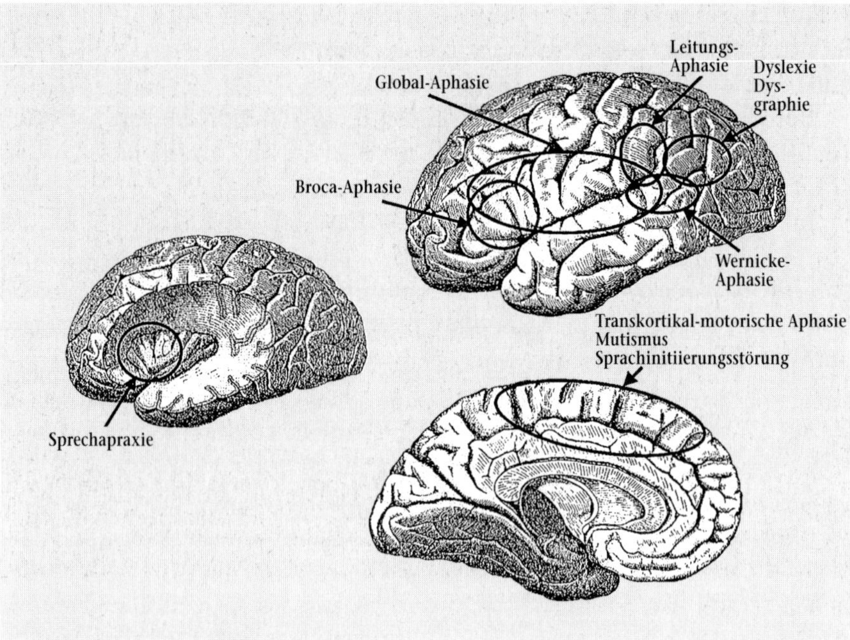

Abb. 6.4: *Idealtypische Läsionsorte bei verschiedenen Aphasieformen, bei Dyslexie/Dysgraphie, bei Sprechapraxie, bei Mutismus und Sprachinitiierungsstörung. Dargestellt sind jeweils linke Großhirnhemisphären (Lateralansicht; Mediananansicht; Lateralansicht nach Entfernung des Operculums mit Aufblick auf die Insel).*

Bei der *reinen Dyslexie* (Wortformdyslexie) handelt es sich meist um einen linksseitigen Infarkt im Versorgungsgebiet der hinteren Hirnarterie (Posteriorinfarkt), der den primären Sehkortex und das Balkensplenium betrifft (*Abb. 6.5*). Das Splenium corporis callosi entspricht dem hinteren Balken; es besteht aus Kommissurenfasern, die hintere Anteile der rechten und der linken Hemisphäre miteinander verbinden. Es besteht meist eine rechtsseitige Hemianopsie; von links einfallende Sehinformationen können zwar noch zum rechten Sehkortex gelangen, aber aufgrund der Unterbrechung der Balkenfasern nur bedingt in das (temporookzipitale) »Lesezentrum« der linken sprachdominanten Hemisphäre weitergeleitet werden. Das Lesen ist dadurch schwer gestört. Oftmals können die Patienten nur über ein mühsames Buchstabieren die Wortbedeutung erfassen (»letter by letter reading«). Darüber hinaus bestehen oft Schwierigkeiten, »ähnlich aussehende« Buchstaben zu un-

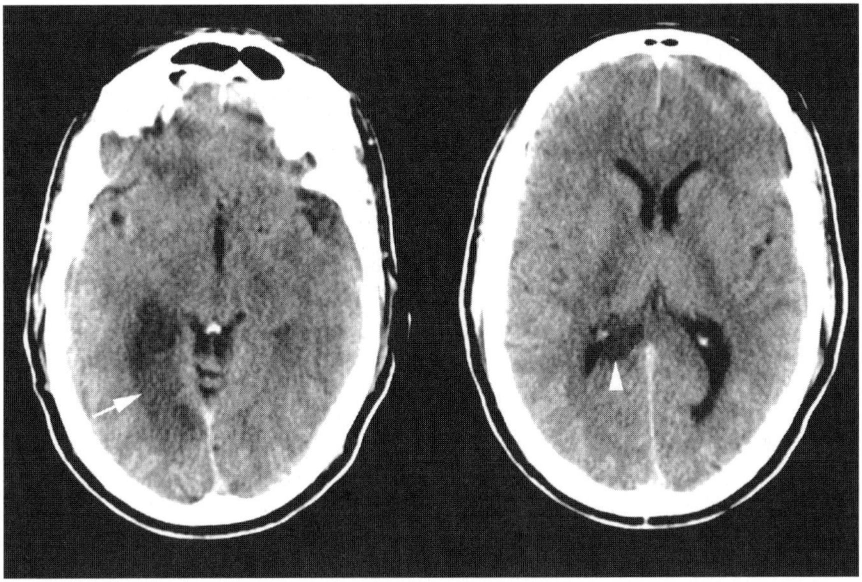

Abb. 6.5: CCT eines Patienten mit reiner Wortformdyslexie und rechtsseitiger Hemianopsie. Ursache ist ein linksseitiger Posteriorteilinfarkt (Pfeil, linkes Bild) mit Beteiligung des linken Balkenspleniums (Pfeilspitze, rechtes Bild).

terscheiden (z. B. »E« und »F«). Nicht selten wenden die Patienten von sich aus die Strategie an, die gesehenen Buchstaben mit dem Zeigefinger in die Handfläche oder auf den Tisch zu malen (»finger spelling«). Die taktil wahrgenommenen Buchstaben haben einen besseren Zugang zum in der linken Hemisphäre befindlichen Lesezentrum als visuell wahrgenommene Buchstaben.

Die der *Sprechapraxie* zugrundeliegenden Läsionen liegen ebenfalls meist in der linken Großhirnhemisphäre. Die genauen, für ihr Zustandekommen verantwortlichen Läsionsorte sind noch umstritten, wenngleich nach heutigem Kenntnisstand der vorderen Insel und dem frontalen Operkulum (unterer Abschnitt des lateralen Frontalhirns) eine besondere Bedeutung zuzukommen scheint (Dronkers, 1996) (*Abb. 6.6*).

Dysarthrien können bei Läsionen in unterschiedlichen Bereichen des motorischen Systems vorkommen (s. 6.4). Besonders schwer sind Dysarthrien, wenn bilateral-homologe Hirnstrukturen (s. 11.3.1.1) betroffen sind. Sie gehen dann oft auch mit einer ausgeprägten Schluckstörung einher. Man kann progrediente Erkrankungen (z. B. ALS, MS, Morbus

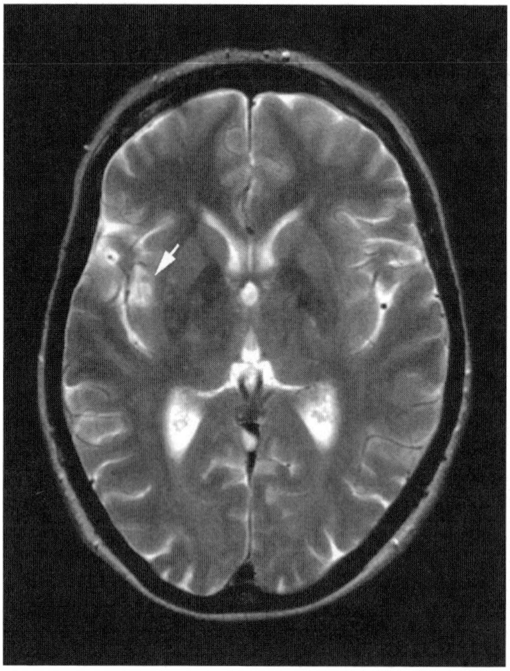

Abb. 6.6: *Isolierter Infarkt im Bereich der Insel links (T2-gewichtetes MRT). Die Patientin war akut durch eine mittelschwere Sprechapraxie (ohne begleitende Aphasie) aufgefallen.*

Parkinson) von solchen unterscheiden, denen ein einmaliges Ereignis zugrunde liegt. Die Extremform der Dysarthrie ist die *Anarthrie.* Ist das frontoparietale Operkulum beidseits betroffen, so resultiert das sog. *bilaterale vordere Operkulum-Syndrom (Foix-Chavany-Marie-Syndrom)* mit Anarthrie, schwerster Dysphagie, Unmöglichkeit des Kauens und sehr schlechter Prognose (*Abb. 6.7 links*). Sind die kortikobulbären Bahnen beidseits unterbrochen, so resultiert das Bild der sog. *Pseudobulbärparalyse,* die mit einer schweren Dysarthrie bzw. Dysphagie einhergeht (*Abb. 6.7 rechts*).

Eine Sonderform nimmt der *traumatische Mutismus* ein. Ursache sind schwere Schädelhirntraumen, wobei es sich meist um eine hirndruckbedingte sekundäre Schädigung des Hirnstamms handelt. Initial sind die Patienten anarthrisch und aphon. Im Verlauf treten stimulusabhängige stimmhafte Lautäußerungen auf. Die ersten sprachlichen Äußerungen sind stimmlos (»Flüsterstadium«) und werden im weiteren Verlauf stimmhaft. Kritische Läsionsorte liegen im Hirnstamm: Schädigung des periaquäduktalen Höhlengraus (PAG) des Mittelhirns und

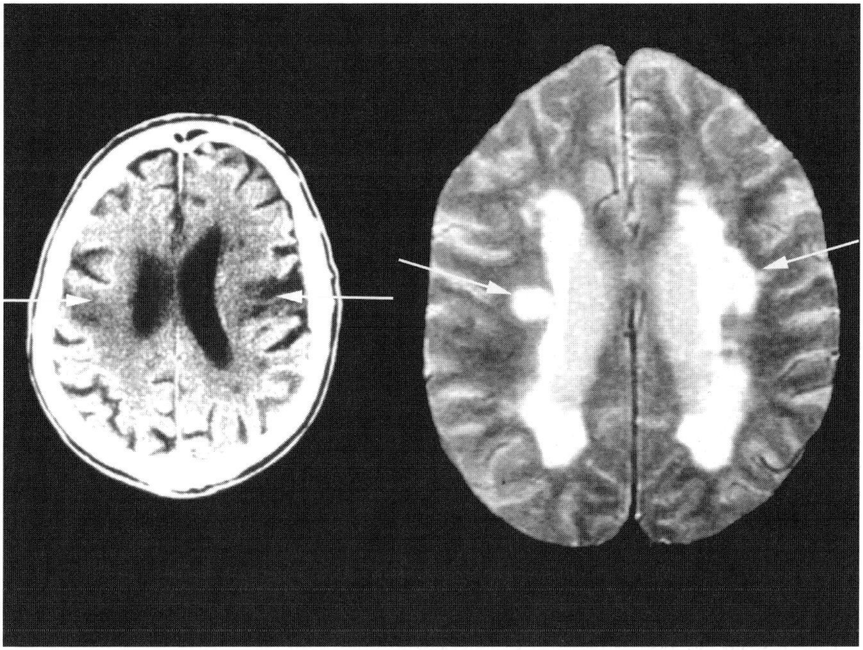

Abb. 6.7: *Anarthrie bei bilateralen Läsionen: Links: CCT mit bilateral-symmetrischen Mediateilinfarkten (Pfeile); sog. bilaterales vorderes Operkulumsyndrom (Foix-Chavany-Marie-Syndrom). Rechts: T2-gewichtetes MRT mit bilateralen Endstrominfarkten (Pfeile); Pseudobulbärparalyse (s. Text).*

seiner Verbindungen zum Vaguskern (Nucleus ambiguus) sowie bilaterale Affektionen kortikobulbärer Fasern.

Es existieren viele Studien über kortikale Reorganisationsvorgänge nach Aphasien, allerdings bislang nur eine Studie, in der der Einfluss von Aphasietherapie auf Veränderungen der kortikalen Repräsentation von Sprache untersucht wurde. Musso et al. (1999) stellten in einer PET-Studie an vier Patienten mit Wernicke-Aphasie, die auditive Sprachverständnisaufgaben lösen mussten, den Einfluss symptomorientierten Sprachtrainings auf die Reorganisation des Gehirns dar. Zwischen zwei PET-Sitzungen erfolgte ein kurzes Sprachverständnistraining, das jeweils mit einer verkürzten Version des Token-Tests zur Einschätzung der Sprachverständnisleistungen begann. Eine Korrelation der sich kontinuierlich verbessernden Sprachverständnisleistungen mit den PET-Daten ergab bei allen Patienten u. a. Aktivierungen im posterioren Teil des rechten Gyrus temporalis superior und im linken Präcuneus. Diese Ergebnisse unterstützen die Bedeutung der rechten Hemisphäre für die Rückbildung von Aphasien nach Schlaganfall und zeigen, dass Verbesserungen in den Sprachverständnisleistungen mit einer funktionalen Reorganisation des Gehirns in Verbindung gebracht werden können. Zusätzlich weisen die Autoren jedoch darauf hin, dass Verbesserungen der Sprachverständnisleistungen nicht nur linguistische, sondern auch nicht-linguistische Faktoren wie Aufmerksamkeit, Gedächtnis und Motivation benötigen. Daher ist es auch nicht verwunderlich, dass die in dieser Studie aktivierten Hirnareale nicht ausschließlich mit Sprachfunktionen in Verbindung gebracht werden können. Eine Aktivierung des Gyrus temporalis superior in beiden Hemisphären erfolgt beispielsweise bei Kurzzeitgedächtnis-Aufgaben, der Präcuneus wird zusammen mit anderen Strukturen bei Langzeitgedächtnis-Aufgaben aktiviert. Dies zeigt, dass sprachliche Leistungen, im speziellen hier das auditive Sprachverständnis, immer im Zusammenhang mit anderen kognitiven Hirnfunktionen betrachtet werden sollten. Zur Rolle der rechten Hemisphäre bei Rückbildung von Aphasien s. auch *Farbabb. 11.20.*

6.6 ABZUGRENZENDE STÖRUNGEN UND BEGRIFFE

Patienten mit schwerer Wernicke-Aphasie werden bisweilen fälschlicherweise als *verwirrt* eingestuft. Dies gilt insbesondere für Patienten, die im Rahmen ihrer Wernicke-Aphasie einen sogenannten Jargon aufweisen. Man versteht darunter die sinnlose Aneinanderreihung von Wörtern (semantischer Jargon) oder von phonematisch stark entstellten Wörtern (phonematischer Jargon) bei flüssiger Sprachproduktion. Gerade aufgrund dieser semantischen und/oder phonematischen Paraphasien ist eine Abgrenzung gegenüber Verwirrtheitszuständen relativ leicht möglich.

Begrifflich sollte die Sprechapraxie unterschieden werden von der *bukkofazialen Apraxie* (Gesichtsapraxie). Letztere kommt zwar oft gemeinsam mit einer Sprechapraxie vor, darf aber mit ihr nicht gleichgesetzt werden. So zeigen Patienten mit bukkofazialer Apraxie im Gegensatz zu solchen mit Sprechapraxie z. B. keine Auffälligkeiten beim Sprechen (s. 6.3 und 7.2).

Im Falle des Vorliegens von Dysarthrien wird der betroffene Patient aufgrund des oftmals monotonen und verlangsamten Sprechens häufig als insgesamt *kognitiv verlangsamt* eingestuft, was keinesfalls zutreffen muss (s. 4.2.1 und 4.5).

Eine Dyslexie (Lesestörung im Rahmen einer Aphasie) muss von *Lesestörungen anderer Art* (z. B. hemianopische Lesestörung, Lesestörung bei Neglect) abgegrenzt werden (s. 2.2.1 und Kap. 5). Dasselbe gilt für die Abgrenzung der Dysgraphie von andersartigen Störungen des Schreibens, z. B. im Rahmen von Störungen der Handfunktionen bzw. von Störungen räumlicher Leistungen.

Eine reine Dyslexie (Wortformdyslexie) ist aus neuroanatomischen Gründen (s. 6.5) fast immer mit einer rechtsseitigen Hemianopsie und damit evtl. auch mit einer zusätzlichen hemianopischen Lesestörung kombiniert. Es ist bisweilen schwierig und daher oft nur durch genaue Untersuchung zu unterscheiden, ob eine isolierte hemianopische Lesestörung oder aber die Kombination einer hemianopischen Lesestörung mit einer reinen Dyslexie vorliegt.

Sprechantriebsstörungen können isoliert vorkommen oder aber im Rahmen eines sog. akinetischen Mutismus (Aufhebung von dem Willen unterworfenen Bewegungen einschließlich des Sprechens). Sie treten insbesondere bei beidseitigen Anteriorinfarkten oder bei Hydrocephalus aresorptivus auf; betroffen sind die supplementärmotorische Area (SMA) und/oder der anteriore Gyrus cinguli (»perizinguläres Vokalisationsareal« des Tieres = »Sprechantriebs-Region« des Menschen?) bzw. ihre deszendierenden Fasern (siehe 7.6 und 11.2.2.2).

6.7 BEDEUTUNG IM RAHMEN DER REHABILITATION

Da die Sprache unser hauptsächliches Kommunikationsmittel ist, werden vom Patienten und seinen Angehörigen Aphasien, Sprechapraxien und Dysarthrien unter den Hirnleistungsstörungen meist als besonders einschneidend erlebt. Unterschiedlichste psychische Reaktionen, meist depressive Anpassungsstörungen (s. Kap. 10), sind daher häufig die Folge. Bei bestimmten Aphasie-Syndromen, besonders häufig bei der Wernicke-Aphasie, scheint demgegenüber beim Patienten oft kein Zugang zu seinem sprachlichen Defizit, d. h. kein reales Störungsbewusstsein, zu bestehen, weshalb diese Patienten (anfänglich) oft nicht depressiv verstimmt sind bzw. die Notwendigkeit einer Sprachtherapie oft nicht einsehen.

Der *richtige Umgang mit sprach-/sprechgestörten Patienten bzw. ihren Angehörigen* ist im Rahmen rehabilitativer Maßnahmen besonders wichtig. In jedem Einzelfall sollte bezüglich des Umganges mit Aphasikern eine Rücksprache mit dem betreuenden Sprachtherapeuten erfolgen.

Interdisziplinäre Zusammenarbeit der verschiedenen Therapeutengruppen unter Einbeziehung des Pflegepersonals ist wichtig. Kognitive Defizite sind, sofern dies möglich ist, zu testen, u. a. weil sie die Rückbildung von Aphasien negativ beeinflussen.

Als wichtigste allgemeine Regeln für den Umgang mit Aphasikern seien genannt:

- Das Sprachverständnis eines aphasischen Patienten wird vom Nichtfachmann meist überschätzt, d. h. es ist meist schlechter als vermutet. Deshalb sollten Fragen an den Patienten möglichst deutlich, langsam und insbesondere so gestellt werden, dass der Patient mit »Ja« oder »Nein«antworten kann (»Wollen Sie Kaffee?« ist besser als »Was darf ich Ihnen bringen, Tee, Kaffee oder ein anderes Getränk?«).
- Man sollte Patienten mit nicht-flüssiger Aphasie (d. h. mit reduziertem Sprechfluss) zum Sprechen anregen. Im Gegensatz dazu müssen Patienten mit flüssiger Aphasie, d. h. mit normaler oder überschießender Sprachproduktion (meist Wernicke-Aphasiker) oftmals wegen ihres mangelnden Störungsbewusstseins im Gespräch nach Rücksprache mit dem Sprachtherapeuten »gestoppt« werden.
- Eine »Babysprache« mit dem Sprachgestörten hat zu unterbleiben. Sie wird leider allzuoft von den Bezugspersonen aus Unwissenheit eingesetzt. Es gibt in der Rehabilitation kaum Schlimmeres als in das entsetzte Gesicht eines Aphasikers blicken zu müssen, der soeben vom Ehepartner in erniedrigender Babysprache angesprochen wurde (z. B. »nun sag' doch dem Onkel Doktor, wie es Dir geht«). In derartigen Fällen muss im Sinne des Patienten eine eingehende Angehörigenberatung erfolgen (siehe auch 1.7).
- Im Gespräch mit Sprachgestörten muss eine besondere Art der Geduld herrschen, auch dann, wenn man den Aphasiker zunächst überhaupt nicht versteht. Diese Geduld muss dem Aphasiker einerseits

die Möglichkeit und das Gefühl geben, dass er nicht unter Zeitdruck steht und z. B. nach fehlenden Worten suchen kann. Andererseits darf die zum Ausdruck gebrachte Geduld aber nicht ein Maß übersteigen, das ihn verletzen könnte (analog einem kleinen Kind, welches merkt, dass man es beim Mensch-Ärgere-Dich-Nicht-Spiel gewinnnen lässt).

Diese Umgangsregeln gelten natürlich teilweise auch für Patienten mit Sprechapraxie bzw. Dysarthrie.

Im Folgenden wird noch auf einige **allgemeine Prinzipien der Sprach-/Sprechtherapie** hingewiesen. Man unterscheidet im Falle der Aphasien drei Phasen der Sprachtherapie:

- Aktivierungsphase
- störungsspezifische Übungsphase
- Konsolidierungsphase.

In der Akutphase (2–6 Wochen nach dem hirnschädigenden Ereignis) erfolgt *sprachliche Aktivierung;* mittels verschiedener Methoden wird versucht, sprachliche Leistungen des Gehirns zu reaktivieren oder etwa Automatismen zu unterdrücken.

In der frühen (1–4 Monate) und späten (5–12 Monate) Postakutphase und in der chronischen Phase (> 12 Monate) erfolgt *störungsspezifisches Üben.* Beispielsweise wird bei Patienten mit schweren Sprachverständnisstörungen das Ausführen einfachster Interaktionen wie das Geben und Nehmen von Alltagsgegenständen angebahnt. Stehen phonematische Paraphasien im Vordergrund, so erfolgen u. a. phonematische Diskriminationsübungen anhand von Minimalpaaren (z. B. Wind/Kind). Bei Wortfindungsstörungen hingegen werden Kompensationsstrategien wie das Umschreiben des Zielwortes – Hund: [...] hat vier Pfoten und bellt – aktiviert.

Eine Therapiemethode, die ebenfalls Kompensationsstrategien einsetzt, ist die »Reduzierte Syntaxtherapie« (REST) (Schlenck et al.,1995). Hierbei wird versucht, Aphasikern, die primär nur Einwortäußerungen produzieren und kaum expressive syntaktische Leistungen zeigen, einfache »agrammatische« Strukturen zu vermitteln (z. B. »Stadt gegangen – Freunde getroffen – Kaffee getrunken«). Ein ebenfalls weitverbreitetes Therapieprogramm ist die »Modalitätenaktivierung« (MODAK) (Lutz, 1997). Ziel dieses Ansatzes ist es, mittels sprachsystematischer Übungen (z. B. Bilder zeigen/Bilder benennen) die verschiedenen sprachlichen Modalitäten miteinander zu verbinden.

Parallel zum störungsspezifischen Üben bzw. nach Erreichen eines Lernplateaus erfolgt *Konsolidierung;* es wird versucht, das in der störungsspezifischen Übungsphase Erlernte in Alltagssituationen zu übertragen. Dabei kommen insbesondere Gruppentherapien zum Einsatz, im Rahmen derer der Aphasiker z. B. in Form von Rollenspielen lernt, alltägliche Situtionen wie z. B. Einkaufen trotz noch bestehender sprachlicher Störungen zu bewältigen. Es soll dem Aphasiker auch die Scheu, sprachlich zu kommunizieren, genommen werden. Die Aufzeichnung derartiger Kommunikationssituationen mittels Videoaufnahmen, die anschließend den Aphasikern gezeigt und mit ihnen durchdiskutiert werden, hat sich sehr gut bewährt.

Neben störungsspezifischen (sprachsystematischen) Therapieansätzen haben sich *kommunikative (»sprachpragmatische«) Ansätze* wie etwa die PACE-Methode (Promoting Aphasics' Communicative Effectiveness), die von Davis und Wilcox Anfang bis Mitte der 80er Jahre entwickelt wurde, als sehr effizient erwiesen (Übersicht bei Glindemann & Springer, 1989). Es handelt sich dabei um kommunikative Übungen, die enge Zusammenhänge zu wichtigen natürlichen Dialogformen des Alltags aufweisen. Das Training hat zum Ziel, kommunikative Kompetenz aufzubauen bzw. zu erweitern, und kann einzeln oder in der Gruppe durchgeführt werden. Die wesentlichen PACE-Prinzipien bestehen darin, dass Therapeut und Patient(en) gleichberechtigt die Rolle des Sprechers und Hörers übernehmen, dass neue Informationen zu übermitteln sind, dass die Patienten die verbalen oder nonverbalen Kommunikationsmöglichkeiten frei wählen können und dass der Therapeut den Patienten in natürlicher Weise Rückmeldungen über den Erfolg der Informationsvermittlung gibt.

So können in der konkreten Therapiesituation beispielsweise Bildkarten verdeckt auf dem Tisch liegen. Sie werden von den Teilnehmern abwechselnd aufgedeckt. Die Aufgabe besteht darin, die Gesprächspartner durch Umschreiben, Gesten, Zeichnen etc. zu informieren, welcher Gegenstand auf der Karte dargestellt ist.

Die *»modifizierte PACE-Methode«* ergänzt die kommunikativ-pragmatischen Rahmenbedingungen von PACE durch sprachsystematische Übungen und scheint der traditionellen PACE-Methode überlegen zu sein (Springer et al., 1991).

Ebenfalls zu den sprachpragmatischen Ansätzen gehört die 1978 von Helm und Benson speziell für Global-Aphasiker entwickelte Visual

Action Therapy (VAT). Ziel ist, dass diese Patienten einfache Sachverhalte nonverbal durch Einsatz von Gestik ausdrücken können. Es handelt sich um acht Alltagsobjekte, denen zunächst Bilder zugeordnet werden müssen; später werden das Zuordnen von Gesten zu Bildern und schließlich die isolierte Anwendung von Gestik trainiert. Aufgrund eigener Erfahrung gestaltet sich jedoch der Transfer in den Alltag oft problematisch.

Was die *Effizienz von Sprachtherapie* betrifft, so konnten Poeck et al.(1989) nachweisen, dass sich bei circa zwei Drittel der Aphasiker signifikante und über das Maß der Spontanremission hinausgehende Verbesserungen sprachlicher Leistungen erzielen lassen, falls es sich um eine störungsspezifische Therapie (s. o.) handelt, die Therapie so früh wie möglich einsetzt und intensiv ist (mindestens vier bis sechs Wochen Therapie, davon täglich einmal eine Stunde Einzeltherapie, ergänzt durch mehrmalige Gruppentherapie pro Woche).

Für die Therapie der Sprechapraxie ist wegen ihrer häufigen Überlappung mit Aphasie und Dysarthrie eine sehr genaue diagnostische Abgrenzung unumgänglich. Eine gezielte Behandlung der Sprechapraxie kann erst mit ausreichendem Sprachverständnis (Instruktionsverständnis) einsetzen. Insgesamt ist die Prognose umso günstiger, je geringer der Schweregrad der Aphasie ist. Ziel ist eine Wiederherstellung der automatischen Sprechbewegungen anhand unterschiedlicher Therapiemethoden. Es werden u. a. segmentorientierte Ansätze, welche die Anbahnung des Einzellautes zum Ziel haben, metrische Verfahren und Vermittlungstechniken unterschieden. Zu den Vermittlungstechniken gehören u. a. didaktische Hilfen wie z. B. photographische Mundbilder, in denen gewissermaßen als Momentaufnahmen hintereinander die Artikulationsbewegungen für Lautfolgen dargestellt werden; auch visuelle, auditive und taktil-kinästhetische Techniken kommen zum Einsatz (z. B. PROMPT = Prompts for Restructuring Oral Muscular Phonetic Targets bzw. Taktkin = deutsche modifizierte Fassung); ferner gibt es rhythmisch-melodische Verfahren (melodische Intonationstherapie = MIT), gestische Reorganisation des Sprechens (erweiterte Mediationstechnik) und Entspannungsmethoden. Die jeweiligen Therapieansätze sind meist durch einen hierarchischem Aufbau gekennzeichnet. Übersichten finden sich bei Ziegler & Jaeger (1993a,b) sowie Engl-Kasper (1993).

Die **Dysarthrie** muss hinsichtlich Diagnostik und Therapie als eine die Persönlichkeit und das Lebensgefühl einschränkende Kommunikationsstörung verstanden werden. Die Therapieindikation muss immer individuell gestellt werden, da zwischen dem Schweregrad der motorischen Schädigung (Funktionsstörung), der kommunikativen Einschränkung (Beeinträchtigung der Aktivität) und dem Ausmaß der psychosozialen Behinderung (Beeinträchtigung der Partizipation) keine direkte Beziehung besteht. Oft können nicht nur linguistische Informationen (z. B. ob es sich um einen Frage- oder Aussagesatz handelt) nicht mehr eindeutig vermittelt werden, sondern es werden z. B. auch Hinweise zur Befindlichkeit verfälscht wiedergegeben. So ist das Sprechen nicht nur seiner Verständlichkeit, sondern auch seiner Natürlichkeit beraubt. Sprechweise und Stimmklang werden bereits bei geringen Auffälligkeiten »negativ« beurteilt: So kann z. B. eine nur leichte stimmliche Auffälligkeit für einen Berufssprecher weitreichende Folgen haben.

Als Leitlinien der Dysarthrietherapie gelten ein frühestmöglicher Therapiebeginn, ein gezieltes Ansetzen an den Basisstörungen und die Modifikation der Grundstörung. Es kommen die Förderung kompensatorischen Verhaltens, die Bewusstmachung der einzelnen Sprechkomponenten in ihren Wechselwirkungen, die Schulung der Selbstwahrnehmung und eine ausreichende Motivation des Patienten hinzu. Mit unterschiedlicher Gewichtung finden je nach Patient, Grunderkrankung und Dysarthrieform folgende Übungsbereiche ihren Einsatz:

Tonusregulierende Haltungskorrekturen, Verbesserung der Ruhe- und Sprechatmung, der Phonation und Resonanz, der orofazialen Motorik, der artikulatorischen Fähigkeiten, der Prosodie sowie der pragmatischen Möglichkeiten.

Beispielhaft soll ein nahezu alle Übungsbereiche umfassendes Therapiekonzept erwähnt werden, das sog. Lee Silverman Voice Treatment (LSVT), das als funktionsübergreifendes Mittel zur Verbesserung der Verständlichkeit den Lautstärke-Einsatz fokussiert (Benecke, 1999). Es findet hauptsächlich Anwendung bei rigid-hypokinetischen und schlaffen Dysarthrien.

Bei Dysarthrien wird initial oftmals in enger Zusammenarbeit zwischen Sprachtherapeuten und Physiotherapeuten je nach Störungsbild die Behandlung des oralen Traktes sowie der Haltung und der Atmung angegangen. Man unterscheidet *übungstherapeutische Ansätze, instrumentelle Verfahren (Biofeedback) und prothetisch-technische Maßnahmen.*

Unter den *übungstherapeutischen Ansätzen* seien beispielhaft tonusregulierende Maßnahmen (PNF) sowie das Training physiologischer Bewegungsmuster genannt. Unter den Vermittlungstechniken kommen dabei auch Übungshilfen wie z. B. das Tastbrett (pacing board) zur Beeinflussung prosodischer Störungen (*Abb. 6.8*) zum Einsatz.

Beispiele für *prothetisch-technische Maßnahmen* sind – in schweren Fällen eingesetzte – individuell »angepasste« Kommunikatoren (z. B. Mikrocomputer mit akustischer Sprachausgabe), elektronische Stimmverstärker, Gaumensegelprothesen sowie Beißblöcke.

Gaumensegelprothesen zur Anhebung des Gaumensegels (palatal lift) sind bei bestimmten Patienten mit Veluminsuffizienz (Ausfall der Gaumensegelfunktion) indiziert, wenn alle anderen Dysarthrie-Behandlungsverfahren ausgeschöpft sind. Die Prothese besteht aus einer Platte, die dem harten Gaumen aufliegt und an den Zähnen des Oberkiefers mit Klammern befestigt ist; eine schmale Verlängerung im hinteren Teil dient der Anhebung des Gaumensegels. Die Patienten bedürfen zur Adaptation an diese Prothese einer Eingewöhnungsphase, während der – wegen der neuen und ungewohnten anatomischen Bedingungen – eine intensive Dysarthrie-Behandlung durchgeführt werden muss. Ein Beißblock reduziert durch Hemmung der Mitbewegungen des Unterkiefers artikulatorische Koordinationsanforderungen und kann gelegentlich zu einer deutlichen Verbesserung der Verständlichkeit führen.

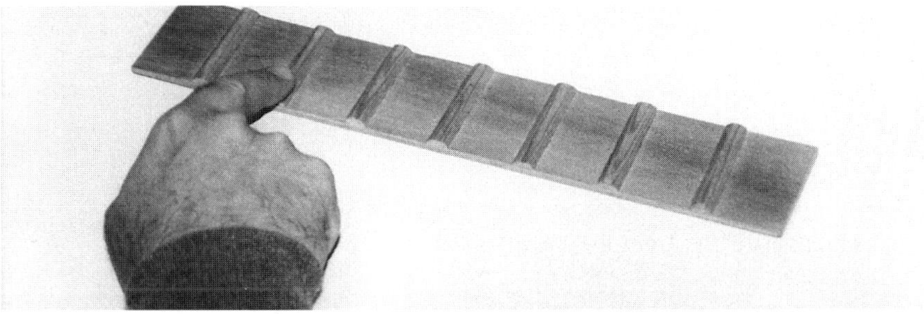

Abb. 6.8: *Tastbrett (pacing board). Patienten mit Dysarthrie sprechen oft deutlicher, wenn sie ihr Sprechtempo verlangsamen. Dafür eignet sich dieses Hilfsmittel. Die Patienten klopfen bei den Wortsilben, die sie sprechen, zugleich mit dem Zeigefinger auf die Tasten des Brettes. Durch dieses silbische Sprechen wird die Sprechgeschwindigkeit langsamer. Einige Patienten können nach entsprechender Übung auch ohne dieses Hilfsmittel langsamer und damit verständlicher sprechen.*

Aphasien

Störungen	Bevorzugte Läsionsorte	Therapie-Prinzipien
Broca-Aphasie	Broca-Areal (BA 44/45) und umgebende Strukturen	*Akutphase:* sprachliche Aktivierung oder hemmende Techniken (bei überschießender Sprachproduktion)
Wernicke-Aphasie	Wernicke-Areal (BA 22), oft auch angrenzende parietale Strukturen	*Postakutphase:* störungsspezifische Therapie (Einzel- und/oder Gruppen therapie), z. B. REST
Global-Aphasie	meist ausgedehnte frontotemporoparietale Läsionen (z. B. subtotaler Mediainfarkt)	*Konsolidierungsphase:* kommunikationsorientierte Therapie (Einzel- und/oder Gruppentherapie), z. B. PACE
Amnestische Aphasie	sehr variable Lokalisation, oft schwerpunktmäßig temporal	*In jeder Phase:* Patienten- und Angehörigenberatung
Leitungsaphasie	Fasciculus arcuatus (verbindet Broca- und Wernicke-Region), auch superior-temporale Läsionen	
Transkortikale Aphasien – transkortikal-motorisch (tm) – transkortikal-senorisch (ts) – transkortikal-gemischt (tg)	Fasern vom prämotorischen Kortex/von der SMA zum Broca-Areal (tm); temporookzipitaler Übergang (ts); multifokale Läsionen (tg)	

Sprechapraxie, Dysarthrien, Mutismus

Störungen	Bevorzugte Läsionsorte	Therapie-Prinzipien
Sprechapraxie	vordere Insel und frontales Operkulum, meist links	• segmentorientierte Ansätze • metrische Verfahren • visuelle, auditive, taktil-kinästhetische Vermittlungstechniken • rhythmisch-melodische Verfahren • Entspannungs-methoden
Dysarthrie		• übungstherapeutische Ansätze, z. B. tonusregulierende Maßnahmen • instrumentelle Verfahren (Biofeedback), z. B. Visipitch • prothetisch-technische Maßnahmen, z. B. Gaumensegelprothese, Beißblock
– schlaff	Sprech- und Stimmuskulatur; Hirnnerven V, VII, IX, X, XII	
– spastisch	deszendierende kortikobulbäre Bahnen, beidseits	
– rigid-hypokinetisch	Substantia nigra, pars compacta und/oder Putamen, beidseits	
– dyskinetisch	Striatum, beidseits	
– ataktisch	Kleinhirn, mehr beidseitig als einseitig	
Foix-Chavany-Marie-Syndrom (Anarthrie, Kau- und Schluck-störung)	frontoparietales Operkulum beidseits	• sprachliche Aktivierung • evtl. begleitende Schlucktherapie
Akinetischer Mutismus	anteriorer Gyrus cinguli, beidseits	
Traumatischer Mutismus	periaquäduktales Grau des Mittelhirns	

7

Apraxien

7.1 BEGRIFFSBESTIMMUNG

Unter Apraxie versteht man motorische Fehlhandlungen bei intakten elementaren motorischen Leistungen. Die traditionelle Einteilung in eine ideomotorische und eine ideatorische Apraxie (Liepmann 1905, 1908) ist inzwischen von fragwürdigem Nutzen, wird in diesem Kapitel aber aus didaktischen Gründen beibehalten. Nach dieser Einteilung ist bei der ideomotorischen Apraxie die Auswahl und richtige zeitliche Aufeinanderfolge von Einzelbewegungen (s. 7.2) betroffen; bei der ideatorischen Apraxie sind die Auswahl und richtige Abfolge von Einzelhandlungen sowie der Objektgebrauch (s. 7.3) betroffen. Charakteristisch für die ideomotorische und die ideatorische Apraxie ist das Auftreten von sog. Parapraxien (Parapraxie = Entstellung der Bewegungsabläufe, s. 7.2 und 7.3). Neben diesen beiden Apraxien im engeren Sinne wird im vorliegenden Kapitel auch auf die gliedkinetische Apraxie und die Gangapraxie eingegangen.

7.2 IDEOMOTORISCHE APRAXIE

Die ideomotorische Apraxie ist eine Störung in der sequentiellen Anordnung von Einzelbewegungen zu Bewegungsfolgen.

Die ideomotorische Apraxie betrifft im Sinne der *Gliedmaßenapraxie* die Extremitäten beider Körperhälften oder – bei Balkenläsion – nur die linksseitigen Extremitäten (sog. sympathische Apraxie) (s. 7.5); eine weitere Unterform der ideomotorischen Apraxie ist die *Gesichtsapraxie (bukkofaziale Apraxie)*.

Die ideomotorische Apraxie tritt nach gängiger Auffassung fast nur in der Testsituation auf, d. h. wenn sie verbal oder imitatorisch abgeprüft wird, während sie im natürlichen Bewegungskontext nur selten in Erscheinung tritt. So kann z. B. ein Patient mit bukkofazialer Apraxie auf verbale Aufforderung oder imitatorisch die Unterlippe nicht mit der Zungenspitze berühren, sich aber z. B. spontan mit der Zunge die Unterlippe lecken.

Von besonderer Bedeutung ist die ideomotorische Apraxie daher in den Fällen, bei denen mit den Patienten – nach verbaler Aufforderung oder imitatorisch – Bewegungskomponenten eintrainiert werden.

Im Falle der *Gliedmaßenapraxie* sind daher folgende Patienten besonders beeinträchtigt:

- Patienten mit schwerer Aphasie (z. B. Globalaphasie), bei denen als eine Art von Sprachersatz ein Gestentraining durchgeführt wird.
- Patienten, die im Rahmen des Selbsthilfetrainings Bewegungsabläufe lernen müssen, welche für Ankleiden, Essen und andere wichtige Alltagsleistungen erforderlich sind.

Im Falle der *Gesichtsapraxie* sind besonders betroffen:

- Patienten, die im Rahmen der Dysarthrie/Sprechapraxie-Therapie die für den Artikulationsvorgang notwendigen Einzelbewegungen im Bereich der bukkofazialen Muskulatur trainieren müssen.

Abgeprüft wird die *ideomotorische Apraxie* – nach verbaler Aufforderung bzw. imitatorisch – im Falle der Gliedmaßenapraxie durch folgende Untersuchungen:

- Bedeutungsvolle transitive Bewegungen (Pantomime von Objektgebrauch) und intransitive Bewegungen (Gesten): z. B. Hämmern ohne realen Hammer; mit dem Finger drohen, mit der Hand heranwinken
- Bedeutungslose Gesten (z. B. Handrücken an die Stirn legen, Handfläche auf die Schulter legen). Handstellungen sind bei der ideomotorischen Apraxie gestört, Fingerstellungen und kombinierte Finger-Hand-Stellungen kommen auch bei nicht-apraktischen Patienten mit rechtshirnigen Läsionen vor.

Im Falle der *Gesichtsapraxie* werden – ebenfalls nach verbaler Aufforderung bzw. imitatorisch – u. a. folgende Aufgaben gestellt:

- Mund spitzen

- Unterlippe lecken
- Nase rümpfen
- Backen aufblasen.

Typisch ist das Auftreten von *Parapraxien* (Entstellung der Bewegungsabläufe), wobei man folgende parapraktischen Fehler unterscheiden kann:

- Substitution = Ersatz einer abgeprüften Bewegung durch eine andere
- Überschussbewegungen = zusätzliche, nicht geforderte Bewegungen
- Auslassungen = Ausbleiben oder fragmentarische Ausführung der Bewegung
- Conduite d'approche = zunehmende Annäherung an die geforderte Bewegung
- Perseverationen = Auftreten von bereits vorher ausgeführten Bewegungen
- Amorphe Bewegungen = nicht näher einordenbare parapraktische Fehler
- »Body part as object«/»body part as function«-Fehler (»Körperteil als Objekt/Funktion«-Fehler) sollen bei Patienten mit ideomotorischer Apraxie häufiger vorkommen als bei Gesunden bzw. Patienten ohne Apraxie. Man versteht darunter, dass ein Patient etwa bei der Pantomime des Objektgebrauchs »Zahnbürste« den ausgestreckten Zeigefinger hin- und herbewegt oder bei »Hammer« mit der geballten Faust auf den Tisch klopft.

Die Perseveration ist die häufigste Parapraxie. In neueren Untersuchungen konnte gezeigt werden, dass der ideomotorischen Apraxie keine primäre Störung der Bewegungsausführung, sondern der Bewegungsplanung zugrunde liegt (Goldenberg, 1996a). Patienten mit ideomotorischer Apraxie haben keine adäquate Vorstellung von der durch die Bewegung angesteuerten Zielposition (Hermsdorfer et al., 1996); beim Imitieren von Handstellungen zeigte sich, dass bei den betroffenen Patienten eine Störung des Konzeptes des menschlichen Körpers vorliegt. So wurden Fehler beim Imitieren nicht nur am eigenen Körper, sondern auch außerhalb des eigenen Körpers – an einer Puppe – festgestellt (Goldenberg, 1996b).

7.3 IDEATORISCHE APRAXIE

Die ideatorische Apraxie galt bisher als eine Störung in der sequentiellen Ausführung von mehrgliedrigen Handlungsfolgen. Diese Apraxieform ist bei entsprechendem Schweregrad alltagsrelevant und tritt insbesondere dann in Erscheinung, wenn der betroffene Patient Objekte benutzen muss, um ein bestimmtes Ziel zu erreichen.

Goldenberg (1998) konnte zeigen, dass Patienten mit ideatorischer Apraxie sowohl im Gebrauch bekannter als auch unbekannter (neu entworfener) Gegenstände Schwierigkeiten hatten. Eine Grundstörung bei ideatorischer Apraxie scheint daher wohl darin zu bestehen, die Beziehungen zwischen funktionell signifikanten Details von Gegenständen zu erfassen. Dieses Konzept der ideatorischen Apraxie ähnelt dem von Morlaas (1928): Er sprach von »Agnosie des Gebrauchs« (»agnosie de l'usage«), also gewissermaßen von einem Verlust des Wissens über den richtigen Gebrauch von Gegenständen.

Im Rehabilitationsalltag fallen die Patienten meist dadurch auf, dass sie Schwierigkeiten haben beim Ankleiden, beim Essen, beim Zubereiten von Mahlzeiten etc., wobei oft ein falscher Gebrauch von Objekten besonders augenfällig ist (Beispiele: Das Brot wird mit der Gabel bestrichen; mit dem Teelöffel wird versucht, ein Brötchen aufzuschneiden etc.). Abgeprüft wird die ideatorische Apraxie mit realen Objekten

- anhand einfacher Handlungen mit einzelnen Objekten:
  - Nagel mit Hammer einschlagen
  - Kämmen mit Kamm
  - Schloss mit Schlüssel aufsperren
  - Bleistift spitzen oder
- anhand mehrschrittiger Handlungen mit mehreren Objekten
  - Kerze anzünden
  - Brief falten, kuvertieren und frankieren
  - Papierblatt lochen und in Ordner heften
  - Tasse Pulverkaffee zubereiten.

Typische apraktische Fehler bei ideatorischer Apraxie sind Vertauschungen in der Reihenfolge, Perseverationen und ratlose Abbrüche.

7.4 GANGAPRAXIE UND GLIEDKINETISCHE APRAXIE

Die Gangapraxie ist eine Störung im automatisierten und hochüberlernten zeitlichen Zusammenspiel der Beine. Die Patienten haben sozusagen das Gehen verlernt. Nennenswerte Paresen oder sonstige neurologische Befunde, die die Gangstörung erklären würden, liegen nicht vor. Es finden sich die folgenden klinischen Charakteristika:

- Die Patienten gehen breitbeinig.
- Der Oberkörper ist leicht nach vorne gebeugt.
- Die Schritte sind klein und zögerlich, die Füße scheinen am Boden zu »kleben«.
- Umdrehen, im Stehen oder im Bett, bereitet große Schwierigkeiten.
- Es besteht ständige Falltendenz (nach hinten).

Einige Symptome erinnern an die Gangstörung im Rahmen des Parkinson-Syndroms.

Die Gangapraxie kommt insbesondere bei Patienten mit beidseitigen Läsionen im Bereich des prämotorischen Kortex (BA 6) oder mit ausgeprägtem Hydrocephalus aresorptivus (s. 11.3.1.3) vor (s. 7.5).

Oftmals wird die Gangapraxie als psychogene Gangstörung verkannt wie im Falle der Patientin, deren CCT in *Abb. 7.4* gezeigt wird. Diese Patientin ist mehrfach gestürzt und hat sich im Rahmen dieser Stürze multiple Extremitätenfrakturen zugezogen. Sie wurde mir mit der Verdachtsdiagnose einer psychogenen Gangstörung zugewiesen, was sich aber nicht bestätigte.

Freund & Hummelsheim (1985) untersuchten Patienten mit einseitigen Läsionen im Bereich des prämotorischen Kortex; diese zeigten an den kontralateralen Extremitäten eine leichte proximalbetonte Parese (Schulter, Hüfte) sowie eine Störung bei Aufgaben, die ein Zusammenspiel beider Arme (Windmühlenbewegungen) oder beider Beine (Radfahren rückwärts) erforderten. Dieses Störungsmuster wurde von den Autoren als gliedkinetische Apraxie bezeichnet.

Möglicherweise unterscheiden sich die Gangapraxie und die gliedkinetische Apraxie nur dadurch, dass es sich im ersten Falle um bilaterale, im zweiten Falle um unilaterale prämotorische Läsionen handelt. Beiden Krankheitsbildern scheint eine Störung in der zeitlich richtigen Reihenfolge der Aktivation von – an automatisierten Bewegungsabläufen beteiligten – Muskeln zugrunde zu liegen.

7.5 ZUGRUNDELIEGENDE HIRNLÄSIONEN

Anfang des letzten Jahrhunderts hat Liepmann eine ideatorische, eine ideomotorische und eine gliedkinetische Apraxie unterschieden. Die ideatorische Apraxie resultiert danach aus einer Läsion von (linksseitigen) Hirnstrukturen, die für den Handlungsentwurf verantwortlich sind; demnach sind die Extremitäten *beider* Körperhälften betroffen. Die ideomotorische Apraxie wird auf (linkshirnige) Läsionen zurückgeführt, die die Umsetzung des Handlungsentwurfes in motorische Programme bewirken; daher betrifft auch diese Apraxieform alle Extremitäten (bei einer Balkenläsion sind – im Sinne einer sog. sympathischen Apraxie – nur die linken Extremitäten betroffen; s. *Abb. 7.1*). Handelt es sich schließlich um Läsionen von rechts- oder linksseitigen Hirnarealen, die die motorischen Engramme enthalten, so resultiert aufgrund dieses Konzeptes eine kontralaterale »gliedkinetische Apraxie«.

Die ideatorische Apraxie wird heute zurückgeführt auf Läsionen eines kortikal-subkortikalen (frontotemporo-)*parietalen* Netzwerkes, dem »conceptual system« (Handlungsentwurf). Die ideomotorische Apraxie wird in Bezug gebracht zu Läsionen eines weitverzweigten, kortikal-subkortikalen, suprasylvischen frontotemporoparietalen Netzwerkes, dem »production system« (Umsetzung eines Handlungsentwurfs in motorische Programme) (Übersicht: Leiguarda & Marsden, 2000). Zum heutigen Konzept der gliedkinetischen Apraxie s. 7.4.

Die ideomotorische und die ideatorische Apraxie treten fast ausnahmslos nach linkshirniger Schädigung auf, oft assoziiert mit einer Aphasie. Axiale Muskelgruppen sind im Rahmen von Apraxien fast nie betroffen, da sie von kortikalen Arealen kontrolliert werden, deren efferente Fasern beidseits (!) über die Formatio reticularis des Hirnstamms zum Rückenmark projizieren (einseitige Läsionen können deshalb kompensiert werden).

Für die Erklärung der ideomotorischen Apraxie als Leitungsstörung wird meist das Modell der *Abb. 7.1* (modifiziert nach N. Geschwind) verwendet, welches heute allerdings umstritten ist.

Die ideomotorische Gliedmaßenapraxie tritt meist bei großen linksseitigen suprasylvischen Läsionen auf (*Abb. 7.2*). Die Unterform bukkofaziale Apraxie ist Folge von (kleineren) Läsionen des linken perisylvischen Frontalhirns.

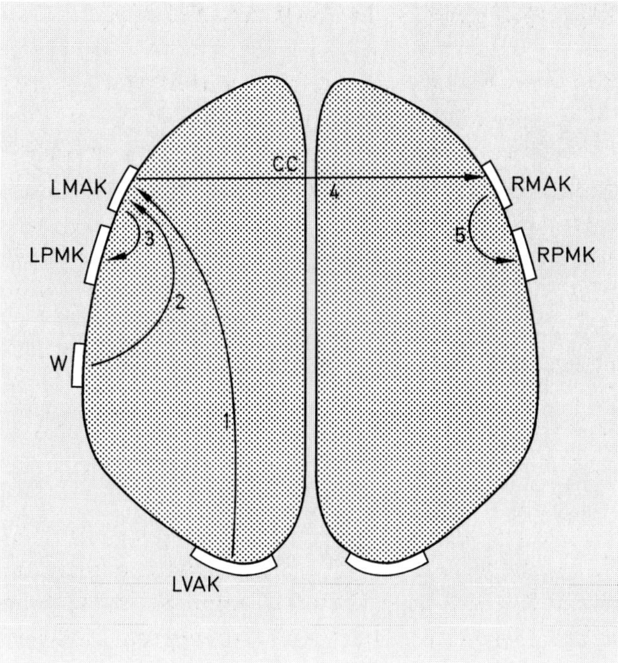

Abb. 7.1: *Vereinfachtes anatomisches Funktionsschema zur Erklärung der ideomotorischen Apraxie (modifiziert nach N. Geschwind). Abkürzungen: LVAK = linker visueller Assoziationskortex; W = Wernicke-Region; LPMK = linker primärer motorischer Kortex; LMAK = linker motorischer Assoziationskortex; CC = Corpus callosum (Balken); RMAK = rechter motorischer Assoziationskortex; RPMK = rechter primärer motorischer Kortex. Danach kann eine ideomotorische Apraxie auftreten, wenn eine der in diesem Modell mit folgenden Ziffern gekennzeichneten Hirnstrukturen geschädigt ist:*

1) Fasern, die vom linken visuellen Assoziationskortex zum linken motorischen Assoziationskortex projizieren
2) Fasern, die vom linken akustischen Assoziationskortex zum linken motorischen Assoziationskortex projizieren
3) Fasern, die vom linken motorischen Assoziationskortex zum linken primären motorischen Kortex projizieren
4) Kommissurenfasern, die vom linken motorischen Assoziationskortex (über den Balken) zum rechten motorischen Assoziationskortex ziehen
5) Fasern, die vom rechten motorischen Assoziationskortex zum rechten primären motorischen Kortex projizieren.

Eine Schädigung der linken Hemisphäre führt danach zu einer beidseitigen ideomotorischen Apraxie. Eine Läsion des Balkens kann eine isolierte linksseitige ideomotorische Apraxie bewirken, da die rechtsseitigen Gliedmaßen von den linkshirnigen motorischen Arealen angesteuert werden können; eine derartige Ansteuerung der linksseitigen Extremitäten durch die rechtshirnigen motorischen Areale ist nicht möglich, da letztere durch die Balkenläsion von der linkshirnigen »Bewegungszentrale« abgekoppelt sind.

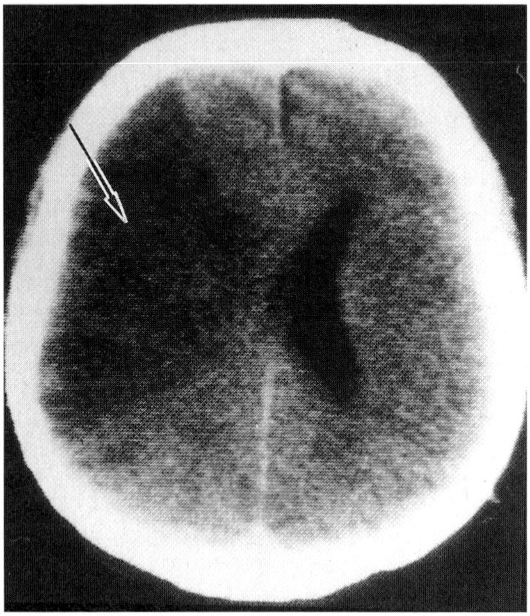

Abb. 7.2: *Kraniales Computertomogramm eines Patienten mit ideomotorischer Apraxie und Globalaphasie. Es zeigt sich ein ausgedehnter linksseitiger Infarkt im Versorgungsgebiet der mittleren Hirnarterie (Mediainfarkt) (Pfeil).*

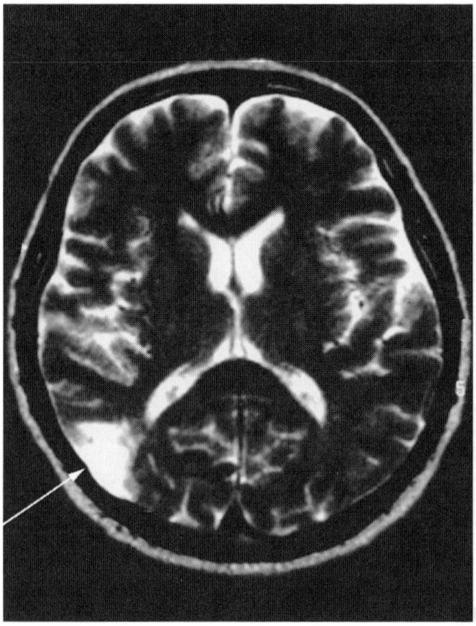

Abb. 7.3: *T2-gewichtetes MRT eines Patienten mit ideatorischer Apraxie. Es handelt sich um einen hinteren (Media-Posterior-) Grenzzoneninfarkt links (Pfeil).*

Die der ideatorischen Apraxie zugrundeliegenden Läsionen liegen schwerpunktmäßig im linken unteren Scheitelläppchen (z. B. bei hinteren [Media-Posterior-]Grenzzoneninfarkten) (*Abb. 7.3*).

Gangapraxien finden sich entweder bei bilateralen Infarkten im Bereich des prämotorischen Kortex (*Abb. 7.4* und Abschn. 11.2.2.2) oder bei ausgeprägtem Hydrocephalus aresorptivus (s. 11.3.1.3).

Gliedkinetische Apraxien kommen bei unilateralen Läsionen prämotorischer Areale vor.

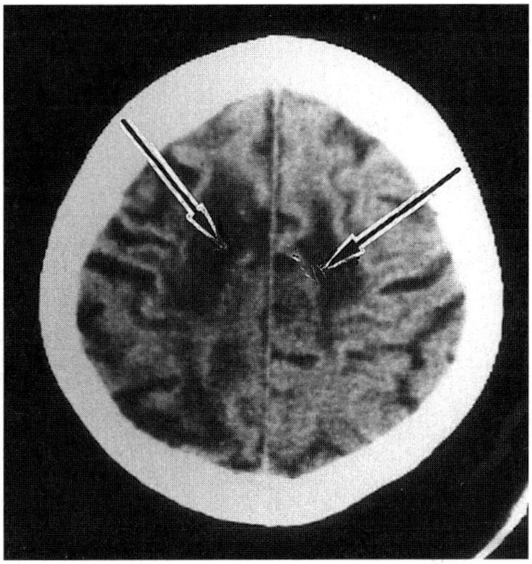

Abb. 7.4: Kraniales Computertomogramm einer Patientin mit Gangapraxie. Man erkennt beidseitige Infarkte, die u.a. den prämotorischen Kortex betreffen (Pfeile).

7.6 ABZUGRENZENDE STÖRUNGEN UND BEGRIFFE

Patienten mit *Störungen räumlicher Leistungen* fallen im Alltag unter Umständen in ähnlichen Situationen wie Patienten mit Apraxien auf, z. B. beim Ankleiden oder beim Essen (s. Kap. 3). Die genaue neuropsychologische Untersuchung gestattet in aller Regel eine sichere Differenzierung. In diesem Zusammenhang sei darauf hingewiesen, dass Begriffe wie »Ankleideapraxie« vermieden werden sollten, da der Ankleidestörung unterschiedliche Defizite – ideatorische Apraxie, räumliche Störung, Neglect – zugrunde liegen können, und eben keineswegs immer eine (ideatorische) Apraxie die Ursache sein muss. Sinnvoller ist es, die Schwierigkeiten des Patienten zunächst ohne Interpretation genau zu beschreiben (»Patient legt den Pullover verkehrt herum auf seine Knie, schlüpft in den falschen Ärmel« etc.) bzw. nach entsprechender Testung die Alltagsschwierigkeiten zusammen mit der zugrundeliegenden Störung zu erwähnen (»Schwierigkeiten beim Ankleiden infolge einer Störung räumlich-konstruktiver Leistungen«).

Der Begriff »konstruktive Apraxie« für ein Störungsbild, im Rahmen dessen die Patienten infolge einer Störung räumlich-konstruktiver Leistungen Zeichnungen falsch anfertigen (s. Kap. 3), sollte vermieden werden, da eine Apraxie im engeren Sinne ja nicht vorliegt. Es soll aber auch nicht verschwiegen werden, dass manchmal die Differenzierung einer Apraxie von einer räumlichen Störung schwierig sein kann und dass es wahrscheinlich Übergänge zwischen beiden Störungen gibt. Auch Kombinationen beider Störungstypen sind möglich, allerdings nur bei linkshirnigen Läsionen, da diese eine Apraxie und zusätzlich eine räumliche Störung zur Folge haben können. Bei rechtshirnigen Läsionen hingegen können zwar räumliche Störungen auftreten, Apraxien jedoch nur sehr selten.

Unter *Motor impersistence* versteht man eine Störung, die durch die Unfähigkeit des Patienten charakterisiert ist, einen motorischen Akt über eine bestimmte Zeit aufrechtzuerhalten. Motor impersistence findet sich bei diffusen oder disseminierten Hirnerkrankungen, aber auch bei unilateralen Läsionen, wobei sie bei rechtshirniger Schädigung häufiger als bei linkshirniger aufzutreten scheint. Patienten mit motor impersistence können z. B. über einen längeren Zeitraum

- die Augen nicht geschlossen halten
- die Zunge nicht herausgestreckt halten
- nicht »Ah« sagen.

Die Differentialdiagnose zur ideomotorischen Apraxie, insbesondere zur Unterform Gesichtsapraxie, ist zu beachten; Übergangsformen zwischen motor impersistence und Apraxie sollen angeblich vorkommen.

Mund- und Handgreifreflexe stellen sog. zerebrale Desintegrationszeichen (motorische Primitivschablonen) dar und finden sich in der Regel nach schwerer diffuser Hirnschädigung, z. B. nach zerebralen Hypoxien. Allerdings können Handgreifreflexe auch bei umschriebenen unilateralen Läsionen des vorderen Gyrus cinguli (BA 24) nur im Bereich einer, nämlich der kontralateralen, Hand bei kognitiv oft nicht oder nur leicht beeinträchtigten Patienten vorkommen. Da die Patienten mit der Hand dem Untersuchungsobjekt oft wie ein Magnet folgen, wird auch die Bezeichnung Magnetapraxie (magnetic dyspraxia) verwendet. Wenn man diese Phänomene kennt bzw. an sie denkt, ist eine Abgrenzung zu den Apraxien immer möglich. Eine sehr seltene Störung, die hier aber der Vollständigkeit halber erwähnt werden soll, stellt gewissermaßen die zum Greifreflex gegenteilige Störung dar, die sogenannte »repellent apraxia«. Bei dieser Störung, die ebenfalls keine Apraxie im engeren Sinne ist, zeigen die Patienten eine Tendenz, ihre Gliedmaßen von berührten Gegenständen zurückzuziehen. Sie soll bei ausgedehnten parietalen Läsionen vorkommen. Man nimmt an, dass bei bestimmten Stirnhirnläsionen (z. B. supplementärmotorischer Kortex) die hemmende Wirkung dieser frontalen Areale auf den Parietallappen wegfällt und damit die Tendenz des Parietallappens überwiegt, auf Umweltreize zu reagieren, mit der Folge eines Auftretens von Greifreflexen. Umgekehrt überwiegt bei Wegfall hemmender parietaler Einflüsse auf bestimmte Stirnhirnabschnitte die Tendenz dieser frontalen Areale, sich von Umgebungsfaktoren zu lösen, so sehr, dass eine Abkehr von Umweltreizen im Sinne der »repellent apraxia« erfolgt.

Eine Ungeschicklichkeit beim Hantieren mit Objekten kann auch vorkommen beim sogenannten *alien hand syndrome* (AHS) (wörtlich übersetzt: fremde Hand-Syndrom), welches sich bei Läsionen des supplementärmotorischen Kortex in der kontralateralen Hand findet. Die betroffene Hand gehorcht dabei nicht und führt selbständig komplexe Handlungen aus, die nicht dem Willen des Patienten entsprechen, oder es kommt bei bestimmten bimanuellen Tätigkeiten zu einem störenden intermanuellen Konflikt. Auch bei Patienten mit Balkenläsionen kann ein AHS vorkommen und betrifft dann nur die linke Hand.

In den seltenen Fällen einer *assoziativen Objektagnosie* (s. 2.3) ist das Wissen über Objekte verlorengegangen; so zeigen die Patienten oft auch eine Ungeschicklichkeit bzw. Ratlosigkeit beim Umgang mit Objekten, die an das Bild einer ideatorischen Apraxie erinnern können. Nicht selten können aber trotz Objektagnosie Objekte fehlerfrei gebraucht werden. Bzgl. *semantischer Altgedächtnisstörungen s.* 8.3 und 8.6.

Schließlich seien noch *Störungen der Bewegungsinitiierung* infolge von Läsionen des sog. supplementärmotorischen Kortex und seiner Faserverbindungen erwähnt. Dieses Hirnareal (an der Medial = Innenseite des Gehirns gelegener Anteil der BA 6) ist hauptverantwortlich für die Initiierung willkürlicher Bewegungen. Im schwersten Falle infolge beidseitiger Läsionen liegt das Bild des akinetischen Mutismus vor, eine nahezu völlige Aufhebung willkürlicher Bewegungen einschließlich des Sprechens, obgleich eigentliche Paresen nicht vorliegen. Bei einseitigen Läsionen besteht oft eine Schwierigkeit, willkürliche Bewegungen einzuleiten; einmal in Gang gekommen, können diese Willkürbewegungen dann jedoch ausreichend gut ablaufen. Bewegungsinitiierungsstörungen sind selten, ihre Kenntnis ist jedoch wichtig.

Zur Frage, ob es eine »*Schluckapraxie*« gibt, sei auf eine aktuelle Arbeit verwiesen, die aufzeigt, dass diese Frage derzeit nicht ausreichend sicher beantwortbar ist (Daniels, 2000).

7.7 BEDEUTUNG IM RAHMEN DER REHABILITATION

Aus in 7.2 genannten Gründen stellt sich die *ideomotorische Apraxie hauptsächlich als therapeutisches Problem im Rahmen der Logopädie (Gestentraining, Therapie der Dysarthrie/Sprechapraxie) bzw. Ergotherapie/Physiotherapie* dar. Da ideomotorische Apraxien meist mit schweren Sprach-/Sprechstörungen einhergehen, erfolgt die Therapie fast immer in Zusammenarbeit zwischen Sprachtherapeuten und Ergotherapeuten/Physiotherapeuten.

Die Therapie der ideatorischen Apraxie fällt primär in das Aufgabengebiet der Ergotherapie. Im Falle der Therapien beider Apraxiearten ist aber eine Miteinbeziehung sowohl der Physiotherapeuten als auch der Pflegekräfte sinnvoll. Prinzipiell werden die gestörten Bewegungs- oder Handlungsfolgen im Rahmen der Therapie in ihre Einzelsequenzen zerlegt und schrittweise wieder zu komplexen Folgen aufgebaut. Vorrang haben dabei die gestörten Selbsthilfeleistungen des Patienten. Die folgenden Variablen, die hier in aller Kürze erwähnt werden, können also jeweils in ein entsprechendes Selbsthilfetraining eingebaut werden (eine ausführliche Darstellung findet sich bei Miller, 1986):

- Bewegungen nur in einer Raumebene, schrittweise Erweiterung des Aktionsradius in allen Raumebenen
- Anfänglich proximale Bewegungen, später differenzierte distale Bewegungen
- Anfänglich unilaterales Arbeiten, später bilaterales Arbeiten mit spiegelsymmetrischen Aufgaben, schließlich bilateral-asymmetrische Arbeiten
- Anfänglich wenige und gut vertraute Objekte, später mehrere und neue Objekte
- Anfänglich bedeutungshaltige Gesten, später bedeutungslose Gesten.

Goldenberg & Hagmann (1998) konnten zeigen, dass ein *spezifisches ADL-Training* bei Patienten mit ideatorischer Apraxie erfolgreich ist (z. B. Pullover Anziehen bei Problemen in diesem Bereich). Allerdings trat keine Generalisierung auf nicht trainierte Tätigkeiten ein. Das Training im Pullover Anziehen verbesserte also diese Leistungen, aber nicht etwa die ebenfalls vorliegende Störung, ein Brot zu streichen.

Im Falle der *Gangapraxie* stellt nach Erfahrung des Autors die einzige erfolgreiche therapeutische Möglichkeit das *Üben des Gehens mit dem Rollator* dar. Selbst Patienten, die im Rahmen ihrer Gangapraxie nahezu gehunfähig sind, profitieren von dieser externen Hilfe oft auf eindrucksvolle Art.

Apraxien

Störungen	Bevorzugte Läsionsorte	Therapie-Prinzipien
Ideomotorische Apraxie		
• Extremitäten-Apraxie	große linkshemisphärische kortiko-subkortikale Bereiche in der supra-sylvischen, perirolandischen Region	Ergotherapie/Physiotherapie/Sprachtherapie nur dann, wenn die Apraxie alltagsrelevant oder im Rahmen der Physiotherapie/Ergotherapie/Sprachtherapie störend ist (z. B. bei Imitation von Bewegungen in der Physio-/Ergotherapie, bei Gestentraining in der Sprachtherapie oder bei Dysarthrie-/Sprechapraxie-therapie)
• Gesichtsapraxie (bukkofaziale Apraxie)	linksfrontale perisylvische Bereiche	
• Isolierte Apraxie der linken Extremitäten	Balken	
Ideatorische Apraxie	linkes unteres Scheitelläppchen	spezifisches ADL-Training (z. B. Anziehen, Essen) ist effektiv (keine Generalisierung auf nicht geübte Aktivitäten!)
Gliedkinetische Apraxie	kontralateraler prämotorischer Kortex (BA 6)	Ergotherapie/Physiotherapie; keine spezifische Therapie bekannt
Gangapraxie	prämotorischer Kortex (BA 6) beidseits; frontales Marklager beidseits, z. B. bei Hydrocephalus aresorptivus	Physiotherapie (bes. Training des Gehens mit Rollator)

Differentialdiagnosen

Alien hand syndrome (AHS)	kontralaterale SMA (mediale BA 6); Balkenläsion: linksseitiges AHS
Motor impersistence	bevorzugt rechtshirnige Areale, bes. parietal
Handgreifreflexe	frontomediale Areale, bes. vorderer Gyrus cinguli (BA 24); Großhirn diffus bzw. disseminiert, z. B. bei Demenzen

8

Lern- und Gedächtnisstörungen

8.1 BEGRIFFSSBESTIMMUNG

Lern- und Gedächtnisstörungen stellen nach Aufmerksamkeitsstörungen das *zweithäufigste Leistungsdefizit nach erworbener Hirnschädigung* dar.

Zu Lern- und Gedächtnisleistungen gehören unter klinischen Aspekten insbesondere die *Aufnahme (Lernen)*, das *Behalten (kurz-/längerfristig)* und das *Abrufen von (vor und nach der Hirnschädigung erworbenen)* verbalen oder nonverbalen Informationen. Auf die Phaseneinteilung von Gedächtnisvorgängen in Enkodierung (Einprägen), Konsolidierung bzw. Speicherung (Behalten) sowie Abruf (Erinnern) wird hier deshalb verzichtet, weil diese Begriffe nicht einheitlich verwendet und auch nicht klar operationalisiert sind.

Es lassen sich unterschiedliche Gedächtnisstörungen (mnestische Störungen) unterscheiden, sowohl was den Schweregrad als auch die Art des betroffenen Materials betrifft. So kann z. B. mehr verbales Material (Texte, Telefonnummern, Namen etc.) oder nonverbales Material (Gesichter, räumliche Anordnungen etc.) betroffen sein.

Liegt eine schwere, in 8.4 näher erläuterte, isolierte Gedächtnisstörung vor, d. h. ohne dass zugleich Wahrnehmungsleistungen, Aufmerksamkeitsleistungen oder intellektuelle Fähigkeiten erheblich eingeschränkt sind, so spricht man von einem amnestischen Syndrom.

Bevor auf letzteres näher eingegangen wird, sollen einige wichtige Begriffe aus dem Bereich der Gedächtnispsychologie kurz erläutert werden.

8.2 KURZZEIT-, ARBEITS-, LANGZEIT-GEDÄCHTNIS,PROSPEKTIVES GEDÄCHTNIS, LERNEN, ALTGEDÄCHTNIS

Im **Kurzzeitgedächtnis** werden Informationen über einen Zeitraum von mehreren Sekunden – nach derzeitigen Vorstellungen bis ca. 30 bis 60 Sekunden – gespeichert; das Kurzzeitgedächtnis besitzt damit eine sehr begrenzte Speicherkapazität. Durch ständiges, inneres Wiederholen kann die Behaltenszeit auf mehrere Minuten ausgedehnt werden.

Tests zur Erfassung von Störungen des Kurzzeitgedächtnisses sind die sogenannten *Spannenmaße.* Dabei werden Einzelinformationen im Sekundentakt dargeboten – vorgesprochen oder gezeigt –, und der Patient soll unmittelbar danach die einzelnen Items reproduzieren. Beispiele sind die Zahlenspanne, die Blockspanne und die Wortspanne (Wortliste). Bei der Zahlenspanne sollen vorgesprochene Zahlen reproduziert werden, wobei (altersabhängig) die Regel gilt, dass ein Gesunder 7±2 Zahlen (»seven plus/minus two«; also minimal 5 bis maximal 9 Zahlen) reproduzieren kann. Analoges gilt für die Blockspanne (*Abb. 8.1*).

Bei der *Wortliste* soll der Patient von 10 vorgesprochenen Worten möglichst viele reproduzieren, ohne dass es auf die richtige Reihenfolge ankommt.

Zur *Erfassung des kurzfristigen Behaltens komplexer verbaler Informationen,* wie z. B. Texte, wird dem Patienten eine Geschichte vorgelesen. Unmittelbar nach akustischer Darbietung soll der Patient möglichst viele Informationen reproduzieren. In diese Aufgabe fließen bereits Langzeitgedächtnisleistungen mit ein.

Auch das **Arbeitsgedächtnis** wird von einigen Autoren unter dem Begriff des Kurzzeitgedächtnisses subsumiert. Man versteht darunter die kurzfristige Speicherung und die Manipulation bzw. das Verarbeiten von Informationen. Im Gegensatz zum »reinen« Kurzzeitgedächtnis wird im Arbeitsgedächtnis Information also nicht nur kurzfristig gespeichert, sondern mit dieser Information geschieht etwas, mit ihr wird

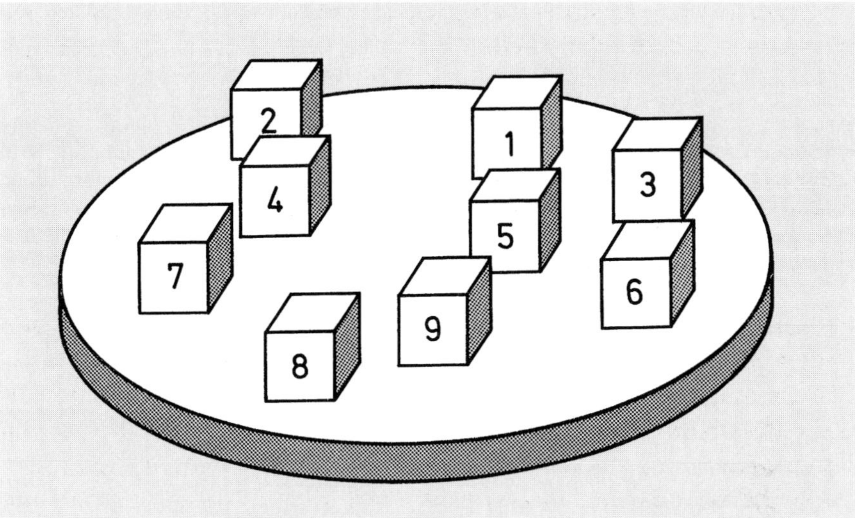

Abb. 8.1: *Testung der Blockspanne mit sogenannten Corsi-Blöcken zur Erfassung der nonverbalen Kurzzeitgedächtnisleistung. Der Untersucher tippt in einer bestimmten Reihenfolge, entsprechend der auf den Blöcken befindlichen Zahlen, auf eine im Laufe der Testung ansteigende Zahl von Blöcken. Der Patient soll daraufhin in der gleichen Reihenfolge auf die Blöcke tippen. Die auf den Blöcken eingezeichneten Zahlen befinden sich auf der Seite des Untersuchers; der Patient darf sie natürlich nicht sehen. In Abhängigkeit vom Alter kann ein Gesunder, analog zur Zahlenspanne (s. Text) 7±2 Blöcke, also minimal 5 bis maximal 9 Blöcke, nachtippen.*

»gearbeitet«. Ein Test-Beispiel ist die sogenannte *Satzspanne* (»reading span«). Dem Patienten werden mehrere Sätze präsentiert, und er muss danach das letzte Wort eines jeden Satzes (evtl. auch in der richtigen Reihenfolge der Darbietung) wiedergeben. Ein Maß für die Satzspanne ist die Anzahl der Sätze, für die dies möglich ist.

Das Arbeitsgedächtnis ist charakterisiert durch temporäre Aktivierung, Kontrollprozesse und eine Kapazitätsbegrenzung. Man nimmt an, dass eine übergeordnete Kontrollinstanz (»zentrale Exekutive«) zwei Subsysteme (»Sklavensysteme«; »slave systems«) koordiniert (s. 8.6).

Dabei handelt es sich um die *»phonologische Schleife« (»phonological loop«)*, die für die Verarbeitung *verbaler Informationen* zuständig ist und aus
- einem phonologischen Kurzzeitspeicher (phonological store) sowie
- einem artikulatorischem Kontroll-System (articulatory control process; rehearsal system) besteht.

Demgegenüber bearbeitet der *»visuell-räumliche Notizblock«* (*»visuo-spatial scratchpad«*) *visuell-räumliche Informationen* und besteht aus
– einem visuellen Kurzzeitspeicher (visual cache) sowie
– einem internen Schreibsystem (inner scribe).
Wenn wir explizite Manipulationen im Arbeitsgedächtnis durchführen, dann wiederholen wir intern verbale Informationen oder wir stellen uns Informationen bildhaft vor; man kann sich das verdeutlichen, wenn man etwa die kurfristig akustisch dargebotenen Zahlen 2,7,3,6,8 rückwärts wiedergeben soll; ein anderes Beispiel wäre, die Blockspanne ebenfalls rückwärts durchzuführen. Arbeitsgedächtnis wird im Alltag z. B. in Gesprächen (bes. mit mehreren Menschen) oder beim Kopfrechnen benötigt.

Im **Langzeitgedächtnis** können Informationen Minuten bis Jahre verbleiben. Es handelt sich dabei um das längerfristige Behalten von Informationen, die nach der Hirnschädigung (anterograde Prozesse) erworben wurden. Ein Testbeispiel wäre die Reproduktion von möglichst vielen Informationen aus einer Geschichte, die dem Patienten 48 Stunden vorher akustisch dargeboten wurde.

Unter **prospektivem Gedächtnis** versteht man die Fähigkeit, sich an Dinge zu erinnern, die sich auf die Zukunft beziehen, z. B. Vereinbarungen oder Termine. Man kann diese Gedächtnisleistung testen, indem der Untersucher den Patienten bittet, er möge ihn beim nächsten Treffen an etwas Bestimmtes erinnern (»Bitte erinnern Sie mich beim nächsten Mal daran, dass wir uns über ihren Beruf unterhalten müssen«).

Unter **Lernen (Lernfähigkeit)** versteht man die Fähigkeit, sich neue Informationen anzueignen. Ein Testbeispiel wäre das *Wortpaarassoziationslernen*: 8 Wortpaare, z. B. Hand – Gold, werden dem Patienten vorgelesen. Danach wird ihm in mehreren Durchgängen jeweils ein Wort eines jeden Paares präsentiert und er soll das fehlende zugehörige Wort nennen. Nach maximal vier Durchgängen sollte der Patient eine bestimmte Zahl von Wortpaaren gelernt haben.

Ein bekannter Test ist der *California Verbal Learning Test (CVLT)* in der deutschen Bearbeitung von Ilmberger (1988; Institut für Medizinische Psychologie, LMU München). Im CVLT sind u. a. Aufgaben enthalten, die zeigen, ob der Patient Informationen nach semantischen Gesichtspunkten ordnen kann, ob die freie Wiedergabe (Reproduktion, »free recall«) oder das Wiedererkennen (Rekognition) von Informationen mehr gestört ist etc.

Besonders alltagsrelevant ist es, neu kennengelernte Menschen beim Namen nennen zu können; ein neuer Test zum *Gesichter-Namen-Paarassoziationslernen* ist der Gesichter-Namen-Lerntest (GNL) von Schuri & Benz (1999).

Unter **Altgedächtnis** versteht man das Gedächtnis für Informationen, die längere Zeit zurückliegen. Man unterscheidet u. a. ein episodisches (autobiographisches) und ein semantisches (Faktenwissen/allgemeines Wissen = »Weltwissen« repräsentierendes) Altgedächtnis.

Störungen des sog. *Quellengedächtnisses* (»source memory«) liegen dann vor, wenn Fakten zwar erinnert werden, aber der Kontextbezug des Ereignisses (wo, wann, mit wem ? etc.) gestört ist.

Je nachdem, ob Informationen vor oder nach der Hirnschädigung aufgenommen wurden, spricht man von *retrograden* oder von *anterograden* Lern-und Gedächtnisleistungen. Bei Störungen handelt es sich demnach um sog. retrograde oder anterograde Amnesien. Bei Patienten nach Schädelhirntrauma wird unter *posttraumatischer Amnesie (PTA)* die Zeitdauer des gestörten »Tag-zu-Tag«-Gedächtnisses nach dem Trauma verstanden (s. 8.4).

8.3 DEKLARATIVES VERSUS PROZEDURALES GEDÄCHTNIS

Man unterscheidet ein deklaratives (explizites, intentionales) von einem prozeduralen (impliziten, inzidentellen) Gedächtnis. Die Inhalte des deklarativen Gedächtnisses sind dem Bewusstsein leicht zugänglich, die Aufnahme bzw. der Abruf von Informationen geschieht intentional, was für das prozedurale Gedächtnis nicht zutrifft.

Innerhalb des **deklarativen Altgedächtnisses** wird ein episodisches/autobiographisches und ein semantisches Gedächtnis unterschieden.

Unter *episodischem Gedächtnis* versteht man das Behalten von Ereignissen, die in räumlich-zeitlicher Beziehung stehen zu persönlichen autobiographischen Daten.

Semantisches Gedächtnis ist erlerntes Wissen wie Faktenwissen (»Rom ist die Hauptstadt Italiens«) und universelles Weltwissen ohne unbedingten Bezug zur Autobiographie, z. B. das Wissen über die Bedeutung von Wörtern, Symbolen sowie über natürlich vorkommende oder von Menschen hergestellte Objekte.

Sowohl die Inhalte des episodischen als auch des semantischen Gedächtnisses können leicht verbalisiert bzw. beschrieben werden, weshalb man diese beiden Gedächtnisformen unter dem Oberbegriff »deklaratives Gedächtnis« zusammenfasst (»wissen was«). An Tests zum episodischem bzw. semantischen Altgedächtnis seien genannt: *Autobiographisches Gedächtnis-Interview (AGI)* in der deutschen Übersetzung von Calabrese et al. (zu beziehen über Dr. P. Calabrese, Adresse unter 8.9) bzw. *Kieler Altgedächtnistest* (bekannte Ereignisse aus den Jahren 1938 –1990) von Leplow et al. (1993).

Dem deklarativen Gedächtnis wird das **prozedurale Gedächtnis** gegenübergestellt, dessen Inhalte dem Bewusstsein nicht leicht zugänglich sind. Das prozedurale Gedächtnis enthält Fertigkeiten (»skills«), die ohne viel Nachdenken, also ohne eigentliches Wissen um diese Fertigkeiten bzw. um die Umstände des Erwerbs dieser Fertigkeiten durchgeführt werden können und schlecht verbalisierbar sind (»wissen wie«), wie etwa das Schuhe binden. Es fällt auch einem Gesunden schwer, obgleich er mühelos Schuhe binden kann, zu erklären, wann und unter welchen Umständen er diese Prozedur gelernt hat und noch schwerer dürfte es ihm fallen, die Prozedur Schuhe binden in ihren Einzelheiten zu beschreiben. Bei Patienten mit amnestischem Syndrom (s. 8.4) sind im Gegensatz zum deklarativen Gedächtnis die Leistungen des prozeduralen Gedächtnisses meist weitgehend erhalten. Ein Amnestiker kann sich also neue motorische Fertigkeiten aneignen und z. B. den Umgang mit einem Musikinstrument bzw. einem PC erlernen.

Innerhalb des prozeduralen Gedächtnisses bzw. des prozeduralen Lernens kann man Unterteilungen vornehmen, u. a. in:

- Motorisches Lernen; das oben genannte Schuhe binden wäre ein Beispiel.
- »Cognitive skills« (kognitive Fertigkeiten), etwa das Erlernen der Bedienung eines PC; ein Amnestiker kann den Umgang mit einem PC in der Regel lernen, kann die Bedienungsregeln jedoch nicht beschreiben und weiß auch nicht, dass er und von wem etc. er das gelernt hat.
- »Priming« (Lernzuwachs, der z. B. bei wiederholter Darbietung unvollständiger Bilder zu beobachten ist); die deutschen Wörter »Prägung« und auch »Bahnung« treffen eigentlich nicht den Kern dessen, was Priming meint, nämlich das erleichterte Erinnern von ähnlich erlebten bzw. früher wahrgenommenen Reizmustern; zeigt man einem Menschen etwa Photos bekannter Gesichter (wie etwa das von Charly Chaplin) so genügen in weiteren Testdurchgängen zunehmend unvollständige Darstellungen bis zu einem Punkt, wo ein Fragment aus wenigen Punkten und Strichen die Assoziation »Charly Chaplin« hervorruft.

Zusammenfassend kann also folgende Einteilung der Gedächtnisleistungen vorgenommen werden:

Kurzzeitgedächtnis

- *Merkspanne*
- *Arbeitsgedächtnis*

Langzeitgedächtnis und Altgedächtnis

- *deklarativ/explizit/intentional*
  - episodisch/autobiographisch
  - semantisch
- *prozedural/implizit/inzidentell*

8.4 DAS AMNESTISCHE SYNDROM

Das klinisch besonders wichtige amnestische Syndrom zeichnet sich durch folgende Merkmale aus:

1. Kurzzeitgedächtnisleistungen sind weitgehend ungestört.
2. Es liegt eine schwere Störung vor, sich neue Informationen in der Zeit nach der Hirnschädigung anzueignen, also zu lernen, bzw. sich an sie zu erinnern. Man spricht von anterogradem Gedächtnisdefizit bzw. anterograder Amnesie (Langzeitgedächtnisstörung).
3. In der Regel sind beim Abruf die freie Wiedergabe (»free recall«) schwerer gestört als Wiedererkennungsleistungen (»recognition«).
4. Auch für die Zeit vor der Hirnschädigung liegt eine Störung des Gedächtnisses vor, wobei insbesondere der episodische/autobiographische Anteil betroffen ist und zwar um so stärker, je kürzer der zeitliche Abstand der Ereignisse zum Eintritt der Hirnschädigung ist. Man spricht von retrogradem Gedächtnisdefizit bzw. von retrograder Amnesie (Altgedächtnisstörung). Semantische Altgedächtnisinhalte sind meist nicht beeinträchtigt.
5. Andere kognitive Leistungen sind im Falle eines reinen amnestischen Syndroms (»pure amnesia«, »dense amnesia«) weitgehend unbeeinträchtigt.
6. Obgleich also primär keine schwere Störung intellektueller Leistungen vorliegt, können Patienten mit amnestischem Syndrom aufgrund der stark gestörten Lernfähigkeit ihren Kenntnisstand auf Dauer nicht aktualisieren. Bezüglich aktueller Ereignisse tritt also ein zunehmendes Defizit an Wissen ein.

7. Das prozedurale Gedächtnis bzw. die prozedurale Lernfähigkeit sind im Gegensatz zum schwer gestörten deklarativen Gedächtnis meist unbeeinträchtigt, d. h. trotz des amnestischen Syndroms sind die Patienten in der Lage, neue – auch komplexe – Fertigkeiten zu lernen, allerdings ohne zu wissen, dass und unter welchen Umständen sie diese Fertigkeiten erworben haben.

Besonders hervorzuheben ist, dass im Falle des Vorliegens einer retrograden Amnesie vor allem auch das autobiographische Gedächtnis genau abgeprüft werden muss. Dabei muss oft auf die Aussagen von engen Bezugspersonen zurückgegriffen werden. Man kann aufgrund der Art der autobiographischen Gedächtnisdefizite drei Patientengruppen unterscheiden:

- Patienten, bei denen im Rahmen des amnestischen Syndroms das autobiographische Gedächtnis weitgehend ungestört ist.
- Patienten, bei denen das autobiographische Gedächtnis beeinträchtigt ist. Sie fallen nicht selten durch Zeichen von Angst und Agitiertheit auf, vermutlich, weil sie über keine eigene erinnerbare Vergangenheit verfügen, auf der sie ihr weiteres Leben aufbauen können, sie leben nur im Jetzt. Darüber hinaus kann daraus auch ein Mangel/Verlust an Ich-Identität resultieren. Das Gedächtnisdefizit ist diesen Patienten zugänglich.
- Schwere Amnestiker, die bzgl. ihres autobiographischen Gedächtnisses Konfabulationen aufweisen, also spontan oder auf Befragung oftmals sehr phantasiereich Dinge berichten, die überhaupt nicht zutreffen, von deren Richtigkeit sie selbst aber überzeugt sind. Diese Patienten haben eine Anosognosie für ihre Gedächtnisdefizite, d. h. die Störung ist ihnen nicht zugänglich. Verständlicherweise zeigen sie daher meist überhaupt keinen Leidensdruck (»happy amnesia«).

Im Rahmen eines Gedächtnistrainings (s. 8.8.) kommt deshalb der Miteinbeziehung autobiographischer Daten in die Therapie eine große Bedeutung zu.

Sonderfall eines amnestischen Syndroms ist die *posttraumatische Amnesie (PTA)* nach einem Schädelhirntrauma (SHT), deren Dauer meist definiert ist als der Zeitraum zwischen SHT und Wiederauftreten eines »kontinuierlichen Tag-zu-Tag-Gedächtnisses«. Es gibt Patienten mit fehlender sowie mit sekunden- bis lebenslanger PTA.

Üblicherweise gilt die Schwere des Komas als Indikator für die Schwere eines SHT (gemessen mit der Glasgow Coma Scale; s.1.6). Ist die Komadauer nicht bekannt oder lag kein Koma vor, gilt die (in den Krankenunterlagen dokumentierte oder retrospektiv [ungefähr] erfragte) Dauer der PTA als relativ zuverlässiger Indikator zur Schweregradbestimmung eines SHT (Teasdale, 1995). Dies ist im Falle von Begutachtungen oftmals wichtig.

8.5 ORIENTIERUNGSSTÖRUNG

Man unterscheidet eine *personale, situative, örtlich-geographische und zeitlich-kalendarische Orientierungsstörung* (entsprechender Fragebogen: von Cramon & Säring, 1982). Eine Orientierungsstörung kommt oft im Rahmen sogenannter Durchgangssyndrome (s. Kap. 10) vor, insbesondere in der Frühphase nach einem Schädelhirntrauma, wobei die zeitlich-kalendarische Orientierung meist (im Rahmen einer anterograden Gedächtnisstörung) am längsten gestört bleibt.

Bei Vorliegen von Orientierungsstörungen ist es wichtig, *mangelhafte Orientierung* zu unterscheiden von *Falsch- bzw. Neuorientierung*, bei der es zu einer illusionären Verkennung und Umdeutung der aktuellen Situation kommt. Beispiel für Falschorientierung: Ein Patient, der sich auf der Station eines Krankenhauses befindet, antwortet auf die Frage, wo er sich gerade aufhalte: »In einem Gasthaus«. Längeres Bestehen von Falschorientierung ist prognostisch ein eher ungünstiges Zeichen bezüglich einer kompletten Rückbildung der Orientierungsstörung.

Erwähnenswert ist auch das Auftreten von Störungen des Zeitsinnes bzw. der Zeitwahrnehmung (die aktuellen Ereignisse werden entweder im Zeitraffer oder aber in Zeitlupe erlebt), die z. B. zu Schwierigkeiten beim Einhalten von Terminen führen können, obwohl der Patient sich prinzipiell an die Vereinbarung erinnert.

Als Erklärung für Konfabulationen wurde bisher meist angeführt, Patienten mit schweren mnestischen Störungen oder mit Orientierungsstörungen würden damit ihre Erinnerungslücken gewissermaßen »ausfüllen«. Aufgrund ihrer Untersuchungen kamen Schnider et al. (1996) zu dem Schluss, dass spontane Konfabulationen durch eine Verwechslung der zeitlichen Abfolge von Gedächtnisinformationen (»temporal context confusion, TCC«) hervorgerufen werden (Schnider et al., 1996 a, 1996b).

8.6 ZUGRUNDELIEGENDE HIRNLÄSIONEN

Amnestische Syndrome finden sich insbesondere bei *linksseitigen oder beidseitigen* Läsionen folgender Hirnstrukturen:

- *Mediale limbische Schleife* (Papezscher Ring)
- *Basolaterale limbische Schleife* (Mandelkern, Area subcallosa = BA 25, Nucleus dorsomedialis des Thalamus)
- *Gyrus parahippocampalis* (entorhinaler Kortex = BA 28, perirhinaler Kortex = BA 35 und 36)
- *Isthmus gyri cinguli* (BA 23)
- *Septohippokampales System:* Es besteht u. a. aus den medialen Septumkernen (MS) und dem Nucleus des diagonalen Bandes von Broca (NdBB) – daher auch als MS/NdBB-Komplex bezeichnet – sowie den

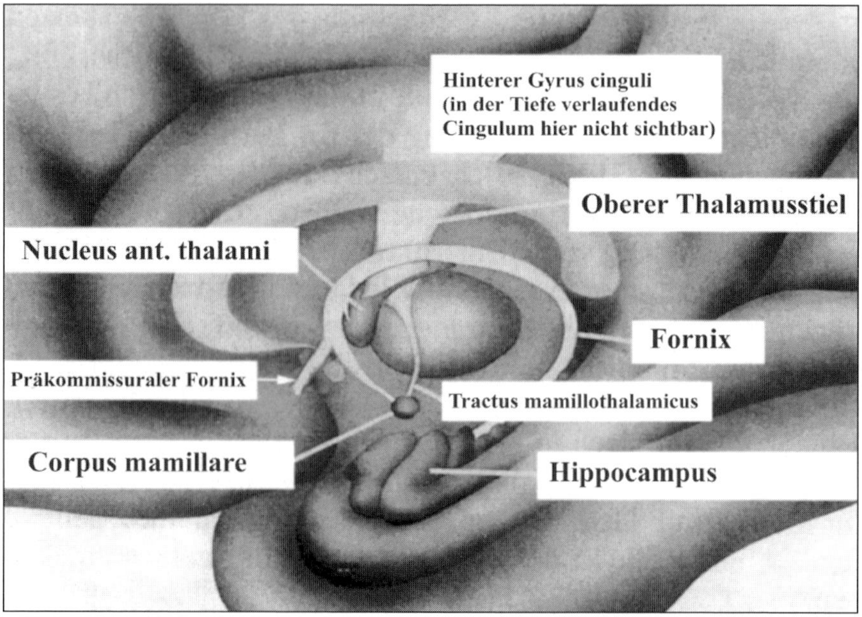

Abb. 8.2: Schematische Darstellung der medialen limbischen Gedächtnisschleife (Papezscher-Ring). Der Papezsche Ring stellt ein geschlossenes Kreissystem dar: Der Hippocampus ist über den Fornix mit dem Corpus mamillare verbunden; von dort besteht über den Tractus mamillothalamicus eine Verbindung zum Nucleus anterior des Thalamus; letzterer steht über den oberen Thalamusstiel mit dem hinteren Gyrus cinguli in Verbindung; von dort projizieren Fasern zum Hippocampus zurück.

von dort zum Hippocampus projizierenden Faserbündeln (Hauptanteil: Fornix), welche überwiegend cholinerg sind (d. h. Transmittersubstanz = Azetylcholin). Von dort verlaufen Fasern zurück zu lateralen Septumkernen und schließlich weiter zur MS-Region. Der MS/NdBB-Komplex liegt medialer (und zum Teil weiter superior) als die Area subcallosa (BA 25).

Schwerste, nicht therapierbare amnestische Syndrome treten auf, wenn bilaterale Läsionen die Anteile beider limbischer Schleifen betreffen. Klassisches Beispiel für letzteren Fall sind bilaterale polare, im Versorgungsgebiet der A. thalamopolaris gelegene, Thalamusinfarkte. Sie führen zur schwersten Form der thalamischen Amnesie, die eine sehr

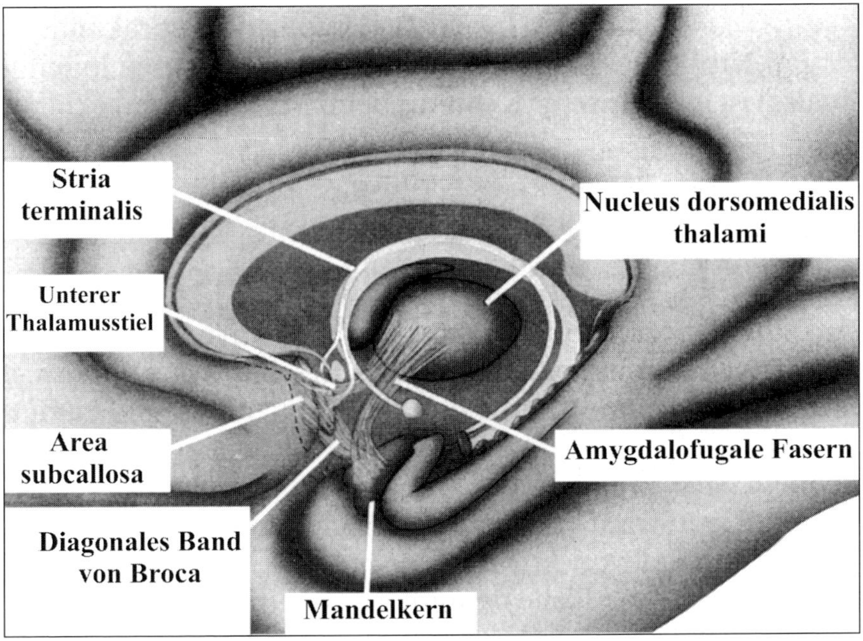

Abb. 8.3: Schematische Darstellung der basolateralen limbischen Gedächtnisschleife. Es handelt sich wie bei der medialen limbischen Schleife um ein geschlossenes Fasersystem: Der im vorderen Schläfenlappen befindliche Mandelkern steht über amygdalofugale Fasern mit dem Nucleus dorsomedialis des Thalamus in Verbindung. Von dort besteht über den unteren Thalamusstiel eine Verbindung mit der Area subcallosa (Brodmann-Area 25); diese projiziert über die Fasern der Bandeletta diagonalis zurück zum Mandelkern.

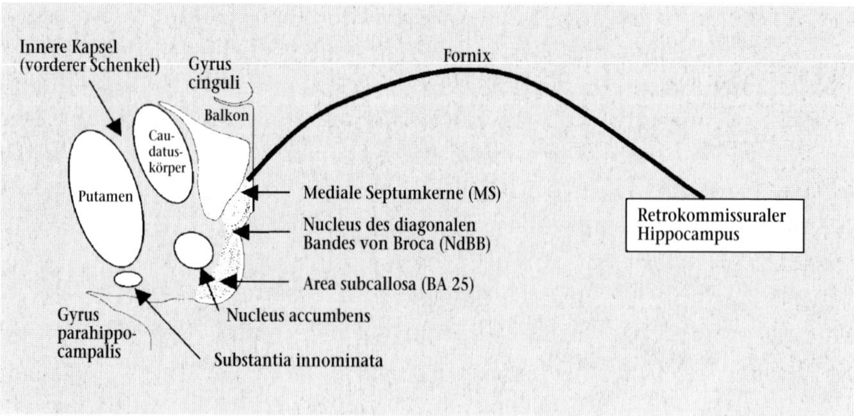

Abb. 8.4: Das septohippokampale System. Auf dem schematischen koronaren Schnitt durch die Septalregion einer Großhirnhemisphäre sind wichtige Komponenten des septohippokampalen Systems dargestellt, außerdem die Faserverbindung über den Fornix zum Hippocampus.

schlechte Restitutionsprognose besitzt. Diese Infarkte betreffen an bilateral-homologer Stelle (s. 11.3.1.1) sowohl Anteile der medialen als auch der basolateralen limbischen Schleife. Vermutlich aufgrund einer Faserunterbrechung zwischen Thalamus und präfrontalem Kortex (s. 11.2.2.3) resultiert dabei auch eine Anosognosie (Nichterkennen) der Gedächtnisstörung, so dass die Patienten keinen Leidensdruck empfinden (»happy amnesia«).

Die *Abbildungen. 8.2, 8.3 und 8.4* veranschaulichen die mediale limbische Schleife (Papezscher Ring), die basolaterale limbische Schleife sowie das septohippokampale System.

Im Folgenden wird auf Krankheiten eingegangen, die häufig mit Lern- und Gedächtnisstörungen einhergehen.

Bei *Infarkten im Versorgungsgebiet der hinteren Hirnarterie (A. cerebri posterior)* kann es zu Läsionen des Hippocampus (ein kleiner Teil wird von der A. chorioidea anterior versorgt) und des Gyrus parahippocampalis kommen *(Abb. 8.5)*.

Infarkte im Versorgungsgebiet der polaren Thalamusarterie führen zur Affektion beider limbischer Schleifen (s.o.) (Beispiel: *Farbabb. 11.19*). Die polare Thalamusarterie entspringt meist aus der A. communicans posterior, welche – als Teil des Circulus Willisii – die A. carotis interna und die A. cerebri posterior verbindet.

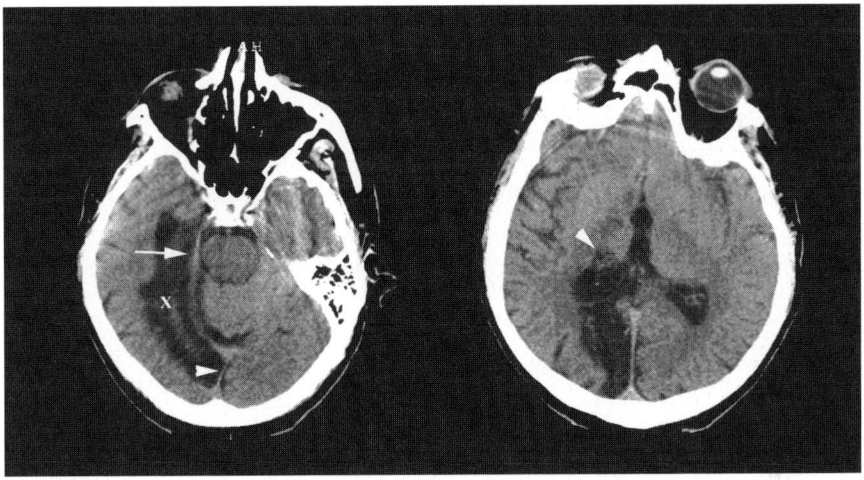

Abb. 8.5: CCT eines Patienten mit verbaler Lern- und Gedächtnisstörung infolge eines linksseitigen Posteriorteilinfarkts. Links: Betroffen sind die Sehrinde (Pfeilspitze), das temporookzipitale Marklager (X) sowie der Gyrus parahippocampalis (Pfeil). Rechts: Zusätzliche Thalamusinfarzierung (Pfeilspitze).

Die *Arteria communicans anterior (ACoA)* verbindet als kurzer Ast – als Teil des Circulus Willisii – die A. cerebri anterior beider Seiten (ACA). Von der ACoA, aber auch von benachbarten Abschnitten der ACA, entspringen kleine Ästchen, die die Area subcallosa (BA 25) versorgen. Entsprechende Infarkte führen daher zu einer Affektion der basolateralen limbischen Schleife. Aber auch der MS/NdBB-Komplex wird von diesen Ästchen versorgt, so dass Infarkte zu einer Funktionsstörung des septohippokampalen Systems führen (*Abb. 8.6*).

Die *A. chorioidalis anterior (ACHA)* entspringt in der Regel aus der A. carotis interna. An gedächtnisrelevanten Strukturen versorgt sie einen Teil des Mandelkerns sowie einen kleinen Abschnitt des Hippocampus. (Leichte) Lern- und Gedächtnisstörungen können deshalb bei ACHA-Infarkten resultieren.

Da es im Rahmen *schwerer Schädelhirntraumen* bevorzugt zu Läsionen (Kontusionsblutungen) in temporalen und/oder frontalen Hirnarealen kommt, sind Lern- und Gedächtnisstörungen nach schweren Schädelhirntraumen häufig.

Die *zerebrale Hypoxie* geht nicht selten mit dominierenden Lern- und Gedächtnisstörungen einher. Besonders empfindlich auf Sauer-

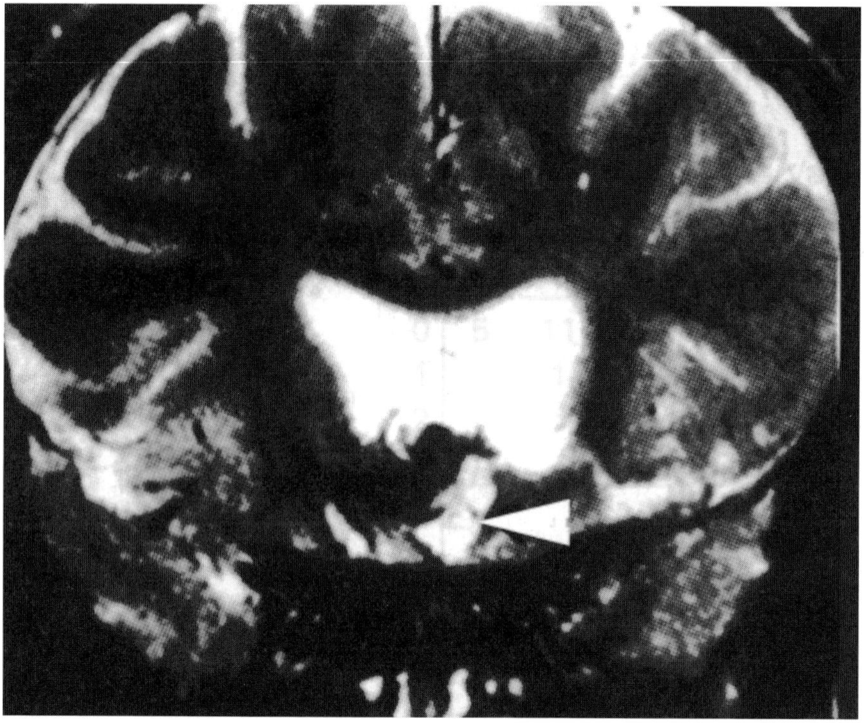

Abb. 8.6: T2-gewichtetes koronares MRT eines Patienten mit amnestischem Syndrom nach Ruptur und Operation eines Aneurysmas der A. communicans anterior. Betroffen ist insbesondere der rechte MS/NdBB-Komplex (Pfeilspitze) (s. Text).

stoffmangel scheint ein bestimmter Bereich des Ammonshorn (Cornu ammonis, abgek. CA), nämlich das CA1-Feld (auch Sommersektor genannt), zu sein. Die Lern- und Gedächtnisstörungen nach zerebraler Hypoxie werden u. a. darauf zurückgeführt.

Die *Herpes simplex Virus (HSV)-Enzephalitis* führt oft zu ausgedehnten bilateralen Läsionen des mediobasalen Schläfenlappens und sonstiger limbischer Areale, etwa des zingulären Kortex, sowie des präfrontalen Kortex. Lern- und Gedächtnisstörungen (einschließlich Altgedächtnisstörungen) sind daher nach HSV-Enzephalitis häufig.

Unter sonstigen Erkrankungen sind insbesondere *Hirntumoren*, die gedächtnisrelevante Hirnstrukturen betreffen, zu nennen sowie diffuse Hirnabbauprozesse wie z. B. die häufigen *Demenzen vom Alzheimer-Typ*.

Der Erhalt des prozeduralen Gedächtnisses bzw. der prozeduralen Lernfähigkeit beim amnestischen Syndrom läßt sich dadurch erklären, dass für den Erwerb und das Behalten von Fertigkeiten andere Hirnstrukturen als die bisher genannten verantwortlich sind. Insbesondere das Kleinhirn bzw. die Basalganglien spielen beim prozeduralen Gedächtnis/Lernen eine Rolle.

Konfabulationen scheinen bevorzugt bei frontobasalen Läsionen vorzukommen. Was das *Arbeitsgedächtnis* betrifft, so scheint der dorsolaterale präfrontale Kortex (DLPFC) – insbesonder BA 9 und 46 – als zentrale Exekutive eine dominierende Rolle zu spielen.

Der präfrontale Kortex soll auch beim Abruf und beim Enkodieren eine Rolle spielen. Dabei wird von Tulving et al. (1994) aufgrund eigener PET-Untersuchungsergebnisse und einer Übersicht anderer PET-Arbeiten postuliert, dass bzgl. des Enkodierens und Abrufens folgende Hemisphärenasymmetrie vorliege: Aktivität linksseitiger präfrontaler Strukturen bei Abruf semantischen und bei Enkodierung episodischen Materials, Aktivität rechtsseitiger präfrontaler Strukturen bei Abruf episodischen Materials (*HERA = **H**emispheric **E**ncoding/**R**etrieval **A**symmetry*).

Der temporopolare Kortex (BA 38 und Umgebung), der inferolaterale präfrontale Kortex (BA 10, 11, 12, 47) und der sie verbindende Fasciculus uncinatus sind für den *Abruf von Altgedächtnisinhalten* verantwortlich. Abrufstörungen für episodisches Material (Autobiographie) treten nach rechshirnigen, für semantisches Material (Faktenwissen) nach linkshirnigen Läsionen dieser Hirnstrukturen auf (Markowitsch, 1995; Kroll et al., 1997).

Was *kategoriespezifische selektive Defizite des semantischen Gedächtnisses* betrifft, so resultiert eine Störung des Wissens über natürliche oder belebte Objekte aus Läsionen des linken basalen temporookzipitalen Kortex (z. B. im Rahmen einer HSV-Enzephalitis). Sehr selten auftretende Störungen des Wissens über vom Menschen hergestellte Objekte sind die Folge linksseitiger parietofrontaler Läsionen. *Modalitätsspezifische selektive Defizite des semantischen Gedächtnisses* können bei linksseitigen basalen temporookzipitalen Läsionen die visuelle Modalität betreffen – d. h. gestörtes Wissen um das Aussehen von Dingen. Linksseitige parietale Läsionen können das Wissen um den motorischen Gebrauch von Werkzeugen betreffen, was letztendlich einer ideatorischen Apraxie entspricht (s. Kap. 7).

Quellenamnesien (»source amnesias«) scheinen bevorzugt bei frontalen Läsionen vorzukommen (Janowsky et al., 1989).

Bei der *transienten globalen Amnesie (TGA)* handelt es sich um eine meist wenige Stunden andauernde Störung, die dadurch gekennzeichnet ist, dass der Patient zeitlich und örtlich nicht orientiert ist und immer wieder die selben Fragen stellt, z. B. wo er denn sei. In ca. der Hälfte der TGA-Fälle ist ein Auslöser – körperliche Anstrengung, emotionale Belastung, (warmes) Bad etc. – zu eruieren. Die Störung ist meist harmloser Natur und beruht auf einer Minderperfusion gedächtnisrelevanter Hirnstrukturen, am häufigsten des mediobasalen Schläfenlappens (einschl. Hippocampus) beidseits. Obgleich zahlreiche Hypothesen existieren, ist die Pathogenese der TGA bis heute letztendlich unklar (Übersicht: Schmidtke et al., 1999).

In einer kürzlich veröffentlichten Arbeit (Fletcher & Henson, 2001) wird der Versuch unternommen, die Beziehung präfrontaler Läsionen zu bestimmten Störungen des Arbeits- bzw. Langzeitgedächtnisses neu zu definieren. Danach besteht die Aufgabe des ventrolateralen präfrontalen Kortex (VLPFC) hauptsächlich darin, Informationen in das Arbeitsgedächtnis zu bringen (updating) und im Arbeitsgedächtnis »online« zu verarbeiten (maintenance), was im Wesentlichen identisch ist mit der Aufgabe des »rehearsal« bzw. des »inner scribe«; der dorsolaterale präfrontale Kortex (DLPFC) ist für die Selektion, die Manipulation und das Monitoring dieser Informationen im Arbeitsgedächtnis zuständig; der anteriore präfrontale Kortex (AFC) ist für die gleichzeitige Bearbeitung mehrerer Informationen und das Planen von übergeordneten Handlungszielen unter Berücksichtigung von Subzielen verantwortlich.

8.7 ABZUGRENZENDE STÖRUNGEN UND BEGRIFFE

Im Gegensatz zu den bisher behandelten primären Gedächtnisstörungen können mnestische Defizite auch sekundär entstehen, etwa im Rahmen von *dysexekutiven Störungen* (s. Kap. 9) bzw. von *Aufmerksamkeitsstörungen* (s. Kap. 4). Auch bei nach erworbener Hirnschädigung häufig vorkommenden *depressiven Syndromen* tritt oft sekundär eine Gedächtnisstörung auf (s. Kap. 10). Im Rahmen von Demenzen sind mnestische Störungen häufig eine der ersten vom Patienten bemerkten Hirnleistungsdefizite, umgekehrt darf ein schweres amnestisches Syndrom – wegen der in der Regel weitgehend erhaltenen sonstigen Hirnleistungen – keinesfalls mit einem dementiellen Syndrom gleichgesetzt oder verwechselt werden.

Wenn sich Patienten verlaufen, sich insbesondere in neuer Umgebung nicht zurechtfinden, kann dies folgende Gründe haben:

- *Störung des Lernens neuer Wege im Rahmen einer anterograden Gedächtnisstörung* (s. 8.2).
- *Örtlich-geographische Orientierungsstörung*, meist im Rahmen einer globalen Orientierungsstörung; dabei besteht zusätzlich oft eine zeitlich-kalendarische, personelle und situative Orientierungsstörung *(s. 8.5).*
- *Zerebrale Sehstörungen* oder *Neglectphänomene*, insbesondere visuelle Explorationsstörungen und die visuell-räumliche Orientierungsstörung (s. Kap. 2 und 5).
- *Topographische Orientierungsstörung (topographische Agnosie bzw. Amnesie)* (s. 3.6)
- *Visuell-räumliche Störungen;* sehr selten sind diese Störungen so ausgeprägt, dass sie zu einem Sich-nicht-zurechtfinden führen.

8.8 BEDEUTUNG IM RAHMEN DER REHABILITATION

Für die Bereiche Physiotherapie und Ergotherapie ist von besonderer Bedeutung bzw. von besonderem Vorteil, dass das prozedurale Gedächtnis bzw. die prozedurale Lernfähigkeit auch bei Patienten mit schweren amnestischen Syndromen fast immer ausreichend erhalten sind. Ein amnestisches Syndrom stellt also kein grundsätzliches Hindernis für das Einüben motorischer Fertigkeiten dar, etwa im Rahmen der Therapie nach dem Bobath-Konzept.

Da beim Amnestiker meist eine schwere Störung des deklarativen Gedächtnisses vorliegt (s. 8.4), ist im Rahmen der Physiotherapie bzw. Ergotherapie bei der Vermittlung motorischer Strategien Schwerpunkt zu legen auf das praktische Einüben – durch mitführende Bewegungen – und nicht auf das verbale Erklären, da verbale Informationen schlecht behalten werden können. Im übrigen führt instruierende Konversation während motorischen Lernens eher zu einer Verschlechterung der Lernleistungen, insbesondere wegen der damit verbundenen Anforderungen an das Arbeitsgedächtnis bzw. an die Teilung der Aufmerksamkeit. Deshalb sollten Instruktionen möglichst immer kurz vor und nicht während entsprechender Übungen gegeben werden.

Was die Gedächtnisstherapie betrifft, so besteht Übereinstimmung dahingehend, dass – die Spontanremissionsphase ausgenommen – eine Restitution beeinträchtigter Gedächtnisleistungen durch Training kaum möglich ist, weshalb kompensatorische Strategien und externe Hilfen die hauptsächlichen therapeutischen Ansätze darstellen.

Wichtig ist die Differenzierung von primären und sekundären Lern- und Gedächtnisstörungen, da letztere je nach Ursache z. B. auch durch ein Aufmerksamkeits- oder Planungstraining angehbar sind.

Folgende **allgemeine Therapieprinzipien** seien in Anlehnung an die englische Gedächtnis-Psychologin Barbara Wilson (1987) genannt:

- *Vereinfachung von Informationen* (simplify informations), d. h., dass z. B. Instruktionen so einfach wie möglich zu formulieren sind.
- *Reduktion von Informationen* (reduce informations), d. h., dass z. B. eine und nicht gleich drei Instruktionen unmittelbar hintereinander erfolgen sollten.
- *Sicherstellung, dass die gegebene Information wirklich verstanden wurde* (make sure information is understood), z. B. indem man den Patienten die Instruktion nochmals in seinen eigenen Worten wiederholen lässt.
- *Beachtung der Regel »Lieber kurz, dafür oft«* (little and often), d. h., es ist effektiver, mit dem Patienten einige Minuten zu üben und dies mehrmals am Tage, als z. B. einmal pro Tag eine ganze Stunde zu trainieren.

Neben diesen allgemeinen Prinzipien kann man verschiedene (interne) **Strategien der Gedächtnistherapie** unterscheiden, deren Ziel es ist, eine möglichst tiefe Verarbeitung von Informationen zu erreichen.

Unter Strategien, die das Einprägen und Erinnern von Einzelinformationen verbessern sollen, lassen sich folgende verbale und bildhafte Strategien nennen:

- *Verknüpfung von Informationen* (link/associate information) durch Einbinden der Informationen in Reime, Geschichten, »Eselsbrücken«
- *Organisation von Informationen* (organize the information); z. B. ist es bei der Informationsaufnahme dienlich, wenn der Patient beim

Lernen einer Einkaufsliste die einzelnen Dinge semantisch kategorisiert, z. B. unter Oberbegriffe wie Obst, Gemüse, Kosmetika.
- *Anfangsbuchstaben/Abkürzungen merken* (first letter prompt)
- *Alphabetisches Suchen* (alphabetical searching); der Patient geht das Alphabet durch, trifft er auf den Anfangsbuchstaben des gesuchten Wortes, so kann er es mit dieser Hilfe oft abrufen.
- *Bildhafte Vorstellungen (imagery-Technik)*, d. h. sich ein Wort oder einen Namen dadurch merken, dass man ihn mit einer visuellen Vorstellung verknüpft.
- *Bewusstes Einprägen des situativen Kontextes durch bildhafte Vorstellung* der Situation der zu lernenden Inhalte.
- *Technik des eingehenden Wiederholens* (expanding rehearsal); der Patient soll dabei z. B. eine Telefonnummer, die er behalten soll, sofort nach Informationsaufnahme wiederholen, dann nach einer kurzen Pause, dann nach einer längeren Pause usw.. Der zeitliche Abstand wird also sukzessive ausgedehnt (auch »spaced retrieval« genannt).

Unter Strategien zur Aufnahme und zum Behalten **komplexer Textinformationen** sei die PQRST-Technik genannt. Darunter versteht man eine Technik, durch die Gedächtnismaterial, z. B. ein Text, auf besondere Weise organisiert wird. P steht für Preview, Q für Question, R für Read, S für State und T für Test. Zunächst soll ein erster Überblick über das zu lernende Material erfolgen (Preview). Danach sollen Fragen zum Inhalt des Textes formuliert werden (Question). Im Anschluss daran erfolgt sorgfältiges Lesen des Textes im Hinblick auf die gestellten Schlüsselfragen (Read) und schließlich eine Wiederholung des gelesenen Inhaltes (State). Zum Schluss wird eine Selbstüberprüfung anhand der gestellten Fragen durchgeführt (Test).

Oft ist die PQRST-Technik zu schwierig und für einen Transfer auf Alltagsleistungen daher eher ungeeignet. Als leichtere Variante haben sich sog. »W-Fragen« bewährt: **Wer** ist die Hauptperson, von wem oder was wird berichtet? **Was** erlebt oder erfährt die Hauptperson? **Wo** findet das Geschehen statt (räumliche Zuordnung)? **Wann** findet das Geschehen statt (zeitliche Zuordnung)? **Was** hat sich vorher ereignet (Ursachen)? **Was** ergibt sich weiterhin (Konsequenzen)? Die Vermittlung dieser internen Strategie lässt sich teilweise, vollständig oder noch weiter ergänzt – mündlich oder schriftlich – auf die meisten aktuellen Alltagsinformationen (Nachrichten, Zeitungsartikel etc.) anwenden und einschleifen.

Neben diesen internen Strategien gibt es einige andere **Techniken zum Erwerb neuen Wissens.** Eine Methode, um Patienten mit schweren Amnesien bestimmte Fertigkeiten zu vermitteln, ist die der »vanishing cues« (verschwindende Hinweisreize). Hierbei werden Hinweisreize schrittweise reduziert (z. B. beim Aufrufen eines PC-Programms). Schließlich sei hervorgehoben, dass insbesondere bei Patienten mit schweren amnestischen Syndromen auf eine fehlerfreie Lernsituation (»errorless learning«) zu achten ist. Es hat sich nämlich gezeigt, dass es gerade für diese Patienten schwierig ist, »gelernte Fehler« wieder zu verlernen. Auf die Methode des »expanding rehearsal«/»spaced retrieval« wurde bereits hingewiesen.

Des weiteren können in der Therapie *Gedächtnisspiele* zum Einsatz kommen, wie z. B. Memory, auch wenn eine Verbesserung gestörter Gedächtnisleistungen über die Spontanremission hinaus dadurch nicht zu erwarten ist. Ein Grund für den Einsatz derartiger Spiele ist, dass die Patienten Spaß daran haben und sie in der Frühphase der Hirnschädigung dadurch auch allgemein stimuliert werden. Ferner handelt es sich dabei auch um ein unspezifisches, aber durchaus sinnvolles Aufmerksamkeitstraining.

Anforderungen an das gestörte Gedächtnis können auch durch den **Einsatz externer Hilfen** und vor allem bei schwersten Beeinträchtigungen durch die **Änderung der Umgebungsbedingungen** reduziert werden.

Externe Hilfen werden auch vom Gesunden vielfach im Alltag angewandt, etwa in Form von Notizbüchern oder Einkaufslisten. Amnestiker sind auf derartige externe Hilfen natürlich in noch höherem Maße angewiesen. Sie widersetzen sich jedoch nicht selten aus zwei Gründen dem Gebrauch externer Hilfen. Erstens schämen sich einige Patienten, derartige Hilfen im Alltag einzusetzen; zweitens glauben einige Amnestiker bzw. ihre Bezugspersonen, beim Gebrauch externer Hilfen würde das gestörte Gedächtnis nicht trainiert werden. Um von der Notwendigkeit des Gebrauchs externer Hilfen zu überzeugen, ist es deshalb wichtig mitzuteilen, dass auch Gesunde externe Hilfen im täglichen Leben einsetzen, und dass es keine Hinweise dafür gibt, dass die Benutzung externer Hilfen eine Rückbildung von Gedächtnisleistungen verhindere. Unter externen Hilfen für Amnestiker sind insbesondere elektronische Hilfsmittel zu nennen. So sind z. B. Uhren im Handel erhältlich, die so eingestellt werden können, dass sie zu bestimmten Zeiten piepsen. Der Amnestiker kann dann in einem Notizblock nachlesen, was er zu dieser bestimmten Zeit tun soll. Des weiteren sind »elektronische Notizbücher« erhältlich, mit denen unterschiedlichste Informationen gespeichert, wieder abgerufen oder im Fall von »Neuropage« sogar per Funk zugestellt werden können. Für »Neuropage« konnte jüngst in einer Cross-over-Studie gezeigt werden, dass amnestische oder »planungsgestörte« Patienten von diesem »Erinnerungssystem« in ADL-Leistungen eindeutig profitieren (Wilson et al., 2001). »Neuropage« ist inzwischen in Großbritannien (Lifespan NHS Trust) zum Preis von 60 Pfund/Monat erhältlich. In Deutschland wurde kürzlich im Rahmen des sächsischen Verbundprojektes MOBTEL (»Mobile Einsatzstrategien von Telemedizin bei der neuropsychologischen Therapie hirngeschädigter Patienten mit Gedächtnis- und Exekutivfunktionsstörungen«) das noch in Erprobung befindliche System MEMOS (Mobile Extensible Memory System) entwickelt. Es besteht aus einem unter dem Betriebssystem Windows arbeitenden, tragbaren und einfach vom Patienten zu bedienenden Handheld-Computer, dem sog. PMA (Personal Memory Assistant), sowie einer »Basisstation«. Informationen (z. B. Zeitpunkt einer Medikamenteneinnahme) werden an den PMA per Mobilfunk weitergegeben. Näheres zu dieser Teletherapieform sind über das Internet abrufbar unter: www.informatik.uni-leipzig.de/~mobtel.

Als Beispiele von *Änderungen der Umgebungsbedingungen* seien folgende Möglichkeiten genannt: Die Kennzeichnung der Tür des Patientenzimmers auf einer Station (bei orientierungsgestörten Patienten, die ihr Zimmer sonst nicht finden würden), die Beschriftung von Schränken, z. B. in der Küche, damit der schwer gedächtnisgestörte Patient weiß, wo er bestimmte Dinge finden kann sowie das Aufbewahren wichtiger Alltagsgegenstände an festgelegten, stets gleichbleibenden Orten.

Wie bereits in 8.3 erwähnt, können Patienten mit schweren Störungen des deklarativen Gedächtnisses dennoch bestimmte **Handlungsabläufe/Fertigkeiten neu erlernen,** da die prozedurale Lernfähigkeit meist intakt ist. Hierbei kann z. B. die Methode der »*Reaktionsverkettung (chaining)*« eingesetzt werden. Eine bestimmte Handlung wird dabei in einzelne Handlungssequenzen zerlegt und soll dadurch gelernt werden, dass die Teilhandlungen zunehmend miteinander verknüpft werden. Das Ausführen des jeweiligen Handlungsschritts dient dann zugleich als Hinweisreiz für den nächsten Handlungsschritt (z. B. Erlernen der Bedienung eines bestimmtes Gerätes).

Metakognitive Techniken zielen darauf ab, beim Patienten auf dem Boden einer realistischen Selbsteinschätzung die Kompetenz aufzubauen, die nötig ist, um adäquate Bewältigungsstrategien für wichtige Alltagssituationen durchzuspielen und auszuwählen.

Beim Gedächtnistraining haben sich neben Einzeltherapien auch *Gruppentherapien* mit 4 bis maximal 6 Patienten sehr bewährt. Der Vorteil von Gruppentherapien ist, dass die Patienten erleben, dass auch andere Menschen ähnliche Probleme haben, was sich positiv auf die Akzeptanz der Defizite bzw. die Einsicht in die Störungen auswirken kann. Ferner werden die Patienten durch das Erleben der Tatsache, dass bei anderen Patienten entsprechende Strategien zu einer Verbesserung der Gedächtnisleistungen führen, zu einem konsequenteren Einsatz entsprechender Strategien motiviert.

Es gilt heute als gesichert, dass Lern- und Gedächtnisstrategien eine effiziente Therapiemethode darstellen, während einer wirklichen Restitution gestörter Lern-/Gedächtnisleistungen nur eine geringe Bedeutung zukommt (Wilson, 1991, 1992).

Liegt – etwa in der Frühphase nach einem schweren Schädelhirntrauma – eine *Orientierungsstörung* vor (s. 8.5), so wird ein *Orientierungtraining* durchgeführt. Dabei werden dem Patienten die nötigen Basisinformationen zu den einzelnen Orientierungsbereichen (personale, situative, örtlich-geographische und zeitlich-kalendarische Orientierung) wiederholt vermittelt. Der Patient wird im Sinne des »Schalenmodells« (von innen nach außen) zuerst mit seinem Zimmer, dann mit der Station, schließlich mit der Umgebung außerhalb der Station und danach auch außerhalb des Klinikgeländes vertraut gemacht. An diesem Orientierungstraining sollte das ganze Therapeutenteam einschließlich der Bezugspersonen beteiligt werden; allerdings sind einige wenige feste Bezugspersonen sinnvoll. Zum Training einer Kontinuität des Erlebens wird im weiteren Verlauf durch den Einsatz externer Hilfsmittel (z. B. Notizkalender) mit dem Patienten regelmäßig ein Rückblick bzw. eine Vorausschau über Tagesereignisse betrieben. Schließlich sollten auf Augenhöhe gut erkennbare aktuelle externe Orientierungshilfen angebracht werden, z. B. Abreißkalender, Wanduhr, Photo der Klinik mit Adressenangabe etc.. Ein systematisches Gedächtnistraining wäre in dieser Phase verfrüht, da stabile Orientierungsleistungen eine Voraussetzung für den Beginn eines Gedächtnistrainings sind.

Lern- und Gedächtnisstörungen

Störung	Bevorzugte Läsionsorte bzw. häufige Erkrankungen	Therapie-Prinzipien
Amnestisches Syndrom	• mediale limbische Schleife (Papezscher Ring) (MLS) • basolaterale limbische Schleife (BLS) • Gyrus parahippocampalis (GPH), Isthmus gyri cinguli • septohippokampales Systems (SHS)	• allgemeine Therapieprinzipien (z. B. Vereinfachung von Informationen) • Gedächtnisstrategien (z. B. Imagery, PQRST-Technik, »W-Fragen«) • Techniken zur Wissenvermittlung (z. B. vanishing cues, errorless learning, expanding rehearal) • externe Gedächtnishilfen (Notizbücher, elektronische Notizbücher analog zu »Neuropage« bzw. »MEMOS«) • Änderung der Umgebungsbedingungen (z. B. Beschriften von Schränken) • metakognitive Techniken • unspezifische (Aufmerksamkeits-)Therapie (z. B. Gedächtnisspiele) • Therapie zugrundeliegender Basisdefizite (Aufmerksamkeitsstörungen, dysexekutives Syndrom)
	Infarkte im Versorgungsgebiet der hinteren Hirnarterie (GPH), der polaren Thalamusarterie (MLS; BLS), der A. communicans anterior bzw. der A. cerebri anterior (SHS), der A. choroidea anterior (Hippocampus, Mandelkern) Schweres gedecktes Schädelhirntrauma (frontotemporale Kontusionen) Zerebrale Hypoxie (CA1-Segment des Hippocampus) HSV-Enzephalitis (temporale, frontale, zinguläre Läsionen) Demenz (z. B. vom Alzheimer-Typ)	

Anatomie der wichtigsten Gedächtnisstörungen

Amnestisches Syndrom

- Mediale limbische Schleife (Papezscher Ring): Hippocampus – Fornix – Corpus mamillare – Tractus mamillothalamicus – Nucleus anterior thalami – oberer Thalamusstiel – Gyrus cinguli – Cingulum – Hippocampus
- Basolaterale limbische Schleife: Mandelkern – amygdalofugale Fasern – Dorsomedialkern des Thalamus – unterer Thalamusstiel – Area subcallosa/Septalregion – Bandeletta diagonalis (Brocasches Band) – Mandelkern
- Septohippokampales System: Mediale Septalkerne/Nucleus des diagonalen Bandes von Broca (sog. MS/NdBB-Komplex) – dorsale Route (bes. Fornix) – Hippocampus (über Fornixkommissur auch zum kontralateralen Hippocampus) – Fornix – laterale Septumkerne – MS/NdBB-Komplex
- Gyrus parahippocampalis (bes. Area entorhinalis = BA 28), Isthmus gyri cinguli (u. a. BA 23)

Störung des Arbeitsgedächtnisses

- Dorsolateraler präfrontaler Kortex, bes. BA 8, 9 und 46

Abrufstörungen des Altgedächtnisses

Semantische Inhalte nach linksseitigen, episodische Inhalte nach rechtsseitigen Läsionen

- Temporopolarer Kortex (BA 38), inferolateraler frontaler Kortex (BA 10, 11, 12, 47) und verbindende Struktur (Fasciculus uncinatus)

Kategoriespezifische selektive Gedächtnisstörungen

- Temporaler und temporookzipitaler Kortex links (z. B. im Rahmen einer Herpes-Enzephalitis) überwiegend für belebte Objekte
- Parietofrontaler Kortex links überwiegend für hergestellte Objekte

9

Störungen bei Läsionen präfrontaler Gehirnabschnitte

9.1 BEGRIFFSBESTIMMUNG

Der früher oft verwendete Begriff »Frontalhirnsyndrom« (»Stirnhirnsydnrom«; angloamerikanisch: frontal lobe disease, frontal lobe syndrome) unterstellt, dass es ein einheitliches Muster klinischer Störungen gibt, die für Patienten mit Läsionen des präfrontalen Kortex typisch sind. Dem ist aber nicht so. Neuerdings wird daher der von Baddeley bereits 1986 geprägte Begriff »*Dysexekutives Syndrom*«verwendet; wobei zu beachten ist, dass es auch ein einheitliches Bild gestörter Exekutivfunktionen nicht gibt.

In welcher Beziehung stehen präfrontale Hirnabschnitte und Exekutivfunktionen? Im Gegensatz zu Situationen, bei deren Bewältigung auf Routinehandlungen (Contention Scheduling, CS) zurückgegriffen werden kann, benötigen wir in komplexen (neuen) Situationen ein flexibles, langsameres, aufmerksamkeitsgesteuertes System – das von Shallice vor über 20 Jahren so bezeichnete »Supervisory Attentional System (SAS)«. Das morphologische Substrat des SAS entspricht anatomisch im Wesentlichen dem präfrontalen Kortex einschließlich seiner ausgedehnten kortikal-subkortikalen Netzwerke.

Dementsprechend kommt es bei Läsionen, die schwerpunktmäßig präfrontale Strukturen betreffen, zu Störungen exekutiver Funktionen wie: Aufmerksamkeitsfokussierung und Hemmung irrelevanter Informationen, Aufgabenmanagement (bes. rascher Wechsel zwischen Aufgaben), Planen (Definition von Subzielen), Zielüberwachung sowie Sequenzierung von Informationen (von Cramon, 1999). Diese exekutiven Funktionen sind mit Arbeitsgedächtnisleistungen eng verflochten, können aber durch letztere nicht hinreichend erklärt werden. Außer zu einem primären dysexekutiven Syndrom können präfrontale Läsionen auch zu psychischen Störungen führen, die ihrerseits wieder (sekundäre) exekutive Funktionsstörungen verursachen. Die Grenze zwischen psychischen und primär-kognitiven Störungen ist also bei präfrontalen Läsionen fließend.

9.2 STÖRUNGSBILDER

9.2.1 Psychische Störungen

Bereits im Jahre 1868 beschrieb Harlow den Fall des Phineas Gage, eines Arbeiters, bei dem sich im Rahmen eines Arbeitsunfalles eine Eisenstange durch das linke Frontalhirn bohrte (*Abb. 9.1*).

Harlow berichtet in sehr eindrücklicher Weise, wie sich die Persönlichkeit des vor der Hirnschädigung als zuverlässig und verantwortungsvoll geltenden Arbeiters durch die Stirnhirnläsion änderte. Er wurde distanzlos, aggressiv und verantwortungslos (Zitat aus J.M. Harlow's Beschreibung:« [...] In this regard, his mind was radically changed, so decidedly, that his friends and acquaintances said he was no longer Gage.«). Derartige *Persönlichkeitsänderungen*, die von den Angehörigen, die den Patienten ja aus der Zeit vor der Hirnschädigung kennen, oft als besonders belastend erlebt werden, kommen bei Läsionen präfrontaler Hirnabschnitte häufig vor.

Man kann schlecht operationalisierte »Minussymptome« – wie Apathie, Antriebsminderung (Hypobulie) bis hin zur Abulie (Verlust jeglichen selbstgenerierten Verhaltens), Interesselosigkeit, affektive Indifferenz (Gleichgültigkeit) – und »Plussymptome« – wie gestörte Impulskontrolle mit verbal- oder handlungsaggressiven Tendenzen, Distanzlosigkeit, Einbuße an sozialen Umgangsformen, Tendenz zu kindlichem bzw. kindischem Verhalten – unterscheiden. Darüber hinaus treten oftmals eine fehlende Krankheitseinsicht (Anosognosie) oder eine unrealistisch-optimistische Sicht der eigenen Hirnleistungsstörungen bzw. ihrer Alltagskonsequenzen im Sinne einer Anosodiaphorie begleitend hinzu. Die *Minusvariante* mit im Vordergrund stehender Apathie haben Blumer & Benson (1975) wegen der bei oberflächlicher Betrachtung bestehenden Ähnlichkeit mit depressiven Störungen auch als pseudodepressives Syndrom bezeichnet. Die *Plusvariante* des Stirnhirnsyndromes mit im Vordergrund stehender Störung der Impulskontrolle und distanzlos-dissozialen Verhaltensweisen wurde von den gleichen Autoren auch als pseudopsychopathisches Syndrom bezeichnet, da die Störungen an eine Psychopathie, nämlich die psychiatrische Diagnose »Dissoziale Persönlichkeitsstörung« (ICD 10: F60.2) erinnern. Minus- und Plussymptome können bei ein und demselben Patienten gemeinsam auftreten. So findet man nicht selten eine Kombination von ausgeprägtem Antriebsmangel einerseits und Störung der Impulskontrolle mit aggressiven Tendenzen andererseits. In schweren Fällen können diese psychischen Störungen dem Vollbild der psychiatrischen Diagnose »organische Persönlich-

Abb. 9.1: *Schematische Darstellung der frontalen Schädelverletzung des Eisenbahnarbeiters Phineas Gage. Die dargestellte Eisenstange hatte sich bei einem Arbeitsunfall durch den linken Gesichtsschädel nach oben in das linke Stirnhirn gebohrt und trat durch die linke Frontalhirnschuppe wieder aus dem Schädel aus. Die durch die Stirnhirnschädigung bedingte schwere Persönlichkeitsänderung des Phineas Gage wurde von dem Arzt J. M. Harlow eindrücklich beschrieben (s. Text).*

keitsstörung« (ICD-10: F07.0) mit resultierenden negativen Auswirkungen auf soziale Interaktionen entsprechen (Übersicht: Stuss & Benson, 1986).

9.2.2 Kognitive Störungen

Patienten mit Störungen exekutiver Funktionen (dysexekutives Syndrom) fallen etwa dadurch auf, dass sie irrelevante Informationen nicht hemmen können und (dadurch) Schwierigkeiten beim *problemlösenden Denken und beim Vorausplanen* haben. Typisch ist dabei, dass die betroffenen Patienten bei automatisierten, also hochüberlernten Routinehandlungen im Alltag keine Auffälligkeiten zeigen müssen, dass es aber demgegenüber beim Handeln in neuen, ungewohnten Situationen, die z. B. ein gedankliches Vorausplanen von Handlungsschritten erfordern, sehr wohl zu großen Problemen kommen kann. Auch in der extern gut kontrollierten Kliniksituation fallen sie oft nicht auf, sondern erst zu Hause oder am Arbeitsplatz mit weniger restriktiven Außenbedingungen.

Für diese Fähigkeit des gesunden Menschen, sich auf neue Situationen einzustellen und sie auch zu meistern, scheint das o. g. – mit dem präfrontalen Kortex in Beziehung stehende – *Supervisory Attentional System (SAS)* verantwortlich zu sein. Seine übergeordnete Rolle ist nicht nur darin zu sehen, die Handlungen flexibel auf neue Situationen einzustellen, sondern auch, das Individuum relativ unabhängig zu machen von automatisierten Reaktionen auf irrelevante Umweltreize. Diese Unterdrückung automatisierter Reaktionstendenzen ist eine Voraussetzung dafür, dass sich ein Mensch überhaupt auf relevante neue Situationen einstellen bzw. auf sie adäquat reagieren kann. Entsprechend kommt es bei schweren dysexekutiven Syndromen zu einer Unfähigkeit des betroffenen Patienten, Reaktionen auf irrelevante Umweltreize zu unterdrücken.

Die Patienten imitieren dabei im Extremfall unaufgefordert die Gestik oder Mimik des Gesprächspartners (*imitation behavior*) oder benützen vor ihnen befindliche Objekte entsprechend ihrer Bestimmung, egal ob dies situationsangemessen ist oder nicht (*utilization behavior*). Mesulam (1986) sieht einen Zusammenhang zwischen dieser starken Abhängigkeit von Umweltreizen (»environmental dependency syndrome«) einerseits und Phänomenen wie Anosognosie, Anosodiaphorie sowie

Vorausplanen andererseits: Die starke Abhängigkeit von irrelevanten externen Reizen würde das Gehirn nämlich in einem solchen Maße »beschlagnahmen«, dass intrapsychische Vorgänge, die eine Auseinandersetzung mit den eigenen Defiziten bzw. eine Planung der Zukunft zum Inhalt haben, nicht mehr ausreichend ablaufen können, mit der Folge einer mangelnden Krankheitseinsicht bzw. einer Störung des Vorausplanens.

Neben den zwei genannten Erklärungsversuchen für das Zustandekommen des dysexekutiven Syndroms – Störung der Funktion des SAS bzw. Umweltabhängigkeit – wird neuerdings auch die *Hypothese der somatischen Marker* zunehmend ins Spiel gebracht. Damasio und seine Arbeitsgruppe stellten diese Hypothese auf, nachdem sie Menschen mit präfrontalen Läsionen beobachtet hatten, die im Labor bei klassischen Frontalhirn-Tests unauffällig waren und im Alltag dennoch falsche Entscheidungen trafen – die (sozialen) Fehlentscheidungen waren bisweilen so stark wie bei dissozialen Persönlichkeitsstörungen. Die Hypothese der somatischen Marker besagt, vereinfacht ausgedrückt, dass der Vorgang der Entscheidungsfindung von Emotionen abhängig ist: Körperliche (somatische) Empfindungen – bewusst oder (meist) unbewusst – dienen danach als Orientierungshilfe, indem sie Vorstellungsbilder erzeugen (markieren), die mit dem Ergebnis der Entscheidungsfindung in Bezug stehen. Erwünschte Ergebnisse stehen mit positiven (belohnenden), unerwünschte Ergebnisse mit negativen (bestrafenden) Empfindungen in Verbindung (Damasio, 1997).

In einem speziell für derartige Fälle entwickelten Test (Bechara et al., 1994) geht es darum, in einer Art Glücksspiel möglichst viel Geld zu gewinnen. Die ursprüngliche Testvariante wurde so konzipiert, dass die Vorgehensweise richtiger ist, bei der man vorübergehend weniger Belohnung in Kauf nimmt (aus zwei von vier Kartenhaufen eine Karte entnehmen, die weniger Geld bedeutet, was sich aber im Endeffekt auszahlt). Patienten mit o. g. Schwierigkeiten nahmen gehäuft Karten aus den beiden scheinbar vorteilhafteren Haufen, ohne aus diesen Fehlern zu lernen. Den Versuchspersonen war es dabei nicht möglich, die Konsequenzen rational zu kalkulieren, sondern sie mussten ein Gefühl für das richtige Handeln entwickeln, was den frontalhirnverletzten Patienten nicht gelang. Nach Damasio (1997) könnte ein kognitiver Erklärungsversuch für diese »Gegenwartsabhängigkeit« lauten, dass eine Störung des Arbeitsgedächtnisses für Vorstellungsbilder über die Zukunft vorliegt.

Gesunde Menschen zeigen mit zunehmender Erfahrung in dem Spiel vor dem Karten abheben – über das vegetative Nervensystem vermittelte – Hautleitfähigkeitsänderungen. Diese antizipatorischen Änderungen fehlten bei Patienten mit ventromedialen (also unten und mittellinien-nahe gelegenen) präfrontalen Läsionen. Die Patienten mit ventromedialen präfrontalen Läsionen, die das Prinzip des Spiels durchschaut hatten (etwa die Hälfte), handelten im Spiel dennoch weiter zu ihrem Nachteil. Ihr Wissen allein genügte nicht, weil die emotionale Voreinstellung fehlte. Beim Glücksspieltest handelten Patienten mit beidseitigen Läsionen des Mandelkernes oder mit Läsionen des rechten somatosensiblen/insulären Kortex ebenso falsch wie Patienten mit ventromedialen präfrontalen Läsionen und generierten auch keine antizipatorischen Hautleitfähigkeitsänderungen. Experimentelle Befunde legen nahe, dass dem Mandelkern die Aufgabe zukommt, automatisch ablaufende emotionale Antworten zu lernen (Konditionierung), und dass der rechte somatosensible/insuläre Kortex eine Rolle spielt bei der Vorstellung (Imagination) – dem Wiederauflebenlassen – von in der Vergangenheit erworbenen, mit bestimmten Vorgängen assoziierten Emotionen. Patienten mit ventromedialen präfrontalen Läsionen können danach zwar emotional bedeutsame Vorgänge lernen, aber bei Entscheidungsprozessen externe Informationen nicht mit somatischen Markern verknüpfen (mögliche Folge: Richtiges Denken, aber dennoch falsches Handeln). Eine empfehlenswerte Arbeit zu diesem Thema findet sich im (deutschsprachig übersetzten) Artikel von Bechara (1999). Aufgrund der Ergebnisse (»hypersensitivity to reward« im ursprünglichen Test bzw. »insensitivity to punishment« in einer neuen Testvariante) spricht die Arbeitsgruppe von Damasio auch von »myopia for the future« (Kurzsichtigkeit für die Zukunft) (Bechara et al., 2000). Hautleitfähigkeitsänderungen von Patienten mit ventromedialen präfrontalen Läsionen waren in einer neueren Arbeit der gleichen Arbeitsgruppe bei den Glücksspieltests im Vergleich zu Kontrollpersonen nicht pathologisch verändert, so dass gegenüber der Hypothese der somatischen Marker eine gewisse Skepsis angebracht ist.

Im Folgenden werden einige kognitive Störungen, die im Rahmen des dysexekutiven Syndroms auftreten und mit unterschiedlichsten Tests erfasst werden können, aufgezählt:

- Unzureichende Problemanalyse
- Unzureichende Extraktion relevanter Merkmale
- Unzureichende Produktion von (lösungsrelevanten) Ideen
- Zunehmende Ungenauigkeit der Planung im Testverlauf
- Haften an (irrelevanten) Details

- Mangelhafte Umstellungsfähigkeit bzw. Perseverationen
- Regelverstöße
- Einsatz planungsirrelevanter Routinehandlungen
- Verminderte Plausibilitätskontrollen
- Keine systematische Fehlersuche
- Schwierigkeiten beim Entwickeln von Alternativplänen
- Schwierigkeiten beim Gewinnen/Halten des Überblicks bzw. des jeweiligen handlungsleitenden Konzepts
- Schwierigkeiten beim gleichzeitigen Beachten und/oder Koordinieren mehrerer Informationen
- Probleme bei gedanklichem Entwickeln von Handlungsschritten
- Keine Antizipation von Handlungskonsequenzen
- Kein Lernen aus Fehlern
- Beeinträchtigtes Abstraktionsvermögen
- Vorschnelles Handeln
- Nachträgliche Rechtfertigungen bei Schwierigkeiten mit der Lösung von Aufgaben (»Rationalisierungstendenz«)
- Rasches Aufgeben bei Handlungsbarrieren.

Außerdem zeigen die Patienten im Gespräch oft eine umständliche, weitschweifige sprachliche Ausdrucksweise.

Es gibt **zahlreiche Testverfahren**, die verschiedene Aspekte exekutiver Funktionen untersuchen. An Beispielen seien genannt das Turm von Hanoi-Problem und der Wisconsin Card Sorting Test (in seiner modifizierten Form nach Nelson).

Mit dem *Turm von Hanoi* wird insbesondere vorausschauendes Planen und Ausführen von Verhaltensstrategien getestet (*Abb. 9.2*).

Mit dem *modifizierten Wisconsin Card Sorting Test* werden u. a. Umstellungsfähigkeit, Konzeptbildung und Kategorisierungsfähigkeit getestet (*Abb. 9.3*).

In zunehmendem Maße werden Tests eingesetzt, die Alltagsanforderungen simulieren. Ein Beipiel ist die von Wilson et al. (1996) entwickelte Testbatterie *Behavioural Assessment of the Dysexecutive Syndrome (BADS)*, die aus sechs Untertests besteht (1 = Zeitschätzung; 2 = flexibler Umgang mit Regeln; 3 = praktisches Problemlösen; 4 = Ausbildung von Strategien; 5 = Planen; 6 = Planüberwachung und Aufgabeneinteilung) sowie eine Selbst- und Fremdbeurteilungsskala beinhaltet, aus deren Grad der Übereinstimmung die Einsichtsfähigkeit des Patienten ermittelt werden kann.

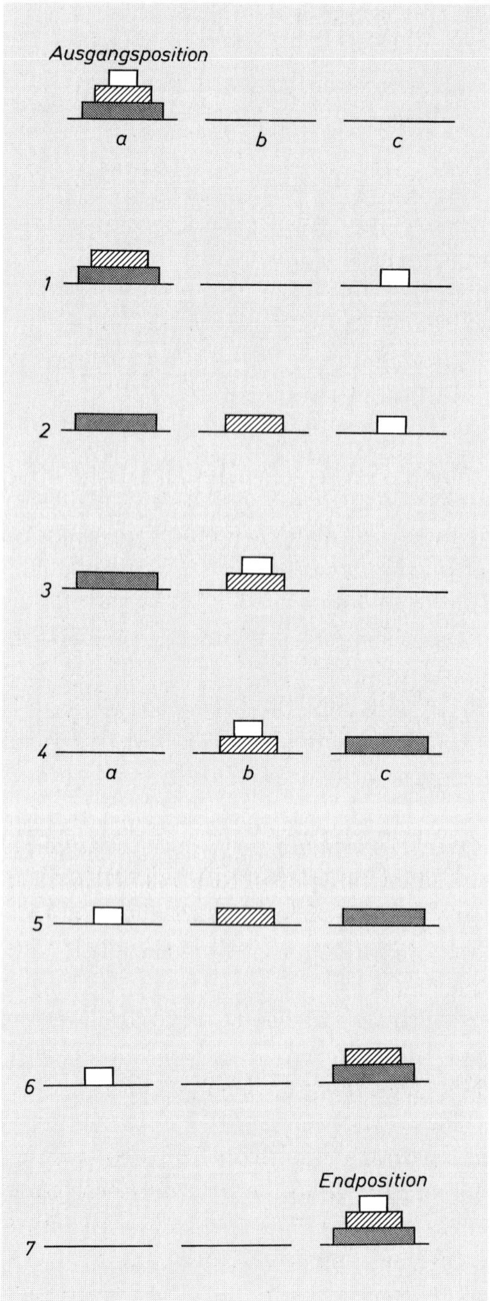

Abb. 9.2: *Das Turm von Hanoi-Problem. Links (schematisiert): Es handelt sich um die Aufgabe, einen Turm aus 3, 4 oder mehr Scheiben vom Feld a mit möglichst wenigen Zügen nach Feld c zu transportieren. Folgende Regeln sind dabei einzuhalten: Es darf nur jeweils eine, nämlich die oberste, Scheibe bewegt werden, und es darf keine größere auf einer kleineren Scheibe liegen. Die Teilziele dieser Aufgabe, die insbesondere vorausschauendes Planen testet, bestehen darin, dass zunächst die unterste (größte) Scheibe freigemacht werden muss und dass das Feld c zunächst unbesetzt bleibt, d. h. dass der restliche Turm sukzessive auf Feld b bewegt werden muss. Bei der 3-Scheiben-Version sind mindestens 7, bei der 4-Scheiben-Version mindestens 15 Züge erforderlich. Die Zahlen 1–7 am linken Rand geben die Reihenfolge der Züge bei der Optimallösung der 3-Scheiben-Version an.*
Unten: Ausgangsstellung beim Turm von Hanoi in der 4-Scheiben-Version.

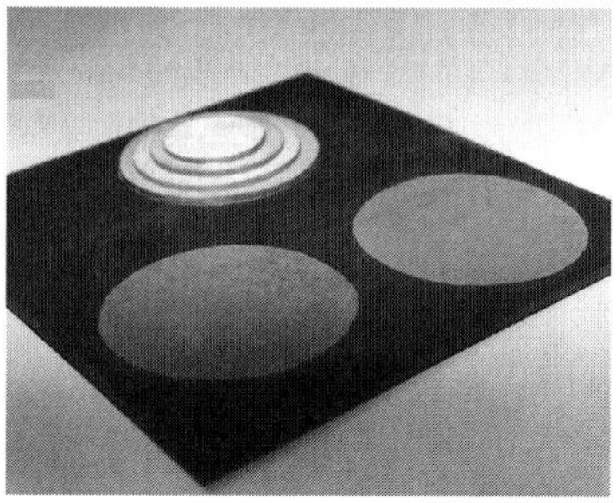

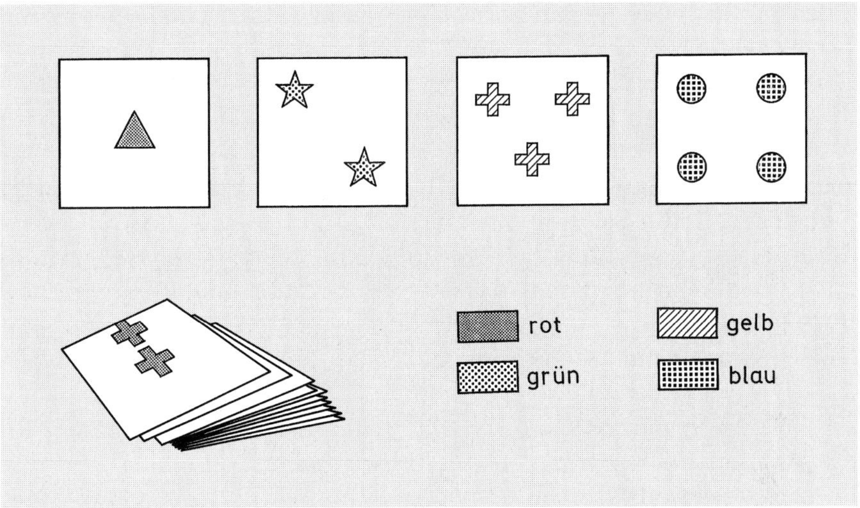

Abb. 9.3: Der modifizierte Wisconsin Card Sorting Test. Es werden dem Patienten zunächst vier Karten vorgelegt (1 rotes Dreieck, 2 grüne Sterne, 3 gelbe Kreuze, 4 blaue Punkte). Der Patient muss daraufhin 48 Karten den 4 Vorlagen zuordnen, wobei als Zuordnungs-Kategorien Form, Farbe und Anzahl möglich sind, was aber dem Patienten nicht mitgeteilt wird. Nach jeweils 6 gelegten Karten ändert sich die Kategorie (dies wird dem Patienten mitgeteilt). Er soll aufgrund der Rückmeldung durch den Untersucher (»Nein« oder »Ja«) selbst die ab jetzt geltende neue Kategorie erschließen. Ausgewertet werden unter anderem die Anzahl der Fehler bis zum Auffinden der neuen Kategorie, Perseverationsfehler etc.

Da eine Testung bei schwersten dysekutiven Syndromen nicht möglich bzw. in leichten Fällen unergiebig ist oder bestimmte Verhaltensaspekte einfach nicht erfasst, kommt einer *genauen Verhaltensanalyse* sehr große Bedeutung zu.

9.3 ZUGRUNDELIEGENDE HIRNLÄSIONEN

Das Frontalhirn ist der größte Lappen des Großhirns. Das Frontalhirnvolumen beträgt etwa 400 cm^3 (etwa 35% des Großhirnvolumens). Das frontale Rindenvolumen beträgt etwa 200 cm^3, so dass im Frontalhirn ein ausgewogenes Verhältnis von Rinde zu Marklagerstrukturen von etwa 1:1 besteht. Der präfrontale Kortex ist histologisch im Gegensatz zu prämotorischen und motorischen Arealen durch einen granulären Kortex gekennzeichnet, d. h. die Körnerzellen enthaltenden Schichten II und IV sind besonders ausgeprägt. Zum präfrontalen Kortex gehören die heteromodalen BA 8 (vorderer Anteil), 9, 10, 11 und 12 (vorderer Anteil), 45, 46, 47 sowie die zugehörigen Marklagerstrukturen. Der dorsomediale Thalamuskern (DM, MD) projiziert zu diesen Arealen, weshalb der präfrontale Kortex von einigen Autoren sogar *definiert* wird als der frontale Kortexanteil, der DM-Projektionen empfängt. Der präfrontale Kortex hat zahlreiche – überwiegend bidirektionale – Faserverbindungen zu fast allen anderen Hirnabschnitten. Darüber hinaus sind benachbarte Areale des präfrontalen Kortex in besonders hohem Maße durch intrakortikale Fasern miteinander verknüpft. Auf mikroskopischer Ebene sind es vor allem die Pyramidenzellen der Schicht III, die – innerhalb eng benachbarter Bezirke des präfrontalen Kortex – durch Assoziationsfasern miteinander verbunden und für kognitive Prozesse wohl hauptverantwortlich sind.

Zu in diesem Kapitel beschriebenen Störungen kommt es meist, wenn große Abschnitte des präfrontalen Kortex bzw. seiner Marklagerstrukturen und seiner kortikal-subkortikalen Verbindungen geschädigt sind. Besonders häufig ist dies beim Schädelhirntrauma der Fall (frontale Kontusionen, diffuse axonale Schädigung), aber auch bei Infarkten im Versorgungsgebiet der A. cerebri anterior, vorderer Äste der A. cerebri media, bei Hirnblutungen, bei der Herpes simplex Virus (HSV)-Encephalitis und bei Tumoren im Stirnhirnbereich. Auch bei der Multiplen Sklerose sind die Entmarkungsherde nicht selten im Marklager des Frontalhirns lokalisiert und schließlich betrifft auch die diffuse zerebrale Hypoxie u. a. präfrontale Hirnabschnitte.

Mit aller Vorsicht kann man folgende Feststellungen über die Beziehungen zwischen frontalen Läsionsorten und Störungsbildern treffen (*Abb. 9.4*). *Frontodorsale Läsionen (bes. BA 8, 9, 46)* führen überwiegend zu Störungen exekutiver Funktionen (und des Arbeitsgedächtnisses). Auch Apathie im Sinne eines verminderten zielgerichteten Handelns aufgrund gestörten Neugierverhaltens (»Beeinträchtigte Reaktion auf unerwartete Situationen«) scheint bei frontodorsalen Läsionen vorzukommen. *Frontoorbitale Läsionen* führen eher zu »Plussymptomen« wie Distanzlosigkeit, Störung der Impulskontrolle bzw. gestörtem Sozialverhalten. *Frontomediale Läsionen* scheinen eher »Minussymptome« wie affektive Indifferenz (die z. B. auch bei Läsionen des vorde-

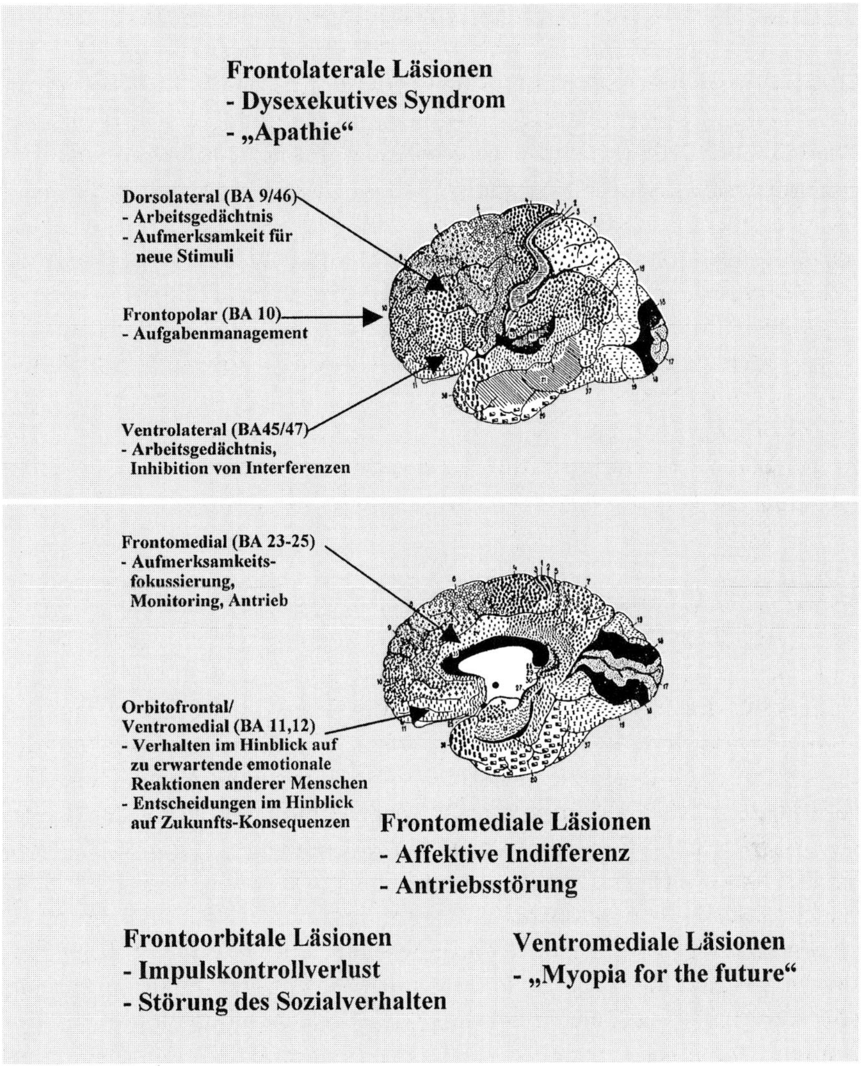

Abb. 9.4: Schematische Darstellung präfrontaler Hirnabschnitte und zugehöriger Funktionen.

ren Gyrus cinguli vorkommt) bzw. Hypobulie bis hin zur Abulie zu verursachen. Bei ventromedialen Läsionen scheint eine Störung vorzuliegen, die zukünftigen Konsequenzen des Handelns im sozialen Kontext einzuschätzen.

Es ist stets daran zu denken, dass zahlreiche subkortikale Kerngebiete mit dem präfrontalen Kortex über Fasersysteme verbunden sind. Daher finden sich »präfrontale Symptome« z. B. bei bilateralen Läsionen bestimmter Thalamuskerne bzw. bei bilateralen Läsionen des Nucleus caudatus (bilaterale Caudatumkopfblutungen gehen z. B. mit einer in der PET oder SPECT nachweisbaren Minderaktivierung präfrontaler Areale einher). Die wichtigste anatomische Schleife, die im Gegensatz zur klassischen »motor loop« (Prämotorischer Kortex – Putamen – Globus pallidus internus – Nucleus ventralis lateralis thalami – prämotorischer Kortex) als »complex loop« bezeichnet wird, besteht aus folgenden Arealen: Präfrontaler Kortex – Nucleus caudatus – Substantia nigra (pars reticularis) – Nucleus ventralis anterior thalami – präfrontaler Kortex.

Auf die Beziehung präfrontaler Läsionen zu Störungen des Arbeitsbzw. des Langzeitgedächtnisses wird in 8.6 eingegangen.

9.4 ABZUGRENZENDE STÖRUNGEN UND BEGRIFFE

Patienten, die eher Plussymptome aufweisen (»pseudopsychopathisches Syndrom«), können Anlass geben zur Verwechslung mit der psychiatrischen Diagnose »*dissoziale Persönlichkeitsstörung*«. Dies ist eine Persönlichkeitsstörung mit im Vordergrund stehenden verantwortungslosen und antisozialen Verhaltensweisen.

Bei Patienten mit Minussymptomen (»pseudodepressives Syndrom«), wie z. B. Antriebsmangel, kann manchmal die Abgrenzung zu *depressiven Syndromen* notwendig werden. Ein wichtiges Unterscheidungsmerkmal ist, dass der Patient mit präfrontaler Schädigung unter seinem Antriebsmangel meist nicht oder viel weniger leidet als der depressive Patient, der die Tragweite der eigenen Defizite oft sogar überschätzt.

Bei Patienten mit Störungen exekutiver Funktionen können sekundäre Lern- und Gedächtnisstörungen auftreten, die es von primären abzugrenzen gilt.

9.5 BEDEUTUNG IM RAHMEN DER REHABILITATION

In therapeutischer Hinsicht stellen psychische und kognitive Störungen im Rahmen dysekutiver Syndrome einen der schwierigsten Bereiche neuropsychologischer Rehabilitation dar. Es gilt als gesichert, dass schwere Defizite, meist infolge bilateraler präfrontaler Schädigung, das verfügbare Rehabilitationspotential erheblich einschränken und daher insbesondere einer erfolgreichen beruflichen Wiedereingliederung oft hinderlich im Wege stehen. Daher müssen »präfrontale Symptome« unbedingt durch genaue Verhaltensbeobachtung und spezielle Testverfahren erkannt werden. *Das Vorliegen frontaler Symptome bzw. ihr Schweregrad kann u. a. aus folgenden Gründen unterschätzt werden:*

- Die Patienten zeigen bei alltäglichen Routinehandlungen oder in einer gut strukturierten Umgebung bisweilen keine Verhaltensauffälligkeiten (Probleme treten erst in neuen, ungewohnten Situationen auf).
- Sie entwerfen verbal oft Handlungspläne, die den Eindruck erwecken, eine Planungsstörung könne nicht vorliegen (diese Pläne werden aber meist nicht in die Tat umgesetzt).
- Ihre »frontale Antriebsminderung« wird als vermeintliche Unmotiviertheit fehlgedeutet.

Abschließend werden einige Therapieansätze genannt, die bei Patienten mit Frontalhirnsyndrom zum Einsatz kommen.

Liegen schwere Minus- oder Plussymptome vor, so können eine *Strukturierung des Alltags (Tagesstrukturplan) und/oder operante Verfahren* (positive Verstärkung, negative Verstärkung, Wegnahme positiver Verstärker) eingesetzt werden. Entsprechende verhaltenstherapeutische Techniken sind auch den Bezugspersonen des Patienten zu vermitteln.

Oftmals stehen die Anosognosie und/oder Anosodiaphorie des Patienten im Vordergrund (s. 9.2.1 und 10.5.3). In derartigen Fällen hat sich ein sogenanntes *awareness-Training (»Bewusstmachungs-Training«)* sehr bewährt. Hierbei wird der Versuch unternommen, durch spezielle verhaltenstherapeutische Vorgehensweisen dem Patienten sein Defizit und die resultierenden Alltagskonsequenzen bewusster zu machen. Als nächster Schritt gilt es, den Patienten durch psychotherapeutische Maßnahmen im Umgang mit seiner »verlorenen Normalität«

(»lost normality«) zu unterstützen (s. Abschn. 10.6). Prigatano (1992) konnte zeigen, dass die erfolgreiche Wiedereingliederung in Beruf/Gesellschaft in hohem Maße davon abhängt, inwieweit dem Patienten Einsicht in seine Defizite und ihre Konsequenzen vermittelt wird und er die »verlorene Normalität« akzeptiert. In eine derartige Therapie müssen die Bezugspersonen des Patienten einbezogen werden.

An dieser Stelle sei die in diesem Buch bereits mehrfach zitierte exzellente Übersichtsarbeit von McGlynn (1990) über verhaltenstherapeutische Ansätze in der neuropsychologischen Rehabilitation empfohlen.

Neben diesen verhaltenstherapeutischen Techniken kommen in ersten Ansätzen auch *spezifische/kognitive Behandlungsverfahren frontaler Basisdefizite* zum Einsatz. Dabei werden dem Patienten Aufgaben angeboten, die u. a. die folgenden »frontalen« Leistungen trainieren:

- Produktion von Handlungsalternativen, z. B. zielgerichtete Ideen produzieren etwa für die Aufgabe »Wie gestalte ich meine Freizeit«
- Extraktion relevanter Informationen, z. B. mit der Aufgabe, in Form eines Telegrammes einen komplexen Sachverhalt auf seine Kernaussagen hin zusammenzufassen
- Umgehen mit mehreren Informationen, z. B. Aufgabe »Die günstigste Zugverbindung zwischen zwei Orten aus einem Fahrplan zusammenstellen«
- Schlussfolgerndes Denken, z. B. in Form des Lösens von Detektivgeschichten.

Derartige spezifische Therapien lassen sich analog zum Gedächtnistraining sehr gut in Gruppen durchführen. Eine Beschreibung spezifischer/kognitiver Therapieansätze bei Frontalhirnstörung findet sich bei von Cramon et al. (1991) und von Cramon & Matthes-von Cramon (1992).

An *externen Hilfen* kommen Hilfsmittel infrage, die z. B. dem bereits in 8.8. erwähnten »Neuropage« ähneln. Die Effizienz dieses elektronischen Hilfsmittels bei planungsgestörten Patienten konnte kürzlich in einer Cross-over-Studie nachgewiesen werden (Wilson et al., 2001). Über das noch in Erprobung befindliche deutsche System »MEMOS« s. 8.8 bzw. Internet unter: www.informatik.uni-leipzig.de/~mobtel.

Bei Patienten mit leichteren Störungen können *metakognitive Techniken* zum Einsatz kommen. So werden im Rahmen eines sog. Selbstmanagements konkrete Strategien zur Bewältigung von Alltagssituationen erarbeitet, anfangs bewusst-kontrolliert, später »automatisch«. Dabei ist Voraussetzung, dass der Patient die kritischen Alltagssituationen einschließlich seiner eigenen Reaktionen und der Reaktionen der Mitmenschen analysiert. Letztendlich geht es darum, sich in das Denken anderer Menschen zu versetzen bzw. sich auf ihre zu erwartenden emotionalen Reaktionen (vor)einzustellen (»theory of mind«).

Bei schweren Störungen des Antriebs oder der Impulskontrolle kann eine *Psychopharmakotherapie* evtl. indiziert bzw. erfolgreich sein (s. 10.6.1).

Erklärungsmodelle des Dysexekutiven Syndroms

- Störung der Funktion des Supervisory Attentional System (SAS)
- Environmental Dependency Syndrome
- Hypothese der somatischen Marker

Störungen bei präfrontalen Läsionen

Störung	Bevorzugte Läsionsorte	Therapie-Prinzipien
Dysexekutives Syndrom	präfrontaler Kortex (bes. dorsolateral: BA: 8, 9, 46) und zugehörige Marklagerstrukturen bzw. efferente/afferente Faserverbindungen	• spezifische/kognitive Therapie • verhaltenstherapeutische Ansätze (z. B. operante Verfahren, »awareness-Training«) • Tagesstrukturplan • externe Hilfen (analog zu »Neuropage« bzw. »MEMOS«) • metakognitive Techniken (z. B. Selbstmanagement) • Psychopharmakotherapie bei schweren Störungen des Antriebs oder der Impulskontrolle
Persönlichkeitsänderungen		
• Plussymptome	frontoorbitaler Kortex	
• Minussymptome	frontomedialer Kortex	
Dysfunktion somatischer Marker/ myopia for the future	ventromedialer Kortex	

10

Psychische Störungen bei erworbener Hirnschädigung

10.1 EINLEITUNG

Neuropsychologische Defizite aufgrund erworbener Hirnschädigungen werden oft von psychischen Störungen begleitet. Diese können deutliche Beeinträchtigungen sowohl im sozialen als auch beruflichen Bereich oder aber subjektive Beschwerden verursachen. Sie können zudem die Auswirkung von kognitiven Leistungsstörungen noch verstärken bzw. den Erfolg oder Nichterfolg der neuropsychologischen Rehabilitation wesentlich mitbestimmen.

Vielfach werden psychische Störungen infolge erworbener Hirnschädigung unter dem Oberbegriff »(hirn)organisches Psychosyndrom« (oder der unschönen Abkürzung »HOPS«) zusammengefasst. Dieser Begriff ist aber zu pauschal und sollte daher zugunsten einer genauen Beschreibung der vorliegenden psychischen Störungen nicht mehr benutzt werden. Leider wird sich diese Bezeichnung jedoch in der psychiatrischen Literatur kaum ausmerzen lassen (s. 10.4.4 »Organisches Psychosyndrom nach Schädelhirntrauma«).

In diesem Kapitel wird eingegangen auf die Möglichkeiten der Diagnostik und Klassifikation psychischer Störungen nach erworbener Hirnschädigung, auf allgemeine Bedingungen ihres Auftretens und auf die am häufigsten vorkommenden psychischen Symptome bzw. Syndrome. Die psychotherapeutischen Möglichkeiten können, da dies den

Rahmen des Buches sprengen würde, nicht im Einzelnen dargestellt werden. In 10.6 erfolgt daher nur eine kurze Erörterung verhaltenstherapeutischer Ansätze bei Patienten mit erworbener Hirnschädigung.

Am Ende des Kapitels findet sich ein, nur für den speziell interessierten Leser gedachter, kurzer Abschnitt über die Neuroanatomie affektsteuernder Systeme.

10.2 ALLGEMEINE BEMERKUNGEN ZUR DIAGNOSTIK UND KLASSIFIKATION PSYCHISCHER STÖRUNGEN

Einer Eigenanamnese des Patienten im Sinne eines strukturierten psychiatrischen Untersuchungsgespräches sind wegen der neuropsychologischen Defizite oft enge Grenzen gesetzt (z. B. Unfähigkeit eines Global-Aphasikers, sich mitzuteilen). Daher kommt der Erhebung der *Fremdanamnese durch Bezugspersonen*, z. B. ob sie eine Änderung der Persönlichkeitseigenschaften seit der Hirnschädigung bemerkt haben, und insbesondere einer *systematischen Verhaltensbeobachtung* des Patienten durch die Mitglieder des Teams einer Rehabilitationseinrichtung eine besonders wichtige Rolle zu. Dabei dürfen bestimmte mimische bzw. gestische Ausdrucksmittel des Patienten nicht missgedeutet werden. So erwecken beispielsweise Patienten, bei denen als Folge der Hirnschädigung die mimischen und gestischen Ausdrucksmittel reduziert sind, oft den Eindruck einer »Affektstarre«, obgleich sie in Wirklichkeit eine ungestörte affektive Schwingungsfähigkeit besitzen. Auch prosodische Störungen, z. B. eine monotone Sprechweise im Rahmen einer Dysarthrie (s. 6.4) können eine »Affektstarre« vortäuschen; pathologisches Lachen bzw. pathologisches Weinen (s. 10.5.4) können bei Nichtkenntnis als Zeichen von Affektinkontinenz bzw. Affektlabilität (fehl)gedeutet werden, wenn der Beobachter es versäumt, den Patienten danach zu fragen, ob das Lachen bzw. Weinen mit der Stimmung übereinstimmt.

Zur *Klassifikation psychischer Störungen* sollte ein international anerkanntes System benutzt werden, z. B. die 10. Revision der Internationalen Klassifikation der Krankheiten – ICD-10, Kapitel V (F). Die Verwendung der ICD-10-Klassifikation empfiehlt sich aus praktischen Gründen schon deshalb, weil Krankenhäuser seit 1.1.2001 verpflichtet sind, die Diagnosen der Patienten nach ICD-10 – im Vorgriff auf die ab 1.1. 2003 vorgesehenen DRGs (diagnosis related groups; s. 1.6) – zu verschlüsseln. (Ebenso wie psychiatrische Institutionen bleiben Rehabilitationseinrichtungen – zumindest was die Phasen C und D betrifft – zunächst von der Einführung der DRGs verschont.) Die von der Weltgesundheitsorganisation (WHO) herausgegebene ICD-10 basiert auf zahlreichen Studienergebnissen und Expertenrunden und liegt nunmehr in der 4., korrigierten und ergänzten Ausgabe der deutschen Übersetzung vor (Dilling et al., 2000). Gerade in einem interdisziplinären Fachgebiet wie der klinischen Neuropsychologie ist bei Teambesprechungen der einheitliche Gebrauch psychiatrischer Diagnosen nach ICD-10 von großem Vorteil.

10.3 ALLGEMEINE BEDINGUNGEN DES AUFTRETENS PSYCHISCHER STÖRUNGEN

Ob ein Mensch nach einer erworbenen Hirnschädigung eine psychische Störung entwickelt, hängt von zahlreichen Faktoren ab. Im Folgenden seien die wichtigsten genannt:

- *Prämorbide Persönlickeitsstruktur* (s. auch 1.5).
- *Individuelle Bedeutung des hirnschädigenden Ereignisses;*. z. B. wird eine schwere hemianopische Lesestörung einen Menschen, der sein Leben lang gern und viel gelesen hat, psychisch stärker beeinträchtigen als jemanden, für den dies nicht zutraf.
- *Soziales Umfeld*, z. B. das Vorhandensein eines sozialen Stützsystems, welches den Patienten »auffängt« (s. Kap. 1).
- *Symptomatische zerebrale Krampfanfälle;* sie schränken erstens den Patienten – z. B. was das Führen von Kraftfahrzeugen betrifft – neben den beeinträchtigenden neuropsychologischen Defiziten bzgl. sozialer Aktivitäten noch weiter ein. Zweitens leben viele Patienten in ständiger Furcht vor weiteren Anfällen. Schließlich begünstigen spezielle Anfallsformen, z. B. Schläfenlappenanfälle, das Auftreten bestimmter psychischer Störungen (s. 10.5.2).
- *Art und Schweregrad der neuropsychologischen Störungen;* z. B. gehen Aphasien wegen der beeinträchtigten Kommunikationsfähigkeit oft mit depressiven Störungen einher.

- *Art, Ausmaß und Lokalisation der Hirnschädigung;* z. B. findet sich eine Anosognosie häufig bei Läsionen präfrontaler oder rechtsseitiger parietaler Strukturen (s. 9.2.1 und 10.5.3).
- *Ausstehende Schadensersatzansprüche;* z. B. führen Unfälle, die Schadensersatzansprüche nach sich ziehen, eher zu einem »organischen Psychosyndrom nach Schädelhirntrauma« (s. 10.4.4) .

Alle diese Faktoren müssen als mögliche prädisponierende Einflussgrößen für das Auftreten psychischer Störungen nach erworbener Hirnschädigung mit berücksichtigt werden.

10.4 INTERNATIONALE KLASSIFIKATION PSYCHISCHER STÖRUNGEN

In den folgenden Abschnitten kann nur auf einige der häufigsten bei erworbener Hirnschädigung vorkommenden psychischen Störungen eingegangen werden, die in der ICD-10-Klassifikation – Kapitel V (F) – berücksichtigt sind. Nach einer kurzen allgemeinen Beschreibung werden in der ICD-10 für jede psychische Störung sogenannte diagnostische Leitlinien angeführt, von denen jeweils einige (im Sinne einer *operationalen Klassifikation*) erfüllt sein müssen, um die Diagnose zu untermauern.

Im Folgenden entsprechen in Anführungsstriche gesetzte Textstellen – sofern nicht anders vermerkt – wörtlichen Zitaten aus der deutschen Version der ICD-10, Kapitel V (F). Die entsprechende zahlenmäßige Codierung wird ebenfalls für die erwähnten Störungen angegeben.

10.4.1 Anpassungsstörungen

Anpassungsstörungen (F43.2) stellen die häufigste Art psychischer Störungen bei Patienten mit erworbener Hirnschädigung dar.

«Hier handelt es sich um Zustände von subjektivem Leiden und emotionaler Beeinträchtigung, die soziale Funktion und Leistungen behindern und während des Anpassungsprozesses nach einer entscheidenden Lebensveränderung, nach einem belastenden Lebensereignis oder auch nach schwerer körperlicher Krankheit auftreten [...] Die Störung beginnt im allgemeinen innerhalb 1 Monats nach dem belastenden Ereignis oder der Lebensveränderung. Die Symptome halten meist nicht

länger als 6 Monate an, außer bei der längeren depressiven Reaktion (F43.21) […].«

Bei Patienten mit erworbener Hirnschädigung ergeben sich hinsichtlich dieser diagnostischen Kriterien insofern Probleme, als es im Einzelfall oft schwer ist zu unterscheiden, ob die Beeinträchtigung der sozialen Leistungen eine Folge der Anpassungsstörung und/oder der neuropsychologischen Defizite ist. Beispielsweise gilt es, eine kognitive Verlangsamung bei depressiver Anpassungsstörung von einer Verlangsamung im Rahmen einer Aufmerksamkeitsstörung abzugrenzen. Schließlich ist oft schwer zu entscheiden, ob die psychische Störung als Reaktion auf einen Belastungsfaktor, wie z. B. eine Aphasie, im Sinne einer Anpassungsstörung aufzufassen ist, oder aber eine »organische psychische Störung« darstellt (s. 10.4.2), d. h. als unmittelbare Folge der Hirnläsion anzusehen ist. Eine wichtige Differentialdiagnose ist auch die »depressive Episode« (s. 10.4.3).

Unter den verschiedenen Typen finden sich bei Patienten mit erworbener Hirnschädigung am häufigsten folgende Anpassungsstörungen:

- *»Kurze depressive Reaktion, ein vorübergehender leichter depressiver Zustand, der nicht länger als 1 Monat dauert (F43.20)«;*
- *»Längere depressive Reaktion, ein leichter depressiver Zustand als Reaktion auf eine länger anhaltende Belastungssituation, der aber nicht länger als 2 Jahre dauert (F43.21)«;*
- *»Angst und depressive Reaktion gemischt; sowohl Angst als auch depressive Symptome sind vorhanden […] (F43.22)«;*
- *»Mit vorwiegender Beeinträchtigung von anderen Gefühlen; die Symptome betreffen zumeist verschiedene affektive Qualitäten wie Angst, Depression, Sorgen, Anpassung und Ärger […] (F43.23)«;*
- *»Mit vorwiegender Störung des Sozialverhaltens; die hauptsächliche Störung betrifft das Sozialverhalten, z. B. wenn sich eine Trauerreaktion eines Jugendlichen in aggressivem oder dissozialem Verhalten manifestiert (F43.24).«*

10.4.2 Organische, einschließlich symptomatischer psychischer Störungen

Diese Störungen umfassen »*psychische Erkrankungen mit nachweisbarer Ätiologie in einer zerebralen Erkrankung, einer Hirnverletzung oder einer anderen Schädigung, die zu einer Hirnfunktionsstörung führt. Die*

Funktionsstörung kann primär sein, bei Erkrankungen, Verletzungen oder Störungen, die das Hirn direkt oder in besonderem Maße betreffen; oder sekundär beispielsweise bei Systemerkrankungen oder Störungen, die das Gehirn nur als eines von vielen anderen Organen oder Körpersystemen betreffen [...] Der Begriff »organisch« bedeutet nicht, dass die Zustandsbilder in anderen Abschnitten dieser Klassifikation »nicht organisch« sind, d. h. kein zerebrales Substrat haben. Im vorliegenden Kontext bedeutet der Begriff »organisch« nur, dass das so klassifizierte Syndrom auf jeden Fall einer unabhängig davon diagnostizierbaren zerebralen oder systemischen Erkrankung oder Störung zugeordnet werden kann. Der Begriff »symptomatisch« wird verwendet für organische psychische Störungen mit mittelbarer zerebraler Beteiligung aufgrund einer systemischen, extrazerebralen Erkrankung oder Störung [...].«

Nach ICD-10 werden die organischen, einschließlich symptomatischer psychischer Störungen eingeteilt in *Demenz bei Alzheimer-Erkrankung* (F00), *vaskuläre Demenz* (F01), *Demenz bei sonstigen andernorts klassifizierten Erkrankungen* (F02), *nicht näher bezeichnete Demenz* (F03), *organisches amnestisches Syndrom, nicht durch Alkohol oder sonstige psychotrope Substanzen bedingt* (F04), *Delir, nicht durch Alkohol oder sonstige psychotrope Substanzen bedingt* (F05), sonstige *psychische Störungen aufgrund einer Schädigung oder Funktionsstörung des Gehirns oder einer körperlichen Krankheit* (F06), *Persönlichkeits- und Verhaltensstörungen aufgrund einer Krankheit, Schädigung oder Funktionsstörung des Gehirns* (F07) und *nicht näher bezeichnete organische oder symptomatische psychische Störung* (F09).

Zur *Demenz* und zum *organischen amnestischen Syndrom* seien hier nur einige kurze Feststellungen getroffen. Die Demenz spielt innerhalb der klinischen Neuropsychologie eine untergeordnete Rolle, da wegen der Progredienz der zugrundeliegenden Erkrankung (z. B. Alzheimer-Erkrankung) zumindest im fortgeschrittenen Stadium eine neuropsychologische Rehabilitation im engeren Sinne meist nicht in Frage kommt. Die Abgrenzung beginnender Demenzen von Depressionen kann mitunter schwierig sein, da auch depressive Patienten häufig über kognitive Störungen, z. B. Gedächtnisstörungen, klagen (depressive oder Pseudodemenz). Als Faustregeln zur Unterscheidung seien genannt: Bei (depressiver) Pseudodemenz ist im Gegensatz zur Demenz in der Regel der Beginn der Symptomatik zeitlich klarer abgrenzbar, und die kognitiven Störungen entwickeln sich rascher bzw. können sich unter antidepressiver Therapie zurückbilden; gelingt es die durch die Depression bedingte Denkhemmung in der neuropsychologischen Testsituation zumindest für eine gewisse Zeit zu überwinden, den Depressiven also kurzfristig zu motivieren, so wird er im Gegensatz zum Patienten mit echter Demenz (vorübergehend) gute Testleistungen erbringen (s. 1.4).

Organische amnestische Syndrome werden unter Lern- und Gedächtnisstörungen (s. Kap. 8) behandelt.

Ein *organisch bedingtes Delir* ist bei Patienten einer neuropsychologischen Rehabilitationseinrichtung selten. Es kann im Rahmen traumatischer Durchgangssyndrome, in der Frühphase nach Schädelhirntrauma oder sehr selten nach rechtsseitigen Infarkten im Versorgungsgebiet der A. cerebri posterior vorkommen. Darüber hinaus können in der akuten und subakuten Phase nach rechtsseitigen (seltener nach linksseitigen) Mediainfarkten (delirähnliche) Verwirrtheitszustände auftreten, für die im angloamerikanischen Sprachraum der Begriff »confusional state« verwendet wird.

Unter den »sonstigen psychischen Störungen aufgrund einer Schädigung oder Funktionsstörung des Gehirns oder einer körperlichen Krankheit« seien die *organische Halluzinose* (F06.0) mit klinisch im Vordergrund stehenden Halluzinationen sowie *organische wahnhafte (schizophreniforme) Störungen* (F06.2) mit klinisch im Vordergrund stehendem Wahn erwähnt. Sie können insbesondere in der Akutphase nach einer Hirnschädigung, vor allem nach schwerem Schädelhirntrauma auftreten, meist als passagere Störung im Sinne eines sogenannten traumatischen Durchgangssyndroms. In diesem Zusammenhang ist erwähnenswert, dass Psychosen aus dem schizophrenen Formenkreis bei Patienten nach Schädelhirntrauma eine etwas höhere Inzidenz aufweisen als in der Gesamtbevölkerung. Ob in derartigen Fällen das Schädelhirntrauma die Ursache oder nur den Auslöser einer (latent bereits vorhandenen) schizophrenen Psychose darstellt, ist unklar.

Halluzinationen kommen vor im Rahmen epileptischer Anfälle, bei Deafferentierung sekundärer visueller Rindenareale (z. B. visuelle Pseudohalluzinationen im hemianopen Feld nach Posteriorinfarkt) oder bei gestörter peripherer Afferenz (z. B. bei Netzhauterkrankungen als sog. Charles Bonnet-Syndrom). Komplexe visuelle Halluzinationen sind (selten) auch bei Läsionen des Mittelhirns (sog. »pedunkuläre« Halluzinose) beschrieben, wobei die Formatio reticularis bzw. die mit ihr in Verbindung stehende Substantia nigra/Pars reticulata als kritische Läsionsorte diskutiert werden. Wahn kommt häufiger bei rechts- als linksseitigen Großhirnläsionen vor.

Unter den *organischen affektiven Störungen* (F06.3) sind zu erwähnen die *organische depressive Störung (F06.32)* und die *organische manische Störung (F06.30)*. Ein manisches Syndrom findet sich bei Patienten mit erworbener Hirnschädigung selten, bisweilen allerdings nach rechtshirnigen Läsionen, z. B. rechtsseitigen Mediateilinfarkten (oftmals im Rahmen des obengenannten »confusional state«). Liegt ein depressives Syndrom vor, was häufig der Fall ist, so stellt sich die schwierige Frage, ob die Diagnose »organische depressive Störung« oder »Anpassungsstörung mit kurzer oder längerer reaktiver Depression« gestellt werden soll. Eine weitere wichtige Differentialdiagnose stellt die »depressive Episode« dar (s. 10.4.3).

Organische Angststörungen (F06.4) kommen nach eigenen Erfahrungen besonders häufig bei Patienten mit Läsionen der Insel und mit Schläfenlappenläsionen vor.

Unter den »Persönlichkeits- und Verhaltensstörungen aufgrund einer Krankheit, Schädigung oder Funktionsstörung des Gehirns« findet sich am häufigsten die *organische Persönlichkeitsstörung* (F07.0). »*Diese Störung ist charakterisiert durch eine auffällige Veränderung des prämorbiden Verhaltens. Solche Veränderungen betreffen besonders tiefgreifend die Äußerung der Affekte, Bedürfnisse und Impulse. Die kognitiven Fähigkeiten des Patienten können überwiegend oder ausschließlich dann gestört sein, wenn es darum geht, eigene Handlungen zu planen und ihre wahrscheinlichen persönlichen und sozialen Konsequenzen vorauszusehen, wie beim sogenannten Frontalhirnsyndrom […].*«. Die diagnostischen Leitlinien lauten: »*Zusätzlich zu einer bekannten Vorgeschichte oder anderen Hinweisen auf eine Hirnerkrankung, Hirnschädigung oder Hirnfunktionsstörung gründet sich die Diagnose auf das Vorliegen von mindestens zwei der folgenden Merkmale:*

1. *Andauernd reduzierte Fähigkeit, zielgerichtete Aktivitäten über längere Zeiträume durchzuhalten und Befriedigungen aufzuschieben.*
2. *Verändertes emotionales Verhalten, das durch emotionale Labilität, flache und ungerechtfertigte Fröhlichkeit (Euphorie, inadäquate Witzelsucht) und leichten Wechsel zu Reizbarkeit oder kurz andauernden Ausbrüchen von Wut und Aggression charakterisiert ist; in manchen Fällen kann Apathie mehr im Vordergrund stehen.*

3. *Äußerungen von Bedürfnissen und Impulsen meist ohne Berücksichtigung von Konsequenzen oder sozialen Konventionen (der Patient kann unsoziale Handlungen begehen, wie Stehlen, unangemessene sexuelle Annäherungsversuche, gieriges Essen oder die Körperpflege vernachlässigen).*
4. *Kognitive Störungen in Form von Misstrauen oder paranoidem Denken und/oder exzessiver Beschäftigung mit einem einzigen, meist abstrakten Thema (z. B. Religion, Recht und Unrecht).*
5. *Auffällige Veränderung der Sprachproduktion und des Redeflusses, Umständlichkeit, Begriffsunschärfe, zähflüssiges Denken und Schreibsucht.*
6. *Verändertes Sexualverhalten (verminderte Sexualität oder Wechsel in der sexuellen Präferenz).«*

Die Ähnlichkeit bzw. weitgehende Übereinstimmung der Kriterien der organischen Persönlichkeitsstörung mit einigen psychischen Symptomen bei »Stirnhirnsyndrom« ist offensichtlich (s. 9.2.1).

10.4.3 Affektive Störungen

Am häufigsten und differentialdiagnostisch, insbesondere in der Abgrenzung gegenüber depressiven Anpassungsstörungen, am wichtigsten ist die »*depressive Episode*« (F32). Dabei »*leidet die betreffende Person gewöhnlich unter gedrückter Stimmung, Interessenverlust, Freudlosigkeit und einer Verminderung des Antriebs. Die Verminderung der Energie führt zu erhöhter Ermüdbarkeit und Aktivitätseinschränkung. Deutliche Müdigkeit tritt oft nach nur kleinen Anstrengungen auf. Andere häufige Symptome sind:*

1) *Verminderte Konzentration und Aufmerksamkeit*
2) *Vermindertes Selbstwertgefühl und Selbstvertrauen*
3) *Schuldgefühle und Gefühle von Wertlosigkeit (sogar bei leichten depressiven Episoden)*
4) *Negative und pessimistische Zukunftsperspektiven*
5) *Suizidgedanken, erfolgte Selbstverletzung oder Suizidhandlungen*
6) *Schlafstörungen*
7) *Verminderter Appetit«.*

»*[...] Für die Diagnose depressiver Episoden aller drei Schweregrade wird gewöhnlich eine Dauer von mindestens 2 Wochen verlangt; kürzere Zeiträume können berücksichtigt werden, wenn die Symptome ungewöhnlich schwer oder schnell aufgetreten sind. Einige der o. g. Symptome können auffällig sein und ein charakteristisches Bild mit spezieller klinischer Betonung ergeben. Typische Merkmale des somatischen Syndroms sind:*

1) Interessenverlust oder Verlust der Freude an normalerweise angenehmen Aktivitäten
2) Mangelnde Fähigkeit, auf eine freundliche Umgebung oder freudige Ereignisse emotional zu reagieren
3) Frühmorgendliches Erwachen; zwei oder mehr Stunden vor der gewohnten Zeit
4) Morgentief
5) Der objektive Befund einer psychomotorischen Hemmung oder Agitiertheit
6) Deutlicher Appetitverlust
7) Gewichtsverlust, häufig mehr als 5% des Körpergewichts im vergangenen Monat
8) Deutlicher Libidoverlust«.

Die früher »Major Depression« genannte *schwere depressive Episode ohne psychotische Symptome* (F32.2) ist dadurch charakterisiert: »*[...] zeigt der Patient meist erhebliche Verzweiflung und Agitiertheit, es sei denn, Hemmung ist ein führendes Symptom. Verlust des Selbstwertgefühls, Gefühle von Nutzlosigkeit oder Schuld sind meist vorherrschend, in besonders schweren Fällen besteht ein hohes Suizidrisiko. Es wird vorausgesetzt, dass das somatische Syndrom bei schweren depressiven Episoden praktisch immer vorhanden ist«*. Unter den diagnostischen Leitlinien sind u. a. erwähnenswert: »*[...] Die depressive Episode soll mindestens 2 Wochen dauern; wenn die Symptome jedoch besonders schwer sind und sehr rasch auftreten, kann es gerechtfertigt sein, die Diagnose nach weniger als 2 Wochen zu stellen. Es ist sehr unwahrscheinlich, dass ein Patient während einer schweren depressiven Episode in der Lage ist, soziale, häusliche und berufliche Aktivitäten fortzuführen, allenfalls sehr begrenzt«.*

10.4.4 Organisches Psychosyndrom nach Schädelhirntrauma

Zahlreiche Patienten nach schwerem, aber auch nach mittelschwerem oder leichtem Schädelhirntrauma bieten ein buntes Störungsbild, welches bislang häufig als »posttraumatisches Syndrom« bezeichnet wurde. In der ICD-10-Klassifikation wird hierfür der Begriff »*organisches Psychosyndrom nach Schädelhirntrauma* (F07.2)« verwendet. »*Das Syndrom folgt einem Schädeltrauma, das gewöhnlich schwer genug ist, um zu Bewusstlosigkeit zu führen. Es besteht aus einer Reihe verschiedenartiger Symptome wie Kopfschmerzen, Schwindel (meistens ohne die Merkmale eines echten Vertigo), Erschöpftheit, Reizbarkeit, Störungen der Konzentration, des geistigen Leistungsvermögens, des Gedächtnisses, des Schlafes und einer verminderten Belastungsfähigkeit bei Stress, emotionalen Reizen oder unter Alkohol. Diese Symptome können von Depressivität oder Angst begleitet sein als Folge eines verminderten Selbstwertgefühles und Furcht vor bleibender Hirnschädigung […] Einige Patienten werden hypochondrisch, suchen immer wieder nach neuen Diagnosen und Behandlungen und können eine ständige Krankenrolle annehmen. Die Ätiologie der Symptome ist nicht immer klar, man nimmt sowohl organische wie psychische Faktoren als Ursache an. Daher ist die nosologische Zuordnung dieses Zustandsbildes etwas unklar. Ohne Zweifel ist dieses Syndrom jedoch häufig und beeinträchtigend für den Patienten.*« Unter den diagnostischen Leitlinien werden erwähnt: »*Mindestens drei der oben erwähnten Merkmale rechtfertigen die Diagnose. Sorgfältige technische Untersuchungen […] können objektive Nachweise liefern und die Symptome belegen, aber oft sind diese Befunde negativ. Die Beschwerden sind nicht notwendigerweise mit Entschädigungs- oder Rentenbegehren verbunden.*«

Für dieses Syndrom, insbesondere dann, wenn es nach leichteren Hirnschädigungen vorkommt, liefert die sogenannte »Coping-Hypothese« von van Zomeren et al. (1984) ein einigermaßen brauchbares Erklärungsmodell (s. auch 4.5). Danach kommt es besonders bei Patienten mit geringgradigen kognitiven Defiziten wie z. B. leichten Aufmerksamkeitsstörungen, u. a. weil diese leichter »übersehen« werden, zu einem Missverhältnis zwischen Umweltanforderungen und verfügbaren Hirnleistungen. Um trotz dieses Mißverhältnisses »zurechtzukommen«, d. h. um im Alltag ähnlich gute Leistungen zu erbringen wie in der Zeit vor der Hirnschädigung, ist ständige Daueranspannung nötig, welche im Sinne einer chronischen Überforderungssituation zu einer psychischen Störung führen kann.

10.4.5 Phobien, andere Angststörungen und somatoforme Störungen

Unter den zahlreichen in der ICD-10-Klassifikation näher aufgeführten Störungen dieser Gruppe kommt bei Patienten nach erworbener Hirnschädigung besonders den sozialen Phobien (F40.1), der Panikstörung (episodisch paroxysmale Angst) (F41.0) und somatoformen Störungen (F45) eine Bedeutung zu.

Die *sozialen Phobien* »*[...] zentrieren sich um die Furcht vor prüfender Betrachtung durch andere Menschen in verhältnismäßig kleinen Gruppen (nicht dagegen in Menschenmengen) und führen schließlich dazu, dass soziale Situationen vermieden werden [...] Sie können sich in Beschwerden wie Erröten, Händezittern, Übelkeit oder Drang zum Wasserlassen äußern [...] Die Symptome können sich bis hin zu Panikattacken verstärken. In extremen Fällen kann beträchtliches Vermeidungsverhalten schließlich zu vollständiger sozialer Isolierung führen*«. Während sich einige Patienten nach erworbener Hirnschädigung regelrecht schämen, ihre Defizite der Umwelt zu zeigen und entsprechend z. B. mit sozialem Rückzug reagieren (meist im Sinne einer passageren Anpassungsstörung), kann es bei anderen Patienten zu so starkem Vermeidungsverhalten kommen, dass die Kriterien einer sozialen Phobie erfüllt sind. Auch *Panikstörungen* kommen nach erworbener Hirnschädigung bisweilen vor. Es handelt sich um »*wiederkehrende schwere Angstattacken (Panik), die sich nicht auf eine spezifische Situation oder besondere Umstände beschränken und deshalb auch nicht vorhersehbar sind. Wie bei anderen Angsterkrankungen variieren die Symptome von Person zu Person, typisch ist aber der plötzliche Beginn mit Herzklopfen, Brustschmerz, Erstickungsgefühlen, Schwindel und Entfremdungsgefühlen (Depersonalisation oder Derealisation)*«.

»*Das Charakteristikum der somatoformen Störungen ist die wiederholte Darbietung körperlicher Symptome in Verbindung mit hartnäckigen Forderungen nach medizinischen Untersuchungen trotz wiederholter negativer Ergebnisse und Versicherung der Ärzte, dass die Symptome nicht körperlich begründbar sind. Sind aber irgendwelche körperlichen Symptome vorhanden, dann erklären sie nicht die Art und das Ausmaß der Symptome oder das Leiden und die innerliche Beteiligung des Patienten.*« Unter den somatoformen Störungen kommt der *undifferenzierten Somatisierungsstörung* (F45.1) die größte Bedeutung zu. »*Wenn zahlreiche, unterschiedliche und hartnäckige körperliche Beschwerden vorliegen, das vollständige und typische klinische Bild der Somatisierungsstörung aber nicht erfüllt ist, dann sollte diese Kategorie erwogen werden. Beispielsweise kann die betonte und dramatische Art der Beschwerdeschilderung fehlen, es kann sich um eine vergleichsweise geringe Anzahl von Beschwerden handeln oder hinzukommende Einschränkungen der sozialen und familiären Funktionsfähigkeit können vollständig fehlen. Es können Hinweise auf eine psychologische Verursachung zu finden sein oder auch nicht; für die Symptome, auf die sich die psychiatrische Diagnose stützt, darf es jedoch keine somatische Ursache geben.«*

Nach eigener Erfahrung kommen somatoforme Störungen nicht selten nach Halswirbelsäulen-Schleudertraumen (heute wird der Begriff »Beschleunigungsverletzung der HWS« bevorzugt) vor; auf anfänglich vorliegenden körperlichen Symptomen wie Kopfschmerzen »pfropft« sich z. B. die undifferenzierte Somatisierungsstörung auf. Poeck (1999) hat im Deutschen Ärzteblatt die Frage »Kognitive Störungen nach traumatischer Distorsion der Halswirbelsäule?« aufgeworfen und geht in diesem Artikel auch auf psychiatrische Aspekte ein (s. auch 11.3.2). Zum interessanten aktuellen »biopsychosozialen« Erklärungsansatz für chronische Beschwerden nach HWS-Beschleunigungsverletzung (Ferrari & Schrader, 2001) s. 11.3.2.

10.5 NICHT IN DER ICD-10 AUFGEFÜHRTE PSYCHISCHE STÖRUNGEN NACH ERWORBENER HIRNSCHÄDIGUNG

10.5.1 Frontalhirnsyndrom

Die psychischen Störungen bei »Frontalhirnsyndrom« werden in Kapitel 9 ausführlich behandelt.

10.5.2 Psychische Störungen bei Schläfenlappenläsionen

In der Psychopathologie von Patienten mit Läsionen des Schläfenlappens sind insbesondere Schläfenlappenepilepsien von Bedeutung, die am häufigsten nach Schädelhirntrauma vorkommen. Dabei lassen sich iktale (während des zerebralen Krampfanfalles) von interiktalen (Zeit im anfallsfreien Intervall) Störungen unterscheiden, wobei hier nur auf letztere eingegangen werden soll. Man kann interiktale Psychosen und interiktale Persönlichkeitsänderungen unterscheiden .

Sowohl *schizophrene als auch affektive Psychosen* finden sich bei Patienten mit Schläfenlappenepilepsien signifikant häufiger als in der Gesamtbevölkerung, wobei sich im Falle schizophrener Psychosen diese klinisch von der Schizophrenie im engeren Sinne unter anderem durch die günstigere Prognose unterscheiden.

Bezüglich *interiktaler Persönlichkeitsänderungen* wird bis in die jüngste Zeit kontrovers diskutiert, ob es für Patienten mit Schläfenlappenanfällen typische Symptome gibt, die sich z. B. signifikant von psychischen Auffälligkeiten bei Patienten mit anderen Epilepsien unterscheiden. Einige Befunde deuten darauf hin, dass Patienten mit Schläfenlappenepilepsie eine Tendenz haben, sich mit philosophischen Problemen zu beschäftigen, ausführliche und übermäßig ins Detail gehende Tagebücher zu schreiben, sich zu bestimmten Dingen vom Schicksal bestimmt bzw. berufen zu sehen sowie Ereignissen und Erlebnissen eine übermäßige emotionale Bedeutung zuzuschreiben (»deepening of emotions«).

10.5.3 Anosognosie und Anosodiaphorie

Unter Anosognosie versteht man fehlende bzw. mangelnde »Krankheitseinsicht«. Sie resultiert meist nicht daraus, dass beim Patienten eine Verleugnungstendenz im psychodynamischen Sinne besteht, was natürlich auch vorkommt, sondern dass dem Patienten aufgrund der Hirnläsion bestimmte Störungen nicht zugänglich sind. Beispiele sind die Anosognosie für die Halbseitenlähmung bei Patienten mit linksseitigen Neglectphänomenen nach rechtsparietaler Schädigung (s. 5.2.6) oder die Nichtzugänglichkeit des sprachlichen Defizits bei Patienten mit Wernicke-Aphasie (s. 6.2 und 6.7). Wird die betroffene Körperseite als fremdartig oder sogar als anderen Personen zugehörig beschrieben, spricht man von »Somatoparaphrenie« (Paulig et al., 2000).

Unter Anosodiaphorie versteht man die mangelnde Fähigkeit eines Patienten, die negativen Konsequenzen einer Störung adäquat einzuschätzen. Patienten mit Anosodiaphorie spielen im Sinne einer gewissen Sorglosigkeit die Folgen der Hirnschädigung herunter (Bagatellisierungstendenz) und stehen den Krankheitsfolgen daher eher indifferent gegenüber. Einer Schädigung präfrontaler Hirnabschnitte (»Frontalhirnsyndrom«) scheint sowohl bei Anosognosie als auch bei Anosodiaphorie eine besondere Bedeutung zuzukommen (s. Kap. 9). Allerdings muss hervorgehoben werden, dass im Falle der Anosodiaphorie oftmals psychische Faktoren (Verleugnungstendenzen, Verdrängung etc.) eine wichtige (mit)verursachende Rolle spielen (Säring et al., 1988).

Eine der wichtigsten Aufgaben im Rahmen neuropsychologischer Rehabilitation ist es, den Patienten mit Anosognosie zumindest ein Mindestmaß an Störungsbewusstsein zu vermitteln bzw. mit den Patienten, die eine Anosodiaphorie aufweisen, eine einigermaßen realistische Sicht der Konsequenzen der Hirnschädigung zu erarbeiten (s. auch »awareness-Training« in 9.5 und 10.6). Dies setzt ausgezeichnete verhaltenstherapeutische und zusätzliche neuropsychologische Kenntnisse der entsprechenden Therapeuten voraus.

10.5.4 Pathologisches Lachen und Weinen, »Emotionalism«

Unter pathologischem Lachen bzw. Weinen versteht man Ausdrucksbewegungen, die nicht von einem entsprechenden Affekt begleitet werden. Meist leiden die betroffenen Patienten sehr unter dieser Störung oder versuchen (meist vergeblich) dagegen anzukämpfen. Es finden sich folgende Erscheinungsbilder: Entweder tritt bei ein und demselben Patienten nur pathologisches Lachen oder nur Weinen auf, oder es kommen beide Ausdrucksbewegungen vor. Schließlich gibt es auch noch Mischbilder mit Elementen des Lachens und gleichzeitig des Weinens. Charakteristischerweise werden diese pathologischen Ausdrucksbewegungen durch unspezifische Reize, wie z. B. Ansprechen des Patienten bei der Visite, ausgelöst. Einmal ausgelöst, laufen die Ausdrucksbewegungen schablonenhaft ab, ohne dass der Patient auf sie Einfluss nehmen kann. Allerdings ist pathologisches Lachen bzw. Weinen mitunter schwer von Affektinkontinenz zu unterscheiden bzw. kann auch mit Affektinkontinenz kombiniert auftreten; im angloamerikanischen Sprachgebrauch wird wegen dieser Unterscheidungsschwierigkeiten häufig der mehr allgemeine Begriff »Emotionalism« verwendet. Da oft eine reaktive (depressive/ängstlich) Komponente mitspielt, verwundert es nicht, dass (pathologisches) Weinen bedeutend häufiger vorkommt als Lachen.

Pathologisches Lachen bzw. Weinen kommt besonders bei beidseitigen Läsionen kortikobulbärer Fasern vor; neuerdings werden auch Läsionen kortiko-ponto-zerebellärer Bahnen angeschuldigt (Parviz; at al. 2001). Infolgedessen finden sich diese Störungen besonders häufig bei Patienten nach schwerem Schädelhirntrauma, insbesondere nach traumatischem Mittelhirnsyndrom, bei Multiinfarkterkrankung des Gehirns, bei der amyotrophen Lateralsklerose (ALS) sowie bei der Multiplen Sklerose (MS).

»Emotionalism« scheint bei rechtshirnigen Läsionen (z. B. Mediainfarkten) häufiger als bei linksseitigen vorzukommen.

10.5.5 Klüver-Bucy-Syndrom

Klüver & Bucy beschrieben (1939) ein bei Rhesusaffen nach beidseitiger Schläfenlappenentfernung (einschließlich Mandelkern und Hippocampus) aufgetretenes Syndrom mit folgenden Symptomen: Visuelle Agnosie, orale Tendenzen (Tendenz, Gegenstände zum Mund zu führen), Hypersexualität, Hypermetamorphose (rascher Wechsel der Aufmerksamkeitszuwendung mit Hinwendung zu jedem neuen Reiz) und Verlust der normalen Wut- und Angstreaktion mit resultierender »placidity« (Zahmheit). Auch beim Menschen können ähnliche Symptome auftreten, am häufigsten orale Tendenzen und »placidity«. Das Vollbild ist beim Menschen allerdings sehr selten. Meist handelt es sich beim Menschen um eine vorübergehende Störung, z. B. in der Frühphase nach Schädelhirntrauma. Persistierende Fälle kommen allerdings, besonders nach Herpes simplex Virus (HSV)-Encephalitis, ebenfalls vor. Es finden sich mehr oder weniger ausgedehnte Läsionen im mediobasalen und anterioren Schläfenlappen einschließlich des temporalen Marklagers und/oder im Mandelkernkomplex.

10.5.6 Seltene Syndrome

Folgende Fehlidentifikationssyndrome werden bisweilen beobachtet:

- *Capgras-Syndrom*; vertraute Personen werden als identisch aussehend, jedoch als psychisch different (Doppelgänger) erlebt. Beispiel: Ein Patient unserer Klinik erkannte seinen Sohn und konnte seinen wirklichen Beruf (Arzt) benennen, war aber überzeugt, der Kapitän eines bekannten Passagierdampfers sei ebenfalls dieser Sohn.

- *Frégoli-Syndrom*; fremde Personen werden als verändert aussehend, aber in Wahrheit als Vertraute (z. B. Familienangehörige) verkannt. Beispiel: Eine Patientin unserer Klinik war überzeugt, die leitende Physiotherapeutin unserer Klinik sei ihre Tochter.
- *Syndrome of subjective doubles (Syndrome of reverse subjective doubles)*; es handelt sich um das Erleben einer totalen oder partiellen Veränderung der eigenen Identität, z. B. ein anderer Mensch, ein Tier (»Lykanthropie«) oder tot (»Cotard Syndrom«) zu sein. Beispiel: Ein Patient gab während des Aufenthaltes in unserer Klinik an, er habe sich eine Zeit lang im Spiegel nicht erkannt und sich als tot empfunden; dabei habe er sich gewundert, dass es ein Leben nach dem Tode gebe und sei enttäuscht gewesen, dass dieses Totsein so schrecklich sei.
- *Reduplikative Paramnesien*; es besteht die Überzeugung der mehrfachen Existenz von an sich singulären Orten, Personen, Ereignissen und Körperteilen. Beispiel: Ein Patient unserer Klinik konnte exakt die Entfernung seines Wohnortes von der Klinik mit ca. 25 km angeben, war aber darüber hinaus der Überzeugung, die Klinik läge nur etwa 30 m von seiner Wohnung (durch einen Gang verbunden) entfernt.

Diese Syndrome kommen selten und wenn, dann und häufiger bei rechts- als bei linkshirnigen – überwiegend frontalen und/oder parietalen – Schädigungen vor. Unserer eigenen Beobachtung nach können Patienten trotz derartiger Zustände im Gespräch ansonsten völlig unauffällig und in der Lage sein, intellektuell anspruchsvolle Themen adäquat aufzugreifen.

Derealisationssyndrome (die Welt ist einem fremd) und Depersonalisationssyndrome (man ist sich selbst fremd) kommen ebenfalls selten und z. B. im Rahmen von Schläfenlappenanfällen, aber auch bei Läsionen anderer Hirnregionen vor (Paulig et al., 1998).

10.6 BEDEUTUNG IM RAHMEN DER REHABILITATION

10.6.1 Pharmakologische Ansätze

»Emotionalism« (pathologisches Lachen bzw. Weinen, evtl. kombiniert mit Affektinkontinenz) kann medikamentös in der Regel gut beeinflusst werden. Der selektive Serotonin-Reuptake-Inhibitor (SSRI) Paroxetin (Seroxat®, Tagonis®) ist bei bedeutend weniger Nebenwirkungen mindestens genauso gut wirksam wie das trizyklische Antidepressivum Amitriptylin (z. B. Saroten®)

Wenn **Wahn und/oder Halluzinationen** sehr beeinträchtigend sind, müssen sie *neuroleptisch* behandelt werden. Pseudohalluzinationen sprechen gut auf das Antiepilepticum Gabapentin (Neurontin®) an.

Depressive Syndrome müssen in Abhängigkeit vom Schweregrad ebenfalls medikamentös behandelt werden, wobei den neuen Antidepressiva – insbesondere den SSRI Sertralin (Gladem®, Zoloft®)und Citalopram (Cipramil®, Sepram®) – gegenüber den klassischen (trizyklischen) Antidepressiva wegen fehlender/schwächerer anticholinerger Nebenwirkungen bzw. besserer Verträglichkeit der Vorzug gegeben wird.

Antriebsmangel – etwa im Rahmen präfrontaler Läsionen – kann mit dem Glutamat-Antagonisten Amantadin (z. B. PK-Merz®), mit Dopaminagonisten wie Bromocriptin (z. B. Pravidel®) oder antriebssteigernden Antidepressiva der neuen Generation (s.o) behandelt werden; selten sind auch zentrale Sympathopmimetika wie das noradrenerg stimulierende Methylphenidat (Ritalin®) oder der α_1-Agonist Modafinil (Vigil®) indiziert (beide Substanzen sind BTM-pflichtig)

Bei **Aggressivität** empfiehlt sich Carbamazepin (z. B. Tegretal®, Timonil®) oder Buspiron (Bespar®).

Bei schweren Gedächtnis- bzw. bei Orientierungsstörungen kann der Acetylcholinesterasehemmer Donepezil (Aricept®) versuchsweise eingesetzt werden; dieses Medikament ist zur Therapie von Patienten mit leichter oder mittelschwerer Demenz vom Alzheimer-Typ entwickelt worden und erhöht die Azetylcholinkonzentration des Gehirns; Azetylcholin ist z. B. im septohippokampalen Gedächtnissystem einer der Haupttransmitter (s. 8.6).

Es ist zu beachten, dass zahlreiche der genannten Medikamente eine andere Indikation besitzen und für die o. g. Störungen (noch) nicht zugelassen sind. Daher ist Aufklärung des Patienten/Betreuers über die evtl. bestehende atypische Indikation bzw. über das Nebenwirkungsprofil notwendig.

Bestimmte Medikamente sollten in der Akutphase nach erworbener Hirnschädigung möglichst nicht eingesetzt werden, da sie das Rehabilitationspotential zu beeinträchtigen scheinen. Zu diesen »**detrimental drugs**« zählen insbesondere Anticholinergica, Haloperidol, Prazosin, Clonidin, Phenytoin, Carbamazepin, Benzodiazepine und Phenobarbital. Dieser theoretisch richtigen Forderung kann allerdings im Klinikalltag nicht immer gefolgt werden.

10.6.2 Verhaltenstherapeutische Ansätze

Wie in diesem und anderen Kapiteln (Kap. 5 über Neglect, Kap. 9 über »Frontalhirnsydnrom«) mehrfach ausgeführt, stehen bei vielen Patienten Störungen im Vordergrund, die dominiert werden durch:

- Anosognosie bzw. Anosodiaphorie
- Verhaltensstörungen mit Minussymptomatik (z. B. Antriebsmangel) oder Plussymptomatik (z. B. aggressives oder distanzloses bzw. antisoziales Verhalten)
- Selbstunsicherheit infolge der »verlorenen Normalität« (s. 9.5), mit entsprechenden Einbußen im Bereich der »sozialen Kompetenz« (social skills).

Durch eine Reihe *verhaltenstherapeutischer Verfahren* kann versucht werden, diesen Störungen entgegenzuwirken. Beispielhaft seien genannt:

- *»Awareness«-Training* bei Patienten mit Anosognosie/Anosodiaphorie (s. 9.5)
- *Aufbau erwünschter Verhaltensweisen* (z. B. bei Patienten mit Antriebsmangel im Rahmen eines »Frontalhirnsydnroms«), z. B. durch positive Verstärkung mittels »Münzverstärkung« (token economy) (s. 9.5)
- *Abbau unerwünschter Verhaltensweisen* (z. B. bei Patienten mit aggressiv-distanzlos-antisozialen Verhaltensweisen), z. B. durch Entzug von Annehmlichkeiten oder Anwendung einer unangenehmen Konsequenz
- *Aufbau sozialer Kompetenz* (»social skills«) bei Selbstsicherheitsproblemen (sog. Selbstsicherheitstraining). Dabei kommen z. B.

Rollenspiele zum Einsatz, im Rahmen derer soziale Situationen geübt werden, in denen der Patient Schwierigkeiten hat (z. B. Forderungen durchsetzen, Aufnehmen sozialer Kontakte). Hierbei sind Videoaufnahmen ein wichtiges Element der Therapie, um dem Patienten adäquate und nicht-adäquate Verhaltensweisen widerzuspiegeln.

Sehr zu empfehlen sind in diesem Zusammenhang die Arbeiten von Wood (1990), Linden & Hautzinger (1993) sowie insbesondere die Übersichtsarbeit von McGlynn (1990).

Neben der kognitiven Rehabilitation im engeren Sinne, also der spezifischen Therapie neuropsychologischer Basisstörungen, kommt verhaltenstherapeutischen Techniken eine Schlüsselrolle innerhalb der neuropsychologischen Rehabilitation zu. In einem therapeutischen Team sollten zumindest einige Therapeuten über fundierte Kenntnisse in diesem wichtigen Bereich verfügen und müssen dafür Sorge tragen, dass ein entsprechendes verhaltenstherapeutisches Programm, für das man sich bei einem Patienten entschieden hat, auch vom ganzen Therapeuten-/Pflege-Team sowie den Bezugspersonen eingehalten bzw. mitgetragen wird.

Letztendlich besteht die »Kunst« neuropsychologischer Rehabilitation in einer engen Verflechtung von kognitiven mit psychotherapeutischen Therapieansätzen, die sich untrennbar überlappen. Das übergeordnete Ziel ist dabei, dass der Patient »einsieht«, worin seine Defizite bestehen – er zum »Spezialisten im Umgang mit seinen Störungen« wird – und zugleich den Sinn und Zweck bestimmter kognitiver und sonstiger Trainingsverfahren versteht. Eine Rehabilitation, bei der der Patient z. B. ein Aufmerksamkeitstraining am PC durchführt, ohne zu wissen, weswegen er dies tut und was eigentlich trainiert werden soll, ist sicher keine gute Rehabilitation.

10.7 NEUROANATOMIE AFFEKTSTEUERNDER SYSTEME

In diesem Abschnitt wird kurz auf die Neuroanatomie affektsteuernder Systeme eingegangen.

Es lassen sich nach Panksepp (1988) fünf *affektsteuernde Systeme* unterscheiden:

1) Das *Curiosity-Interest-Expectancy-Command-System* (Neugier-Interesse-Erwartungs-Kommando-System) vermittelt zielgerichtetes Suchverhalten, d. h. die aktive Exploration der Umwelt einschließlich eines vorausschauenden Planens. Eine zentrale Stellung kommt dabei dem sogenannten mesolimbischen System zu. Dopaminerge, d. h. Dopamin als Überträgerstoff benutzende, Fasern projizieren – hauptsächlich über das sog. mediale Vorderhirnbündel – von bestimmten Kerngebieten im Mittelhirn (Mesencephalon, daher der Begriff »meso«-limbisch) in verschiedene Großhirnregionen (Nucleus olfactorius anterior, Tuberculum olfactorium, Nucleus septalis lateralis, Mandelkern). Bei Schädigung des mesolimbischen Systems resultieren Interesseverlust, Verminderung von Eigeninitiative und Ideenreichtum sowie eine Störung des vorausschauenden Planens, alles Störungen, die auch das sogenannte Stirnhirnsyndrom kennzeichnen (s. Kap. 9).
2) Das *Anger-Rage-System* (Zorn-Wut-System) vermittelt Aggressions- bzw. Dominanzverhalten, welches für das Überleben wichtig ist. Eine wichtige Rolle spielt dabei der Mandelkern (Corpus amygdaloideum) im Schläfenlappen. So kommt es nach beidseitiger Schläfenlappenabtragung einschließlich der Mandelkerne beim Rhesusaffen zum Klüver-Bucy-Syndrom (s. 10.5.5), welches neben der »visuellen Agnosie«, den oralen Tendenzen, der Hypersexualität und der Hypermetamorphose insbesondere durch eine auffällige Zahmheit (»placidity«) charakterisiert ist. Klüver-Bucy-ähnliche Bilder sind auch beim Menschen, insbesondere nach Herpes simplex Virus (HSV)-Encephalitis (Schwerpunkt der Entzündung im Schläfenlappen) beschrieben worden. Das Anger-Rage-System steht unter hemmender Kontrolle des Curiosity-Interest-Expectancy-Systems. Dadurch lassen sich aggressive Tendenzen bei Schädigung des letztgenannten Systems erklären (s. auch »Störung der Impulskontrolle« in 9.2.1).
3) Das *Fear-Anxiety-System* (Furcht-Angst-System) vermittelt rechtzeitiges Fliehen vor lebensbedrohenden Objekten bzw. Lebewesen. Eine Hauptrolle bei der Entstehung von Angstzuständen kommt dabei dem Nucleus centralis des Mandelkernes zu. Daher kommt Angst z. B. im Rahmen sogenannter Schläfenlappenanfälle bisweilen als einziges Symptom vor (»pure ictal fear«). Die Tatsache, dass vegetative Beschwerden bzw. Somatisierungssyndrome (s. 10.4.5) oft bei temporalen Läsionen beobachtet werden, ließe sich dadurch erklä-

ren, dass Fasern vom Mandelkern direkt zu vegetativen Hirnstammarealen (z. B. zum Nucleus tractus solitarii und Nucleus dorsalis nervi vagi) ziehen.

4) Das *Panic-Sorrow-System* (Panik-Kummer-System) vermittelt Trennungsängste, beim Affen z. B. nach Verlust des Muttertieres, und entsprechende soziale Verhaltensweisen wie Trauer. Dabei scheint dem vorderen Gyrus cinguli – sog. »Affect Division« (BA 25, 33 und vordere BA 24) im Gegensatz zur »Cognition Division« (hintere BA 24 und BA 32) (Devinsky et al., 1995) – eine wichtige Rolle zuzukommen. Läsionen des vorderen zingulären Kortex können zu einer affektiven Indifferenz führen (s. 9.2.1). Gesichert ist ferner, dass bilaterale vordere Zingulektomien (operative Eingriffe im Bereich des vorderen Gyrus cinguli) einen akinetischen Mutismus, eine starke Antriebsminderung mit nahezu völliger Aufhebung von willentlichen motorischen Handlungen bzw. lautlichen Äußerungen, einseitige Läsionen des vorderen Gyrus cinguli einen kontralateralen (»zingulären«) Neglect hervorrufen können.

5) Das *Pleasure-Lust-System* (Vergnügen-Lust-System) vermittelt sexuelle Wollustgefühle. Zu diesem System gehörige Hirnstrukturen sind beim Menschen die Area subcallosa bzw. der Gyrus paraterminalis des Stirnhirns. Elektrostimulation in diesen Hirnregionen bewirkt beim Menschen sexuelle Lustgefühle. Das Pleasure-Lust-System steht in enger Faserverbindung mit dem Panic-Sorrow-System, was darauf hinweist, dass sexuellen Empfindungen beim Zustandekommen sozialer Verhaltensweisen bzw. sozialer Bindungen eine wichtige Rolle zukommt.

Es wurde darüber hinaus von zahlreichen Untersuchern im Zusammenhang mit depressiven Syndromen, insbesondere sog. »Katastrophenreaktionen«, nach erworbener Hirnschädigung, überwiegend nach Schlaganfall, diskutiert, inwieweit die Lateralisation der Läsionen (Betroffensein der linken oder rechten Hemisphäre) bei der »*poststroke depression*« eine Rolle spiele. Viele Untersucher vertreten die Meinung, depressive Syndrome kämen besonders bei linkshirnigen Läsionen vor, während »Indifferenzreaktionen« (Gleichgültigkeit gegenüber den eigenen Defiziten) häufiger bei rechtshirnigen Läsionen zu finden seien. Zwar begleitet eine Indifferenzreaktion nicht selten durch rechtsparietale Läsionen verursachte Neglectphänomene (s. Kap. 5), aber bei zahlreichen Patienten mit rechtshirniger Schädigung finden sich als Reaktion auf die Hirnleistungsstörungen auch depressive Anpassungsstörungen (s. 10.4.1). Auch finden sich bei vielen Patienten mit Wernicke-Aphasie (infolge linkshirniger Schädigung) keine depressiven Symptome, sondern »Indifferenzreaktionen«, da diese Patienten häufig – zumindest initial – kein Störungsbewusstsein besitzen. Die Vorstellung, depressive Syndrome würden durch linkshirnige und Indifferenzreaktionen durch rechtshirnige Läsionen verursacht, stellt also ganz offensichtlich eine zu starke Vereinfachung dar. Nach Ergebnissen einer neueren Studie (Herrmann et al., 1995) werden Läsionen in der Nähe der linksseitigen Basalganglien als kritisch für das Entstehen einer »post-stroke depression« angesehen. Allerdings zeigte sich in zwei größeren Metaanalysen der vorliegenden Studiendaten (Singh et al., 1998; Carson et al., 2000) kein Beleg für einen Zusammenhang von Lokalisation der Hirnläsion und Depressionsrisiko nach Schlaganfall. Die Verursachung bzw. Auslösung depressiver Syndrome nach erworbener Hirnschädigung hängt sicher nicht nur vom Läsionsmuster ab, sondern von zahlreichen anderen Variablen, worauf in 10.3 bereits eingegangen wurde.

Psychische Störungen

Anosognosie, Anosodiaphorie
- Präfrontale Läsionen, bes. rechtsseitige (z. B. parietale) Läsionen

Pathologisches Lachen/Weinen
- Schädigung kortikobulbärer Verbindungen beidseits
- Schädigung kortiko-ponto-zerebellärer Bahnen?

»Emotionalism«
- Überwiegend rechtshemisphärische Großhirnläsionen

Klüver-Bucy-Syndrom
- Läsionen des anteriorer Temporallappens einschließlich Mandelkern

Depression
- Nach früherer Ansicht bes. links-anteriore Läsionen, nach neuerer Untersuchung linksseitige Läsionen der Stammganglien, nach neuestem Kenntnisstand keine spezifische Lokalisation!

Affektsteuernde Systeme (nach Panksepp, 1985)

Curiosity-Interest-Expectancy-Command-System (Neugier-Interesse-Erwartungs-Kommando-System)
- Mesolimbisches System einschl. frontaler Strukturen (überwiegend dopaminerg)

Anger-Rage-System (Zorn-Wut-System)
- Mandelkern (Corpus amygdaloideum)
- Anger-Rage-System unter hemmender Kontrolle des Curiosity-Interest-Expectancy-Command-Systems (mögliche Erklärung für aggressive Tendenzen bei Schädigung frontaler Strukturen)

Fear-Anxiety-System (Furcht-Angst-System)
- Nucleus centralis des Mandelkerns; vegetative Beschwerden bzw. Somatisierungssyndrome möglicherweise durch Schädigung von Faserverbindungen zwischen Mandelkern und vegetativen Hirnstammzentren (z. B. Nucleus tractus solitarii, Nucleus dorsalis nervi vagi)

Panic-Sorrow-System (Panik-Kummer-System)
- Vorderer Gyrus cinguli (sog. »Affect Division«; BA 25, 33 und vordere BA 24); einseitige Läsionen → affektive Indifferenz bzw. »zingulärer Neglect«; beidseitige Läsionen → akinetischer Mutismus

Pleasure-Lust-System (Vergnügen-Lust-System)
- Area subcallosa und Umgebung

11

Neuroanatomische Grundlagen, Arten der Hirnschädigung, moderne bildgebende Verfahren

11.1 EINLEITUNG

Aufgrund der Verfügbarkeit und ständigen Weiterentwicklung moderner bildgebender Verfahren wie cranialer Computertomographie (CCT), Magnetische Resonanztomographie (MRT), Single-Photonen-Emissions-Computertomographie (SPECT) und Positronen-Emissions-Tomographie (PET) lassen sich Hirnläsionen mit zunehmender Präzision bildlich darstellen. Damit sind die Voraussetzungen geschaffen für ein besseres Verständnis der aus bestimmten Hirnläsionen resultierenden neuropsychologischen Leistungsstörungen. Die genaue Kenntnis der Beziehungen zwischen Art, Ausmaß und Lokalisation der Läsion und resultierender Hirnleistungsstörung ist in der klinischen Neuropsychologie wichtig, um die Prognose bzw. das Wiederherstellungspotential nach Hirnschädigung besser abschätzen zu können (s. auch 1.5).

In diesem Kapitel werden zunächst die Grundlagen funktioneller Neuroanatomie dargelegt, danach erfolgt eine kurze Darstellung der wichtigsten bzw. häufigsten Arten der Hirnschädigung. Am Ende des Kapitels wird auf die heute verfügbaren bildgebenden Verfahren eingegangen.

11.2 GRUNDLAGEN FUNKTIONELLER NEUROANATOMIE

11.2.1 Grundsätzliche Möglichkeiten einer Einteilung des menschlichen Gehirns unter funktionellen Gesichtspunkten

Die folgenden vier Einteilungsarten können als Einstieg in die funktionelle Hirnanatomie benutzt werden:

1) Der makroskopische Aufbau des Großhirns: Die 4 Lappen (Lobi) des Großhirns, nämlich Stirnlappen (Lobus frontalis), Schläfenlappen (Lobus temporalis), Scheitellappen (Lobus parietalis) und Hinterhauptslappen (Lobus occipitalis). Diese Grobeinteilung in Hirnlappen wird in *Abb. 11.1* schematisch dargestellt. Die 4 Hauptlappen sind jeweils in Hirnwindungen (Gyri) und Hirnfurchen (Sulci) unterteilt. Im hinteren Parietallappen unterscheidet man darüber hinaus zwei kleinere Läppchen (Lobuli): das obere Scheitelläppchen (Lobulus parietalis superior) und das untere Scheitelläppchen (Lobu-

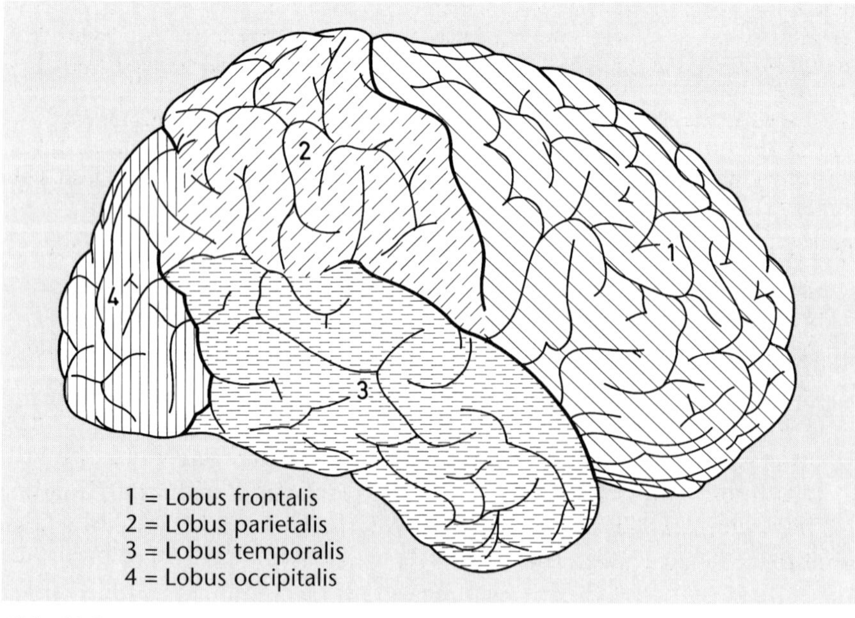

Abb. 11.1: *Die vier Lappen (Lobi) des Großhirns.*

lus parietalis inferior), bestehend aus dem Gyrus supramarginalis und dem Gyrus angularis. An der Medianseite befindet sich der teils zum hinteren Frontalhirn, teils zum vorderen Parietallappen gehörige Lobulus paracentralis (*Abb. 11.2 a und b*)

2) Die Einteilung des Großhirns in Regionen, die dem Versorgungsgebiet einer bestimmten Hirnarterie bzw. ihren Ästen entsprechen. Drei Hirnarterien versorgen mit ihren zahlreichen Ästen das Großhirn: Die mittlere Hirnarterie (A. cerebri media), die vordere Hirnarterie (A. cerebri anterior) und die hintere Hirnarterie (A. cerebri posterior) (*Abb. 11.3*).

Wie die schematischen Abbildungen 11.3a und b zeigen, ist das Versorgungsgebiet der mittleren Hirnarterie am größten. Diese Arterie versorgt mit ihren Ästen weite Bereiche der Außenseite des Großhirns. Der Name »vordere Hirnarterie« ist etwas irreführend: Diese Hirnarterie versorgt mit ihren Ästen vielmehr einen Großteil der Innenseite (und einen schmalen mantelkantennahen Abschnitt der Außenseite) des Großhirns bis weit nach hinten. Das Versorgunsgebiet der hinteren Hirnarterie umfasst neben dem Großteil des Hinterhauptslappens auch weite Teile des Schläfenlappens, insbesondere an seiner unteren und inneren Seite. Wichtig ist zu wissen, dass die Versorgungsgebiete von Hirn zu Hirn stark variieren können und dass die drei Hirnarterien (bzw. ihre Äste) vielfältige Verbindungen miteinander besitzen (sog. Kollateralen). In Abhängigkeit von der Güte der Ausbildung derartiger Kollateralen können Hirnabschnitte bei Verschluss oder hochgradiger Einengung eines Astes einer Hirnarterie u. U. durch Kollateralen aus einer anderen Hirnarterie versorgt werden. An der Unterseite des Gehirns befindet sich ein im Idealfall völlig »geschlossener« Gefäßkranz, der sog. Circulus arteriosus Willisii, der letztendlich alle Hirnarterien direkt oder indirekt miteinander auf folgende Weise verbindet: A. carotis interna rechts – A. cerebri anterior rechts – A./Ramus communicans anterior – A. cerebri anterior links – A. carotis interna links – A./Ramus communicans posterior links – A. cerebri posterior links – A. basilaris – A. cerebri posterior rechts – A./Ramus communicans rechts – A. carotis anterior rechts.

3) Die Einteilung des Großhirns in Regionen, die sich voneinander im mikroskopischen Aufbau unterscheiden. Die wohl am meisten verbreitete derartige »Hirnkarte« geht zurück auf die mikroskopischen Untersuchungen von Brodmann[1] (1909). Entsprechend dem unterschiedlichen histologischen Aufbau der verschiedenen Hirnabschnitte teilte er das Hirn in über 50 Areale ein (*Abb. 11.4*). Diese unterschiedlichen »Brodmann-Areale« (BA) sind eng verknüpft mit bestimmten Hirnfunktionen. Allerdings darf nicht unterstellt werden, dass eine bestimmtes Brodmann-Area auf eine dort »lokalisierte« Hirnleistung hinweist. Eine derartig strikte Lokalisations-

[1] Brodmann Korbinian, 1868-1918, Neurologe, Berlin, München

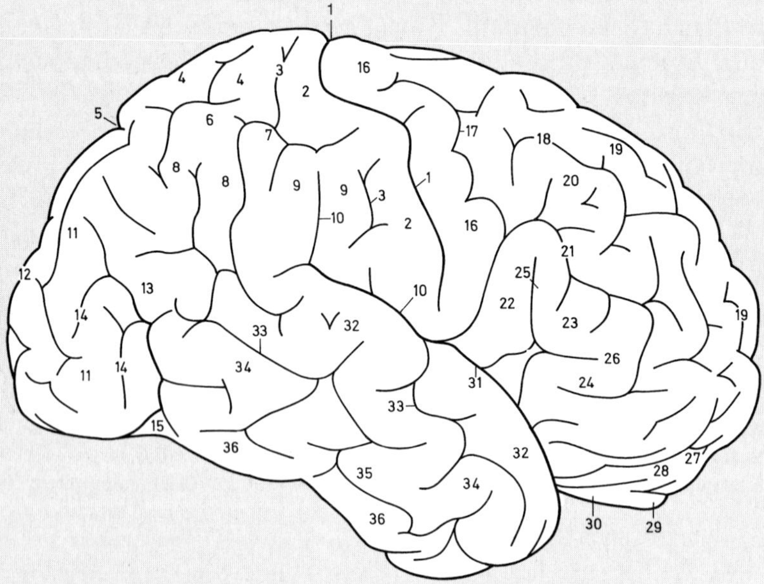

1 = Sulcus centralis
2 = Gyrus postcentralis
3 = Sulcus postcentralis
4 = Lobulus parietalis superior
5 = Sulcus parietooccipitalis
6 = Lobulus parietalis inferior
7 = Sulcus intraparietalis
8 = Gyrus angularis
9 = Gyrus supramarginalis
10 = Sulcus lateralis, ramus posterior
11 = Gyri occipitales
12 = Sulcus lunatus
13 = Sulcus occipitalis anterior
14 = Sulci occipitales
15 = Incisura praeoccipitalis
16 = Gyrus praecentralis
17 = Sulcus praecentralis
18 = Sulcus frontalis superior
19 = Gyrus frontalis superior
20 = Gyrus frontalis medius
21 = Sulcus frontalis inferior
22 = Pars opercularis } Gyrus frontalis inferior
23 = Pars triangularis } Gyrus frontalis inferior
24 = Pars orbitalis } Gyrus frontalis inferior
25 = Sulcus lateralis, ramus ascendens
26 = Sulcus lateralis, ramus anterior
27 = Sulci orbitales
28 = Gyri orbitales
29 = Bulbus olfactorius
30 = Tractus olfactorius
31 = Sulcus lateralis
32 = Gyrus temporalis superior
33 = Sulcus temporalis superior
34 = Gyrus temporalis medius
35 = Sulcus temporalis inferior
36 = Gyrus temporalis inferior

Abb. 11.2a: *Die Gliederung der Großhirnlappen in Läppchen (Lobuli), Hirnwindungen (Gyri) und Hirnfurchen (Sulci) – Lateralansicht.*

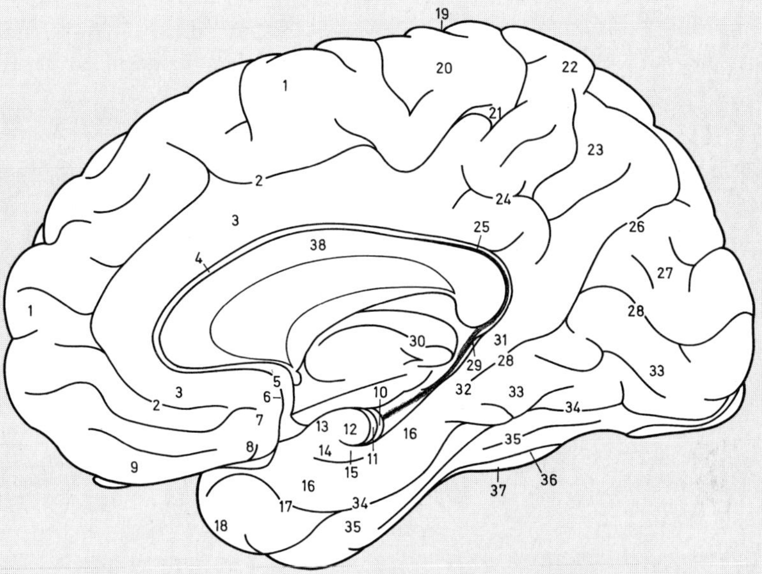

1 = Gyrus frontalis superior
2 = Sulcus cinguli
3 = Gyrus cinguli
4 = Sulcus corporis callosi
5 = Gyrus paraterminalis
6 = Sulcus parolfactorius posterior
7 = Area subcallosa
8 = Sulcus parolfactorius anterior
9 = Gyrus rectus
10 = Gyrus intralimbicus
11 = Limbus Giacomini
12 = Gyrus uncinatus
13 = Gyrus semilunaris
(10–13: Uncus)
14 = Gyrus ambiens
15 = Incisura unci
16 = Gyrus parahippocampalis
17 = Sulcus rhinalis
18 = Gyrus temporalis superior
19 = Sulcus centralis
20 = Lobulus paracentralis
21 = Sulcus cinguli, pars marginalis
22 = Lobulus parietalis superior
23 = Praecuneus
24 = Sulcus subparietalis
25 = Indusium griseum
26 = Sulcus parietooccipitalis
27 = Cuneus
28 = Sulcus calcarinus
29 = Gyrus fasciolaris
30 = Taenia thalami
31 = Isthmus gyri cinguli
32 = Gyrus dentatus
33 = Gyrus occipitotemporalis medialis
34 = Sulcus collateralis
35 = Gyrus occipitotemporalis lateralis
36 = Sulcus occipitotemporalis
37 = Gyrus temporalis inferior
38 = Corpus callosum

Abb. 11.2b: *Die Gliederung der Großhirnlappen in Läppchen (Lobuli), Hirnwindungen (Gyri) und Hirnfurchen (Sulci) – Mediananansicht.*

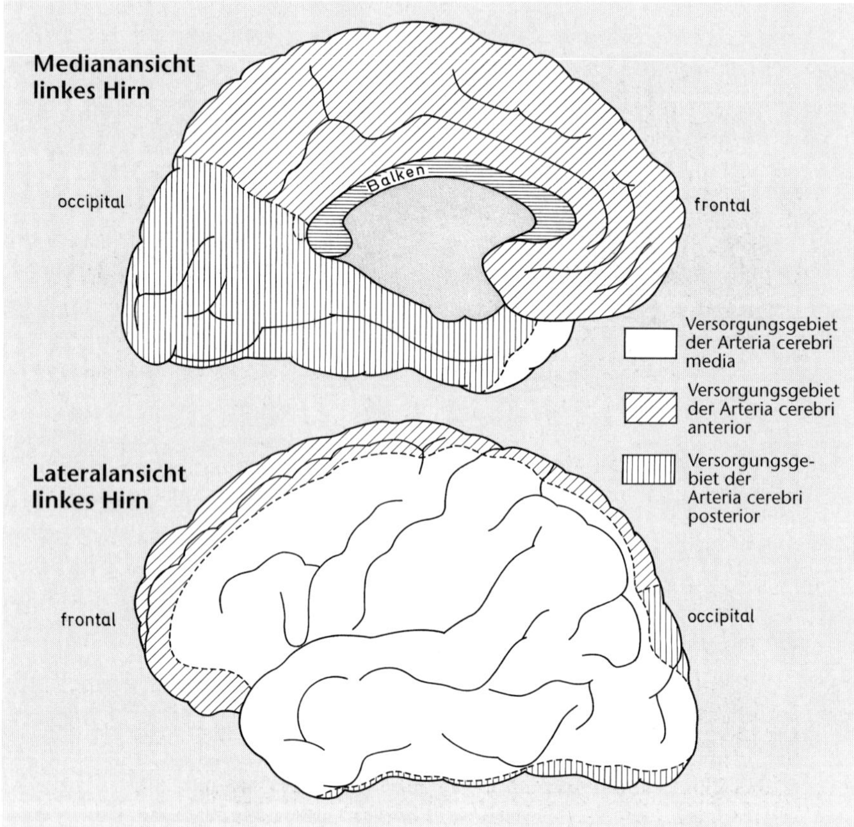

Abb. 11.3: *Die Versorgungsgebiete der mittleren, vorderen und hinteren Hirnarterie (Arteria cerebri media, Arteria cerebri anterior und Arteria cerebri posterior) (Erklärung s. Text).*

Funktions-Zuordnung trifft nicht zu. Vielmehr findet beim Zustandekommen bestimmter Hirnleistungen eine Interaktion größerer Funktionsbereiche des Gehirns – und damit auch mehrerer Brodmann-Areale – miteinander statt. Darauf wird im nächsten Punkt kurz Bezug genommen.

4) Die Gliederung des Gehirns in größere »Funktionsbereiche«. Diese sind in *Abb 11.5* (Falttafel am Ende des Buches) zusätzlich zu den Brodmann-Arealen dargestellt. Dem aus primären Rindenfeldern sowie unimodalen und multimodalen (= heteromodalen) Arealen bestehenden Neokortex (Isokortex) werden nach dieser Einteilung

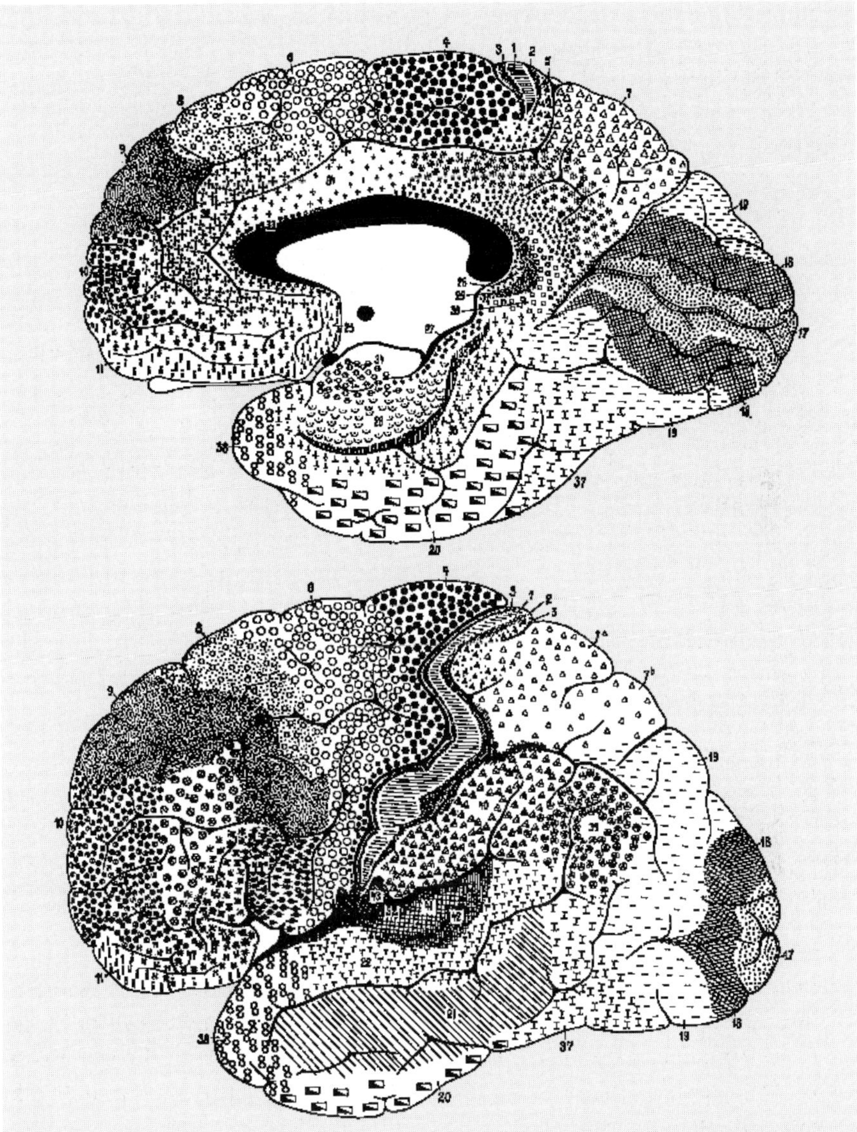

Abb. 11.4: Die Einteilung der Großhirnrinde in Brodmann-Areale. Aufgrund unterschiedlicher mikroskopischer Charakteristika teilte Brodmann die Großhirnrinde in über 50 Areale ein. Diese unterschiedlichen Areale sind eng verknüft mit bestimmten Hirnleistungen.

paralimbische (Mesokortex) und limbische Areale (Allokortex und kortikoide Areale) zur Seite gestellt.

Im Folgenden wird eine kurze funktionell-anatomische Beschreibung des Gehirns unter Zugrundelegung der eben genannten Punkte 3) und 4), also Einteilung in Brodmann-Areale und größere Funktionsbereiche vorgenommen. Da aus *Abb. 11.5* sowohl die Brodmann-Areale als auch die größeren »Funktionsbereiche« zu ersehen sind, empfiehlt sich beim Lesen dieses Kapitels und bei Hinweisen auf die Lokalisation von Hirnläsionen in anderen Kapiteln insbesondere die Benutzung dieser Abbildung (s. Falttafel).

11.2.2 Isokortex

Der Isokortex macht über 90 % der menschlichen Hirnrinde aus. Man kann ihn unterteilen in primäre Rindenfelder (differenzierteste Strukturierung der 6 Kortexschichten) sowie unimodale (modalitätspezifische) und heteromodale (supramodale, multimodale) Assoziationsareale (s. 11.2.2.1, 11.2.2.2 und 11.2.2.3). In *Abb. 11.5* sind die primären Rindenfelder mit PR, die unimodalen Assoziationsareale mit UA, die heteromodalen (supramodalen) Assoziationsareale mit HA und die limbischen/paralimbischen Areale mit LA abgekürzt.

Vor der Beschreibung der primären Rindenfelder sowie der uni- bzw. heteromodalen Assoziationsareale wird kurz auf den *prinzipiellen Aufbau der Großhirnrinde* eingegangen. Die Großhirnrinde würde – könnte man sie vor uns ausbreiten – eine Fläche von ca. 2600 cm^2 bei einer Dicke von 3–4 mm einnehmen. Der Cortex cerebri enthält ungefähr 28 ¥ 10^9 (also etwa 28 Milliarden) Neuronen (Nervenzellen) und etwa die gleiche Zahl an Gliazellen (»Bindegewebszellen«). Die Zahl der synaptischen Verbindungen der Neuronen untereinander wird auf ca. 10^{12} (1 Billion) geschätzt.

Dass der überwiegende Teil des Kortex aus sechs Schichten besteht, die je nach Hirnregion mehr oder weniger gut abgrenzbar sind (z. B. in Form der Brodmann-Areale), ist seit knapp einem Jahrhundert bekannt. Erst Lorente de Nó gelang es 1938, mit einer speziellen Färbetechnik nachzuweisen, dass Neuronen verschiedener Schichten in vertikaler Anordnung miteinander auf sehr komplexe Weise verbunden sind. Schließlich stellte Mountcastle 1957 erstmals seine Hypothese von der kolumnären (säulenförmigen) Organisation des Kortex vor, wonach vertikal zur Hirnoberfläche stehende, aus zahlreichen Neuronen bestehende »Säulen« die Organisationseinheiten der Hirnrinde darstellen. Man weiß heute, dass noch kleinere Untereinheiten, sogenannte Minikolumnen, existieren, die aus ca. 80 bis 100 vertikal verknüpften Neuronen bestehen (im Bereich der Sehrinde sind es etwa 2,5 mal mehr Neuronen). Diese Minikolumnen sind über horizontale Verbindungen zu Kolumnen zusammengeschlossen, die in Anlehnung an die Computersprache auch als kortikale *Module* bezeichnet werden. Mikrokolumnen haben einen

Durchmesser von ca. 50 µM (50 tausendstel Millimeter), Kolumnen oder Module von ca. 300 bis 600 µM. Die Größe des menschlichen Gehirns etwa verglichen mit dem Gehirn einer Katze beruht nicht auf größeren Kolumnen, sondern auf einer größeren *Zahl* von Kolumnen.

Die moduläre Organisation des Cortex cerebri ist aufgrund der bahnbrechenden Arbeiten von Hubel und Wiesel (Übersicht Hubel, 1990) am besten im Bereich des primären visuellen Kortex untersucht. Mit verfeinerten Methoden konnte man in den letzten Jahren zeigen, dass eine sogenannte *Hyperkolumne* in diesem Bereich – etwas vereinfacht ausgedrückt – aus einem Set orientierungsspezifischer Zellen, Augendominanzsäulen und farbsensitiven »blobs« besteht (Erklärung: s. schematische *Abb. 11.6)*. Die moduläre Or-

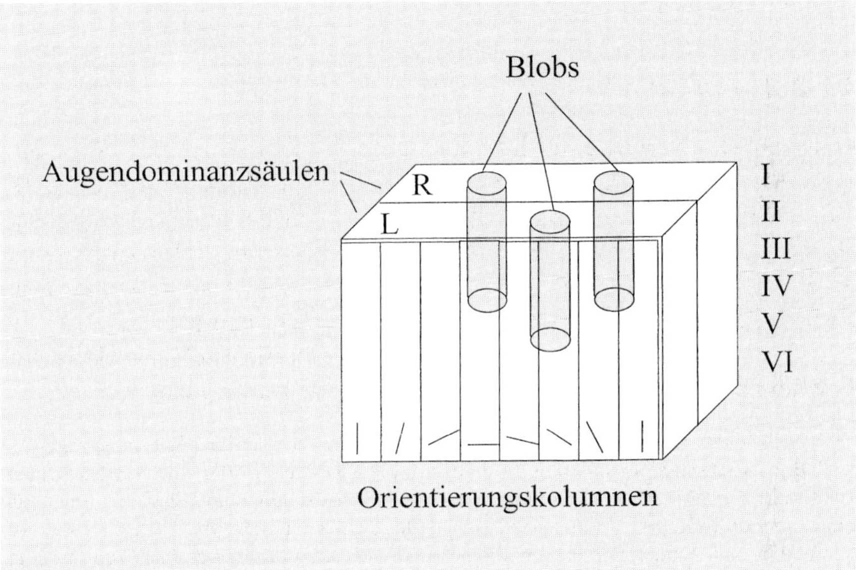

Abb. 11.6: *Stark vereinfachte schematische Darstellung einer Hyperkolumne in der primären Sehrinde (Die Zahlen 1 bis VI stehen für die 6 verschiedenen horizontalen Zellschichten der primären Sehrinde).*
Wenn man Mikroelektroden vertikal zur Hirnoberfläche (also von oben) einführen würde, würden alle Zellen einer der acht Orientierungskolumnen die gleiche Reaktion auf – der Netzhaut präsentierte bewegte – Sehreize einer bestimmten Orientierung zeigen (in der Orientierungskolumne ganz links etwa Reaktion auf vertikale Linien); bei Mikroelektroden-Einführung parallel zur Hirnoberfläche (in horizontaler Richtung) würde man in bestimmten Abständen auf Zellen stoßen, die auf jeweils andere Orientierungen ansprechen, bis man wieder auf Neuronen trifft, die auf die ursprüngliche Orientierung reagieren. In den Augendominanzsäulen würde man auf Zellen stoßen, die mehr oder weniger ausgeprägt auf Reize des rechten Auges (R) oder des linken Auges (L) reagieren. »Blobs« sind Bereiche, in denen sich farbsensitive Zellen befinden.

ganisation wurde auch für den primären somatosensiblen und akustischen Kortex, den primär-motorischen Kortex, aber auch für verschiedene Bereiche des uni- und heteromodalen Assoziationskortex nachgewiesen. So wurden beispielsweise im Bereich der BA 7 des Affen Module nachgewiesen, deren Untereinheiten auf visuelle Aufmerksamkeitszuwendung, visuelles Verfolgen bewegter Objekte, Ausstrecken des Armes nach einem derartigen Objekt, Manipulation dieses Objektes etc. ansprechen. Im sogenannten V5-Bereich der MT (medial temporal)-Region des Affen konnte die moduläre Anordnung bewegungssensitiver Neuronen nachgewiesen werden. In der TE (anterior inferotemporal)-Region des Affen wurden Module gefunden, die auf komplexe visuelle Stimuli reagieren. Schließlich konnte im Bereich der BA 9, 10 und 46 des präfrontalen Kortex die moduläre Organisation von Strukturen nachgewiesen werden, die mit Funktionen des Arbeitsgedächtnisses in Verbindung gebracht werden (Übersicht bei Mountcastle, 1997).

Neuronale Netzwerke. Bestimmte Hirnleistungen, zum Beispiel Aufmerksamkeitszuwendung in eine Raumhälfte, sind nur durch ein komplexes Zusammenspiel zahlreicher über Faserbündel verknüpfter kortikaler und subkortikaler Hirnareale möglich. So wirken etwa bei der räumlichen Aufmerksamkeitszuwendung mit: Aufsteigende Systeme des Hirnstamms, bestimmte Thalamusabschnitte, der Gyrus cinguli, die Basalganglien, bestimmte Anteile des frontodorsalen Kortex und der untere Parietallappen. Wenngleich der untere Parietallappen dabei den Hauptknotenpunkt darstellt – weshalb z. B. bei (rechtsseitigen) parietalen Läsionen ein multimodaler Neglect resultiert – so treten (verschiedene) Neglectphänomene auch bei Läsionen der anderen genannten Areale bzw. der sie verbindenden Fasern auf. Intakte Hirnleistungen setzen schließlich ein zeitliches Zusammenspiel miteinander agierender Areale voraus, was vermutlich durch Oszillatoren gewährleistet wird, deren Frequenz im Gehirn etwa 40 Hz (also 40/Sekunde) beträgt. Der Begriff neuronales Netzwerk (»neuronal network«) meint im Wesentlichen dieses *zeitliche Zusammenspiel räumlich verteilter Hirnareale.*

Wir sind aber derzeit noch weit davon entfernt, etwa zu verstehen, auf welche genaue Art und Weise wir zum Beispiel ein vertrautes Gesicht (wieder)erkennen können. Wie Denkvorgänge, Bewusstsein, Gefühle und Empfindungen »zustandekommen«, verstehen wir noch viel weniger.

Wie können *subkortikale Läsionen* (Thalamus, Basalganglien etc.) zu Hirnleistungsstörungen führen (z. B. subkortikale Aphasien, thalamische Aphasien)? Entweder sind subkortikale Strukturen unmittelbar funktionsrelevant (z. B. sprachrelevant). Oder es liegt – im Falle vaskulärer Ereignisse – neben einer Infarzierung subkortikaler Areale gleichzeitig eine Minderperfusion kortikaler Areale vor, weil die (infarzierten) subkortikalen und (nichtinfarzierten) kortikalen Bereiche dem Versorgungsgebiet der selben Hirnarterie zugehörig sind. Oder es kommt zu Diaschisisphänomenen innerhalb eines subkortikal-kortikalen Netzwerkes, d. h. zu einer (funktionellen) Abkoppelung kortikaler Areale von subkortikalen Arealen. An zwei Beispielen soll diese Problematik verdeutlicht werden.

Beispiel 1. Bei einem Teil-Verschluss des Hauptstamms der A. cerebri media (ACM) proximal des Abgangs der lentikulostriären Arterien führt die Minderdurchblutung – weil diese ACM-Äste Endarterien sind (d. h. keine Kollateralen besitzen) – zu einem (subkortikalen) lentikulostriären Infarkt; demgegenüber ist das kortikale Versorgungsgebiet der ACM wegen ausreichender Kollateralversorgung (von der vorderen und/oder hinteren Hirnarterie) nur gering ausgeprägt (nicht so gering, dass ein kortikaler Infarkt entsteht;

aber doch so stark, dass eine kortikale Funktionsstörung – z. B. eine Aphasie oder ein Neglect – resultieren kann). Etwa ein Jahr nach Schlaganfall wurden übrigens bei Patienten mit »subkortikaler« Aphasie bzw. »subkortikalem« Neglect mittels MRT im insulären Kortex kleine Infarkte oder aber fokale kortikale Atrophien an anderen Stellen gefunden (Weiller et al., 1993). Die »subkortikale« Aphasie, der »subkortikale« Neglect sind also in diesen Fällen nicht wirklich subkortikaler Genese, sondern beruhen auf einer kortikalen Minderperfusion (bzw. sogar kortikalen [Mikro]Infarzierungen). Für Putamen-Blutungen gilt Ähnliches; es konnte gezeigt werden, dass durch den »Druck« der Blutung sowohl der Thalamus als auch der benachbarte Kortex eine (kompressionsbedingte) Minderdurchblutung erleiden. Dass die Stammganglien keine im engeren Sinne sprachrelevanten Strukturen zu sein scheinen, wird auch durch eine jüngste Arbeit von Friederici et al. (1999) gestützt.

Beispiel 2. Bilaterale polare Thalamusinfarkte sind die Folge eines beidseitigen Verschlusses der polaren Thalamusarterie, die in der Regel aus dem Ramus communicans posterior entspringt. Durch die strategische Lage der Thalamusinfarkte sind Fasern betroffen, die einerseits den Nucleus dorsomedialis thalami mit dem präfrontalen Kortex (Stirnhirn) und dem Mandelkern (Schläfenlappen) und andererseits den Nucleus anterior thalami mit dem Hippocampus (Schläfenlappen) verbinden (s. 8.6). Durch die Deafferentierung der genannten kortikalen Areale – innerhalb eines verzweigten kortikal-subkortikalen Netzwerkes – wird die Aktivität in diesen Hirnbezirken vermindert, was z. B. mit einer in der PET oder SPECT nachweisbaren Radionuklidminderanreicherung im Schläfenlappen und im Stirnhirn einhergeht (letztendlich ist auch diese Minderanreicherung Resultat einer Minderperfusion, wobei letztere aber in diesem Fall sekundäre Folge einer durch Diaschisisphänomene verursachten Drosselung des Metabolismus ist) *(Farbabb. 11.19).*

Die hier stark vereinfachten Erläuterungen zum Problem »subkortikale Störungen« werden in einer anspruchsvollen Übersichtsarbeit von Nadeau & Crosson (1997) ausführlich behandelt.

11.2.2.1 Primäre Rindenfelder

In ihnen findet zum einen die »einfachste« Verarbeitung von afferenten – u. a. visuellen, akustischen, somatosensorischen – Informationen statt, zum anderen nehmen hier efferente Prozesse ihren Ausgang, d. h. es werden von hier aus Willkürbewegungen gesteuert.

Im *visuellen Bereich* handelt es sich um die BA 17 (primäre Sehrinde). Sie umfasst das Gebiet des Okzipitalpols, also die Spitze des Hinterhauptlappens, sowie den oberen und unteren Rand der Sehfurche (Sulcus calcarinus). Läsionen in diesem Bereich haben kontralaterale homonyme Gesichtsfeldausfälle zur Folge (s. 2.2.1).

Im *auditiven Bereich* handelt es sich um die BA 41 und 42 (primäre Hörrinde), im Gebiet des hinteren Abschnittes der 1. Schläfenlappenwindung gelegen. Dort findet die einfachste Verarbeitung akustischer Reize statt.

Im *somatosensorischen Bereich* handelt es sich um die BA 3 (hinterer Anteil = BA 3b), 1 und 2 – auf dem Gyrus postcentralis, also unmittelbar hinter der Zentralfurche (Sulcus centralis) gelegen. Schädigungen führen zu kontralateralen Sensibilitätsstörungen.

Im *motorischen Bereich* handelt es sich um die BA 4 (primäre motorische Rinde), auf dem Gyrus praecentralis, unmittelbar vor dem Sulcus centralis, gelegen. Die vordere BA 3 (BA 3a) wird von manchen Untersuchern ebenfalls dem primären Motorkortex zugeordnet.

11.2.2.2 Unimodale Assoziationsfelder

Sie sind verantwortlich für die komplexe Verarbeitung von Informationen, aber immer noch begrenzt auf eine Modalität, also einen Sinneskanal, daher die Bezeichnung »unimodal«.

Im *visuellen Bereich* handelt es sich um die BA 18, 19, 20, 21, 37. Es gilt vereinfacht, dass die visuelle Verarbeitung zunehmend komplex wird, je weiter vorne und temporal (ventraler Sehpfad) bzw. parietal (dorsaler Sehpfad) sie stattfindet. Bei Läsionen der unimodalen visuellen Assoziationsfelder bleiben elementare visuelle Leistungen wie z. B. das Gesichtsfeld intakt, aber es kommt zu Störungen komplexer Sehleistungen wie Bewegungs-, Form-, Farbsehen sowie zu Störungen der Gesichter- und Objekterkennung oder zu Störungen räumlicher Leistungen (s. 2.3). Da längs des ventralen (temporalen) Pfades Objekterkennung stattfindet, wird auch vom »Was«-Pfad oder vom visuellen Wahrnehmungspfad gesprochen. Der dorsale (parietale) Pfad ist u. a. wichtig für die Lokalisation von Objekten im Raum und wird daher auch als »Wo«-Pfad) oder wegen seiner Bedeutung für zielgerichtete motorische Aktivitäten im Raum neuerdings auch als »visuelles Aktionssystem« bezeichnet. Das Epizentrum für Bewegungssehen (sog. V5-Areal) befindet sich an der Außenseite des Gehirns im temporookzipitalen Übergangsbereich (BA 19 – BA 37). Das Epizentrum für Farbsehen befindet sich vermutlich im Bereich des Gyrus occipitotemporalis lateralis = Gyrus fusiformis an der Unterseite des Gehirns.

Im *auditiven Bereich* handelt es sich um die BA 22. Bei sehr selten vorkommenden beidseitigen Läsionen in diesem Bereich kommt es zur sog. reinen Worttaubheit: Akustische Reize werden zwar noch gehört, haben aber ihre Bedeutung verloren, der Patient hört nur »Wortsalat«. Der Schweregrad der Sprachverständnisstörung im Rahmen der Wernicke-Aphasie (s. 6.2) hängt wahrscheinlich davon ab, in welchem Ausmaß die BA 22 mitgeschädigt ist.

Im *somatosensorischen Bereich* handelt es sich um die BA 5 und den vorderen Anteil der BA 7. Es können eine Astereognosie (Störung der taktilen Objekterkennung, ohne dass Sensibilitätsstörungen vorliegen) und/ oder eine visuelle Ataxie (Vorbeigreifen) resultieren (s. 2.2.4 und 3.2)

Im *motorischen Bereich* handelt es sich um die BA 6, 44 und hintere Anteile der BA 8. Der Anteil der BA 6, der sich an der Außenseite des Gehirns befindet, entspricht dem sogenannten prämotorischen Kortex, der Anteil an der Innenseite (Medianseite) des Gehirns wird als supplementärmotorische Area (SMA) bezeichnet. Bei Läsionen des prämotorischen Kortex kommt es zu leichten, überwiegend proximalen Paresen und gliedkinetischer Apraxie auf der kontralateralen Seite bzw. zu Gangapraxien im Falle bilateraler Läsionen (s. 7.4). Ein Teil der BA 6 bildet das sog. frontale Augenfeld; bei Läsionen kommt es zu Blickparesen bzw. zum »frontalen Neglect« zur Gegenseite. Bei Läsionen der SMA resultieren Sprachantriebsstörungen (s. 6.5), seltener auch ein kontralaterales alien-hand-Syndrom (s. Abschn. 7.6). BA 44 ist ein Teil der sogenannten Broca-Region. Unter Broca-Region versteht man die BA 44 und 45; bei der Broca-Aphasie sind diese beiden Areale und ihre Umgebung geschädigt (s. 6.2). Bei der transkortikal-motorischen Aphasie findet eine Unterbrechung von Fasern statt, die von der SMA zur Broca-Region ziehen, mit entsprechender schwerer Störung der Spontansprache; da aber die Verbindung zwischen dem akustischen Assoziationskortex (bzw. der Wernicke-Region) und der Broca-Region intakt ist, können die Patienten herausragend gut nachsprechen (s. 6.5).

11.2.2.3 Heteromodale Assoziationsfelder

Hier finden sehr komplexe Informationsverarbeitungsprozesse der verschiedensten Modalitäten statt, daher die Bezeichnung »heteromodal« bzw. »supramodal«. Der Informationsfluss in die heteromodalen Assoziationsareale stammt aus den unimodalen Assoziationsarealen und nicht aus den primären Rindenfeldern. So komplexe Hirnleistungen wie z. B. Sprache sind an die Intaktheit dieser heteromodalen Areale gebunden.

Es handelt sich einerseits um die *temporoparietal* gelegenen BA 39, 40, den hinteren Anteil der BA 7 sowie die Umgebung des Sulcus temporalis superior (obere Schläfenlappenfurche), andererseits um den sogenannten *präfrontalen Kortex*, entsprechend den BA 9, 10, 11,12, 45, 46, 47 (und vordere BA 8).

Bei linksseitigen Läsionen der temporoparietalen heteromodalen Assoziationsareale kommt es – je nach genauer Lokalisation – z. B. zur Wernicke-Aphasie (BA 22 und Umgebung), zu Dyslexien (insbesondere BA 39) (s. Kap. 6) und Apraxien (s. Kap. 7). Bei rechtsseitigen Läsionen, insbesondere im Bereich der BA 40 (Gyrus supramarginalis) und des angrenzenden temporalen Bereiches, resultieren z. B. Neglectphänomene (s. Kap. 5).

Bei Schädigung des präfrontalen Kortex bzw. seiner Faserverbindungen resultieren – in derzeit noch ungenügend verstandener Abhängigkeit von der genauen Lokalisation, der Größe und der Seite der Läsion – die in Kapitel 9 erläuterten psychischen und kognitiven Störungen.

11.2.3 Limbisches System

Auf eine von einigen Autoren getroffene Unterscheidung zwischen limbischem und paralimbischen System wird hier verzichtet. Zum limbischen System werden in aller Regel vor allem die hinteren Abschnitte des frontoorbitalen Kortex (BA 11 und 12), der Gyrus cinguli (BA 23, 24), Teile des Hippocampus, der im vorderen Schläfenlappen gelegene Mandelkern (Amygdala = Corpus amygdaloideum), die Insel und der Temporalpol (BA 38) gerechnet.

Diese Strukturen breiten sich ähnlich einem Gürtel an der Medianseite (Innenseite) des Gehirns aus. Die Aufgabe dieser limbischen Strukturen ist es, zu vermitteln zwischen Sinneseindrücken einerseits und vom Hypothalamus ausgehenden lebenserhaltenden Reaktionsweisen andererseits (vegetative Steuerung, Angst-Furchtverhalten, aggressives Verhalten, Sexualität etc.). Auch an Gedächtnisleistungen sind einige limbische Strukturen wesentlich beteiligt (s. 8.6). Erwähnenswert ist, dass die heteromodalen Assoziationsareale, insbesondere der präfrontale Kortex, funktionell eingeschaltet sind zwischen die primären Rindenfelder (bzw. ihren unimodalen Assoziationsfeldern) einerseits und dem limbischen System andererseits. Diese enge Verbindung bewirkt, dass wir bei komplexen Entscheidungen und Handlungen (vermittelt durch unsere heteromodalen Assoziationsareale) diese in Abhängigkeit von (durch das limbische System vermittelten) inneren Bedürfnissen (»milieu interne«) ausführen. Das limbische System bewirkt also, dass wir nicht wie Roboter handeln, sondern dass unsere Handlungen stets auch eine gefühlsbetonte Komponente besitzen. Das limbische System besitzt (nach Hampden-Turner) eine »Intelligenz des Fühlens«.

11.3 ARTEN DER HIRNSCHÄDIGUNG

11.3.1 Schlaganfall

Unter dem Oberbegriff Schlaganfall werden subsumiert:
- Ischämien (Durchblutungsstörungen) – ca. 80%
- Intrazerebrale Blutung (ICB) – ca. 10%
- Subarachnoidalblutung – ca. 5%
- Sonstige, z. B. venöse Ischämie (Thrombosen der Hirnvenen oder der Hirnsinus) – ca. 5%.

In den westlichen Industrienationen ist der Schlaganfall (nach Herzkreislauferkrankungen und Krebs) die dritthäufigste Todesursache. Die Inzidenz (Neuerkrankungsrate) arterieller Ischämien stellt sich folgendermaßen dar: Unter 1 Million Einwohnern erleiden pro Jahr etwa 2400 Menschen einen kompletten Schlaganfall (s. u.) – 1800 zum ersten Mal, 600 zum 2. Mal oder öfter – und 500 eine TIA (s. u.). Von den 2400 Schlaganfall-Betroffenen sterben 480 (20%) im ersten Monat, nach einem Jahr sind 700 verstorben und 600 bleiben abhängig. Es überleben also längerfristig 1700 Betroffene (1100 unabhängig, 600 abhängig). Die Akuttherapie und Sekundärprophylaxe des Schlaganfalls hat zum Ziel, die Zahl 1300 (700 Todesfälle, 600 Abhängige) zu verringern. Die Prävalenz (Zahl der Erkrankten) beträgt 12000/1 Million, davon hatten 8000 einen Schlaganfall, 3000 eine TIA und 1000 beides (Übersicht: Hankey & Warlow, 1999).

Wichtigster Risikofaktor im Falle von arteriellen Ischämien und Hirnblutungen ist die chronische arterielle Hypertonie. Im Falle arterieller Ischämien sind auch andere Arteriosklerose-Risikofaktoren wie z. B. Diabetes mellitus, Blutfetterhöhung und Zigarettenrauchen von Bedeutung.

11.3.1.1 Arterielle Ischämien

Klinisch werden unterschieden:
- Transitorisch-ischämische Attacke (TIA): Akut auftretende neurologische Symptome, die meist einige Minuten andauern und sich innerhalb von spätestens 24 Stunden vollständig zurückbilden
- Prolongiertes reversibles neurologisches Defizit (PRIND): Die Symptome bilden sich (nahezu vollständig) nach 24 Stunden wieder zurück

- Vollendeter Schlaganfall (»completed stroke«): mehr oder weniger schwere persistierende Defzite.

Mit bildgebenden Verfahren lassen sich bei der TIA selten, beim PRIND häufig und beim »completed stroke« fast immer ischämische zerebrale Gewebsläsionen (Hirninfarkte) nachweisen.

Was den Befall großer Gefäße betrifft (Makroangiopathie), so sind Ursachen (häufig) Verschlüsse von hirnzuführenden Arterien (z. B. A. carotis interna) oder von Hirnarterien (z. B. A. cerebri media); die Verschlüsse bilden sich durch verschlepptes thrombotisches Material, entweder aus dem Herzen (kardial-embolische Hirninfarkte; oft bei Vorhofflimmern) oder ausgehend von (hoch)gradigen Einengungen bzw. Verschlüssen, meist des Halsabschnittes der A. carotis interna (sog. arterio-arterielle Embolien). Neben diesen embolischen Hirninfarkten können auch primär-thrombotische Prozesse an den Hirnarterien selbst zu Einengungen (Stenosen) oder Verschlüssen führen.

Eine Sonderstellung nehmen arterielle Dissektionen ein. Es handelt sich um spontane oder traumatisch bedingte Einblutungen in die Gefäßwand, meist der A. carotis interna oder der A. vertebralis (in Höhe des 2. Halswirbels), mit der Folge einer Stenose oder eines Verschlusses. Die Dissektion geht nicht selten mit ipsilateralen Gesichts-/Kopf-/Nackenschmerzen einher. Es sind eher jüngere Menschen (25–50 Jahre) betroffen. Die Latenz zwischen Dissektion und Auftreten der Symptome kann Stunden bis Wochen dauern.

Hirnzellen werden durch Ischämie entweder irreversibel, d. h. ohne Rückbildungschance, geschädigt oder aber nur in ihrer Funktionsfähigkeit, d. h. reversibel, beeinträchtigt. Reversibel geschädigte Bereiche befinden sich insbesondere in der Umgebung des eigentlichen Infarktgebietes (sogenannte Penumbra, wörtlich übersetzt Halbschatten). Die medizinischen Akutmaßnahmen unmittelbar nach einem Hirninfarkt zielen darauf ab, zu verhindern, dass aus der reversiblen Schädigung eine irreversible wird, insbesondere soll also die Penumbra (»tissue at risk«) klein gehalten werden. Die gute spontane klinische Besserungstendenz in den ersten Wochen nach Hirninfarkt kann zumindest teilweise auf den Rückgang dieser Penumbra zurückgeführt werden, zum Teil auch auf die Rückbildung eines, große Hirninfarkte oft begleitenden, Hirnödems.

Man unterscheidet Territorialinfarkte, Endstrominfarkte und Grenzzoneninfarkte. *Territorialinfarkte* betreffen das Versorgungsgebiet eines Astes oder mehrerer Äste einer Hirnarterie; Ursache ist meist ein kardial-embolischer oder arterio-arteriell-embolischer Verschluss. *End-*

strominfarkte resultieren aus Einengungen kleinerer Hirnarterien (Mikroangiopathie), die insbesondere die Marklagerstrukturen und die Stammganglien versorgen (lentikulostriäre Arterien = penetrierende Äste der A. cerebri media); der Begriff »Endstrom« deutet darauf hin, dass sich der Infarkt aufgrund des hinter der Stenose stattfindenden Druckabfalles im distalsten Bereich des Versorgungsgebietes, im Endstrombereich, manifestiert. *Grenzzoneninfarkte* befinden sich in der »Grenzzone« des Versorgungsgebietes zweier großer Hirnarterien, z. B. der A. cerebri anterior und media (sog. vorderer Grenzzoneninfarkt) oder der A. cerebri media und posterior (sog. hinterer Grenzzoneninfarkt). Sie sind meist die Folge von hochgradigen Stenosen oder Verschlüssen großer hirnzuführender Arterien. Aufgrund des Druckabfalles hinter der Stenose manifestieren sich diese Infarkte im distalsten Bereich zweier Arterien, das ist der Grenzzonenbereich zwischen diesen beiden Arterien.

Lakunäre Infarkte sind kleine Infarkte mit einem Durchmesser von unter 1,5 cm. Sie werden auf Verschlüsse oder hochgradige Stenosen kleiner Hirnarterien (Arteriolen; Durchmesser etwa 200µm = 1/5 mm) zurückgeführt, meist auf dem Boden einer chronischen arteriellen Hypertonie. Oft sind lakunäre Infarkte kombiniert mit einer ischämischen Schädigung des Marklagers, insbesondere in der Umgebung der Seitenventrikel. Diese ischämische Marklagerschädigung wird als *Leukoaraiose* bezeichnet (wörtlich übersetzt »Untergang der weißen Substanz«). Die Kombination aus lakunären Infarkten und Leukoaraiose wird als *subkortikale* (unterhalb des Kortex liegende) *arteriosklerotische Enzephalopathie* (abgekürzt: *SAE*) bezeichnet. Eine ausgeprägte SAE kann neuropsychologische Störungen verursachen, z. B. Aufmerksamkeitsstörungen. Seltener resultieren Demenzen aus einer SAE. Häufiger resultieren vaskuläre Demenzen aus multiplen größeren Hirninfarkten (Multiinfarkt-Demenz) (s. auch 10.4.2).

Die auf klinischen und zusatzdiagnostischen Kriterien basierende TOAST-Klassifikation (**T**rial of **O**rg 10172 in **A**cute **S**troke **T**reatment) unterscheidet 5 Subtypen des ischämischen Schlaganfalls: **1)** large-artery atherosclerosis (Stenosen/Verschlüsse von großen hirnzuführenden Arterien oder von Hirnarterien), **2)** cardioembolism (kardial-embolische Verschlüsse), **3)** small-vessel occlusion (Befall kleiner Gefäße = lakunäre Infarkte), **4)** stroke of other determined etiology (andere Ursachen), und **5)** stroke of undetermined etiology (unklare Ursache) (Adams et al., 1993).

Die Auswirkung von Hirninfarkten hängt besonders von ihrer Lokalisation ab. Selbst kleinste lakunäre Infarkte können schwere Defizite zur Folge haben, wenn sie einen strategisch wichtigen Knotenpunkt im Hirn betreffen. Sind derartige Knotenpunkte beidseits an gleicher Stelle geschädigt, spricht man von bilateral-homologen Infarkten; die Rück-

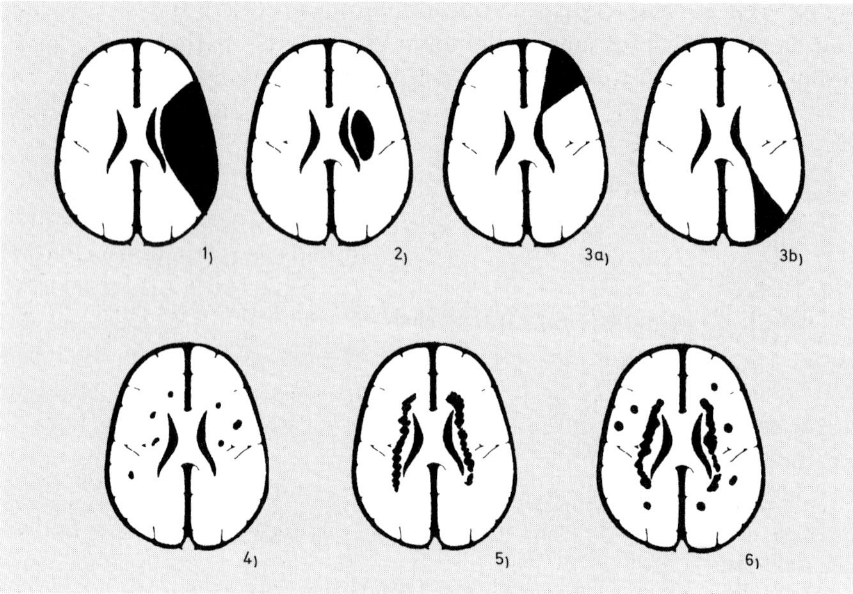

*Abb. 11.7: Schematische Darstellung der verschiedenen Hirninfarkttypen. 1 = Territorialinfarkt; 2 = Endstrominfarkt; 3 = Grenzzoneninfarkte (a = »vorderer Grenzzoneninfarkt« zwischen dem Versorgungsgebiet der vorderen und mittleren »Hirnarterie, b = »hinterer Grenzzoneninfarkt« zwischen dem Versorgungsgebiet der mittleren und hinteren Hirnarterie); 4 = multiple lakunäre Infarkte (auch als Lakunen bezeichnet); 5 = ischämische Auflockerung des Marklagers in der Umgebung der Seitenventrikel (Leukoaraiose); 6 = **S**ubkortikale **A**rteriosklerotische **E**nzephalopathie (SAE). Die SAE ist die Kombination von 4 und 5, also von Lakunen und Leukoaraiose. Binswanger hat 1894 den Zusammenhang dieser Veränderung, die klinisch mit einer Demenz einhergehen kann, mit chronischer arterieller Hypertonie erkannt und von »progressiver subkortikaler vaskulärer Encephalopathie« gesprochen; daher wurde früher und wird von manchen auch heute noch der Begriff »Binswangersche Erkrankung« oder »Morbus Binswanger« verwendet. Seitdem man weiß, dass die Kombination von Lakunen und Leukoaraiose nicht nur bei Bluthochdruck vorkommt und durchaus auch nicht mit einer Demenz einhergehen muss (sondern oft im CCT/MRT als Zufallsbefund erhoben wird), sollte man den rein deskriptiven Begriff SAE vorziehen.*

bildungswahrscheinlichkeit der resultierenden Defizite ist dann sehr gering (z. B. thalamische Amnesie infolge bilateral-homologer Infarkte im Versorgungsgebiet der polaren Thalamusarterie; s. hierzu 8.6). Multiple lakunäre Infarkte und/oder eine SAE können je nach Ausmaß und Lokalisation das Wiederherstellungspotential stark einschränken.

Hirninfarkte stellen sich in der CCT infolge ihrer verminderten Dichte (Hypodensität) als dunkle Zonen dar, im Kernspintomogramm sind sie auf T2-, protonengewichteten und FLAIR-Aufnahmen hyperintens (hell), auf T1-gewichteten Aufnahmen hypointens (dunkel). In *Abb. 11.7* werden die oben genannten verschiedenen Hirninfarktypen schematisch dargestellt.

Klinisch wird zur Einteilung ischämischer Ereignisse z. B. die Klassifikation gemäß dem Oxfordshire Community Stroke Project (OCSP) verwendet. Danach werden die folgenden klinischen, akut aufgetretenen, Symptome unterschieden und dem kompletten vorderen Strombahngebiet (A. carotis interna bzw. A. cerebri media und A. cerebri anterior), dem partiellen vorderen Strombahngebiet, dem Versorgungsgebiet kleiner Hirnarterien (Æ lakunäre Infarkte) oder dem hinteren Strombahngebiet (Aa. vertebrales bzw. A. basilaris bzw. A. cerebri posterior) zugeordnet:

- TACS – Total anterior circulation syndromes: Motorische und/oder sensible Hemiparese und Aphasie (oder andere Zeichen einer Dysfunktion höherer Hirnfunktionen) und homonyme Hemianopsie
- PACS – Partial anterior circulation syndrome: Zwei der TACS-Störungen liegen vor
- LACS – Lacunar syndrome: Reine motorische Hemiparese (»pure motor stroke«), reine sensible Hemiparese (»pure sensory stroke«), sensomotorische Hemiparese oder ataktische Hemiparese (mit Ataxie einhergehende Hemiparese)
- POCS – Posterior circulation syndrome: Isolierte Hemianopsie oder Hirnstammzeichen oder Kleinhirnzeichen.

Diese rein klinische Zuordnung zu den vier Strombahngebieten hat eine »Trefferquote« von ca. 75%, d. h. bei $^{3}/_{4}$ der Patienten stimmt die klinische Einteilung mit dem radiologisch nachgewiesenen Infarktgebiet überein (Mead et al., 2000).

11.3.1.2 Intrazerebrale Blutung (ICB)

Eine ICB tritt am häufigsten bei einer Vorschädigung kleiner Hirnarterien infolge einer *chronischen arteriellen Hypertonie* auf. Vorzugslokalisationen einer hypertonen ICB sind die Stammganglien, der Thalamus, das Kleinhirn und der Hirnstamm (bes. die Brücke). Eine ICB kann auch durch Ruptur einer (meist angeborenen) *arteriovenösen Missbildung* (AV-Malformation, abgek. AVM, »Gefäßtumor«) oder eines *Hirnarterienaneurysmas* (dann im Rahmen einer Subarachnoidalblutung) zustande kommen; kann keine Blutungsursache nachgewiesen werden, spricht man von *spontaner ICB.*

Im Gegensatz zum Hirninfarkt werden die Hirnzellen bei der ICB nicht ischämisch geschädigt; vielmehr kommt es durch Einströmen des Blutes zwischen Nervenfasern bzw. Hirnzellen zur Druckschädigung dieser Strukturen. Daher hängt die Schwere der Schädigung u. a. von der Menge des ausgetretenen Blutes ab. Da das Blut im Verlauf mehrerer Wochen resorbiert wird, sind oft auch nach großen Blutungen später nur noch kleine spaltförmige Gewebsläsionen (Blutungsresiduen) sichtbar.

In der Akutphase des Schlaganfalls gestattet die CCT sofort eine Unterscheidung, ob ein Hirninfarkt oder eine Hirnblutung vorliegt. Die Hirnblutung stellt sich im Gegensatz zum Hirninfarkt (s. Abschn. 11.3.1.1) infolge ihrer Hyperdensität (erhöhte Dichte) als helle Zone dar (*Abb. 11.8*).

11.3.1.3 Subarachnoidalblutung (SAB)

Bei der SAB handelt es sich um eine Blutung in die das Hirn umgebende weiche Hirnhaut (*Abb. 11.9*), meist infolge einer Ruptur eines Hirnarterienaneurysmas (Gefäßwandaussackung mit Wandschwäche).

Die klinische Schweregradeinteilung einer SAB erfolgt neuerdings nach der World Federation of Neurological Surgeons (WFNS) unter Einbeziehung der Glasgow Coma Scale (GCS) (s. 1.6) folgendermaßen: Grad

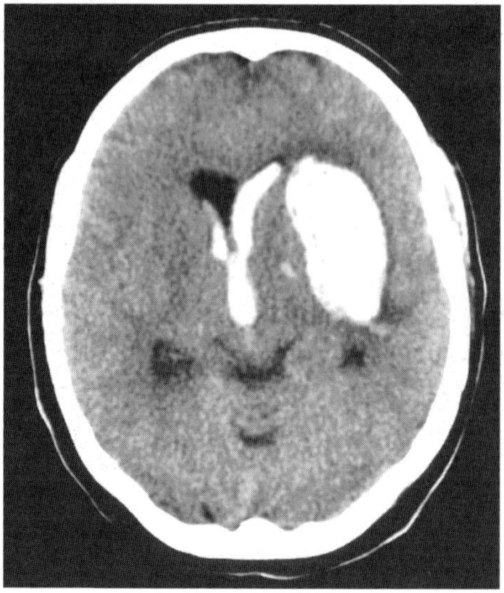

Abb. 11.8: *CCT einer frischen rechtsseitigen hypertonen Stammganglienblutung. Man erkennt, dass die (sich hyperdens darstellende) Stammganglienblutung in den Ventrikel eingebrochen ist, außerdem eine Verschiebung der Mittellinienstrukturen nach links.*

I = GCS 15, Grad II = GCS 13 oder 14 ohne fokales Defizit (Hirnnervenausfälle gelten nicht als fokales Defizit), Grad III = GCS 13 oder 14 mit fokalem Defizit, Grad IV = GCS 7–12, Grad V = GCS 3–6. Die neuropsychologischen Folgezustände hängen von drei Faktoren ab:

1. Es tritt eine zusätzliche ICB auf (s. 11.3.1.2).
2. Es entwickeln sich vasospastische Hirninfarkte; ein Spasmus der auf der Hirnoberfläche liegenden Gefäße tritt bei etwa 20% der Patienten mit Subarachnoidalblutung auf und wird ausgelöst durch das auf der Hirnoberfläche liegende Blut, welches einen Reiz auf die Gefäße ausübt (die Menge des ausgetretenen Blutes scheint mit der Wahrscheinlichkeit des Auftretens eines Vasospasmus etwas zu korrelieren; welche im Blut befindliche Substanz den Vasospasmus auslöst, ist aber bis heute nicht geklärt).
3. Es entsteht ein Hydrocephalus aresorptivus. Man versteht darunter eine Ausweitung der inneren Liquorräume, also der Hirnventrikel, dadurch, dass der Liquor nicht mehr auf der Hirnoberfläche resorbiert werden kann (daher »a-resorptivus«) (andere Bezeichnung: Normal pressure hydrocephalus [NPH]). Ursache ist eine durch das

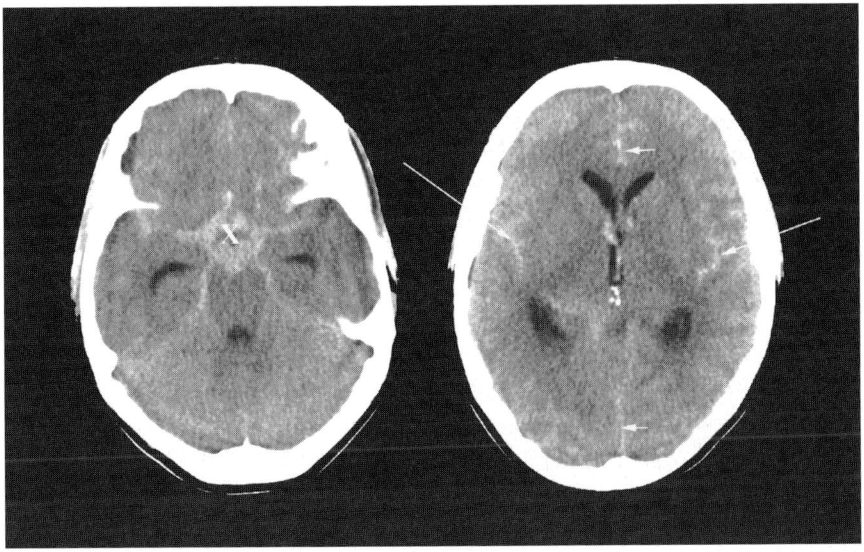

Abb. 11.9: *CCT einer frischen Subarachnoidalblutung. Das hyperdense Blut befindet sich u.a. in den basalen Zisternen (X) sowie in den Sulci des Großhirns (lange Pfeile) und im Interhemisphärenspalt (kurze Pfeile).*

ausgetretene Blut bewirkte »Verklebung« der weichen Hirnhäute an der Hirnoberfläche; der Liquor, der deshalb nicht mehr ausreichend aus den Ventrikeln in die venösen Blutleiter abfließen kann, wird durch die Ventrikelwände in das umgebende Hirngewebe gepresst (»transependymale Liquormigration«). Dies geschieht insbesondere im Bereich der Vorderhörner der Seitenventrikel; im CCT findet man daher neben einer Erweiterung innerer Liquorräume hypodense (dunkle), im T2-gewichteten MRT (bzw. auf FLAIR-Aufnahmen) hyperintense (helle) Areale in der Umgebung der Vorderhörner (sog. »Polkappen«). Klinisch ist nach einer SAB an die Entwicklung eines Hydrocephalus aresorptivus insbesondere dann zu denken, wenn Blasenstörungen und/oder eine Gangstörung/Gangapraxie und/oder kognitive Störungen (bis zum Vollbild einer Demenz) auftreten.

Eine anspruchsvolle Übersicht über Subarachoidalblutungen findet sich bei van Gijn & Rinkel (2001).

11.3.2 Schädelhirntrauma

Beim schweren Schädelhirntrauma (Komadauer länger als 24 Stunden und/oder posttraumatische = anterograde Amnesie > 1 Woche; s. Abschn. 8.4), sei es gedeckt oder offen (d. h. mit Zerreißung der Dura), sind für das Zustandekommen neuropsychologischer Defizite insbesondere drei Schädigungsarten von Bedeutung:

1. Das *diffuse traumatische Hirnödem*; durch das Trauma werden die Hirngefäßwände vermehrt durchlässig (Æ vasogenes Hirnödem), daher gelangt Flüssigkeit aus dem Blut in das Gehirn mit der Folge einer diffusen, insbesondere die Marklagerstrukturen betreffenden, Hirnschwellung bzw. eines damit einhergehenden erhöhten Hirndrucks. Die inneren und äußeren Liquorräume werden dadurch komprimiert (Bildgebung: Enge bzw. nicht mehr sichtbare Ventrikel, verstrichene bzw. nicht mehr sichtbare Sulci und Zisternen). Wenn diese »Reserveräume« aufgebraucht sind, kann sich der Hirndruck nur noch nach unten in Richtung Hirnstamm »fortpflanzen«. Die Folge ist ein traumatisches Mittelhirnsyndrom mit Beuge- bzw. Streckkrämpfen, Bewusstseinsstörung und vegetativen Entgleisungen; schließlich kommt es bei nicht beherrschbarem Hirndruck zur Druckschädigung der Medulla oblongata (»Bulbärhirnsyndrom«) und damit zum (Hirn-)Tod.

2. Umschriebene *traumatische Gewebsläsionen (Hirnkontusionen, Hirnprellungsherde, Kontusionsblutungen).* Sie betreffen besonders häufig Stirn- und Schläfenlappen (frontotemporale Kontusion). Deshalb finden sich beim Schädelhirntraumatiker häufig »frontale« Störungen bzw. Lern- und Gedächtnisstörungen (*Abb. 11.10*).
3. Die *diffuse axonale Schädigung* (»diffuse axonal injury«, abgek. DAI), eine traumatische Schädigung der weißen Substanz, die sich mit modernen bildgebenden Verfahren (insbesondere der Kernspintomographie) oft vom Großhirnhemisphärenmarklager bis nach unten in den Hirnstamm verfolgen lässt und charakteristischerweise auch den Balken betrifft.

Bei »Wach-Bewusstlosigkeit«, also bei Patienten im vegetativen Status (PVS; apallisches Syndrom) dominieren auf Grund neuerer Untersuchungen in 71% schwere diffuse axonale Schädigungen (DAI), außerdem thalamische Schädigungen, die auf eine indirekte (transneuronale) Degeneration durch die DAI zurückzuführen sind (bei 80% bzw. – bei einer PVS-Dauer von 3 Monaten oder länger – sogar bei 96%); evtl. können thalamische Neurone bei Restitution von traumatisch diffus geschädigten Axonen ihre Funktion innerhalb eines bestimmten Zeitraumes deshalb wieder aufnehmen.

Man sieht bei Patienten nach schweren Schädelhirntraumen in der kranialen Computertomographie später oft – als Ausdruck des diffusen

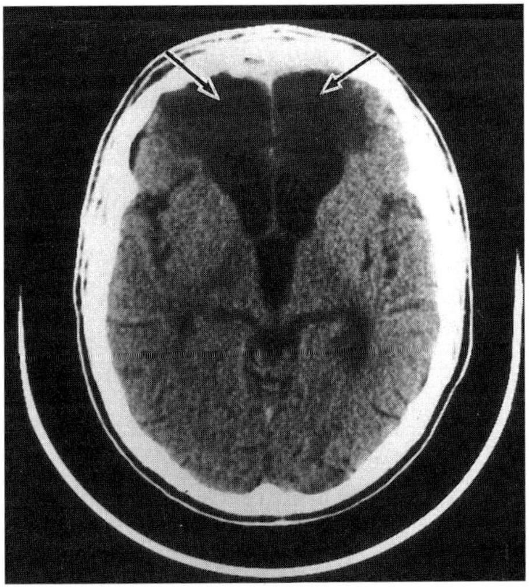

Abb. 11.10: *Bifrontale traumatische Substanzdefekte im kranialen Computertomogramm. Man erkennt beidseits hypodense (dunkle) Zonen (Pfeile), welche die frontale Rinde und das zugehörige Marklager betreffen.*

Untergangs von Hirngewebe – eine Hirnatrophie in Form erweiterter äußerer und innerer Liquorräume. Umschriebene traumatische Gewebsläsionen in Form von Kontusionsherden betreffen besonders häufig die Schläfenlappen (temporale Kontusionen) oder die Stirnlappen (frontale Kontusionen) (*Abb. 11.10*). Daneben sind durch ihre Druckwirkung auf darunterliegende Hirnstrukturen noch traumatische Blutungen auf bzw. unter der harten Hirnhaut (epidurale bzw. subdurale Blutungen) erwähnenswert. Nicht selten liegt zusätzlich eine hypoxische Hirnschädigung (s. Abschn. 11.3.3) vor, meist infolge einer gestörten Sauerstoffaufnahme im Hirn kurz nach dem Unfall (Aspiration, Lungenriss, große Blutverluste). Die Wiederherstellungsprognose ist dann schlechter als bei Schädelhirntrauma ohne Hypoxie.

Beim leichten und mittelschweren Schädelhirntrauma wurden seit langem neuropsychologische Defizite beschrieben, ohne dass sich in den meisten Fällen Auffälligkeiten im CCT bzw. MRT fanden. Es gelang kürzlich (Garnett et al., 2000), mittels der NMR-Spektroskopie (s. 11.4.2.3) metabolischeVeränderungen im frontalen Marklager von Patienten mit leichtem oder mittelschwerem Schädelhirntrauma nachzuweisen.

Kontrovers diskutiert wird bis heute, ob nach Halswirbelsäulen-Schleuderverletzung (moderner Ausdruck: »Beschleunigungsverletzung der Halswirbelsäule«) – ohne zusätzliches Schädelhirntrauma – primäre kognitive Störungen vorkommen können. Poeck (2000) verneint dies. Tatsache ist, dass zahlreiche Patienten nach dieser Verletzungsart über kognitive Störungen klagen. Wahr ist aber auch, dass es bislang keine wirklich plausible Erklärung zur (organischen) Entstehung neuropsychologischer Störungen nach HWS-Distorsionsverletzung gibt (s. hierzu die kontroverse Diskussion zum o. g. Artikel von Poeck; in der Literaturliste enthalten). In einer aktuellen Arbeit haben Ferrari & Schrader (2001) einen »biopsychosozialen« Ansatz zur Erklärung für chronische Beschwerden nach HWS-Beschleunigungsverletzung vorgelegt. Danach ist die Entwicklung chronischer Beschwerden u. a. abhängig davon, ob im entsprechenden Land Entschädigungsansprüche eingeklagt werden können bzw. welche Art der Entschädigung gilt. (Beispielsweise treten in Litauen, wo es keinerlei Entschädigungen gibt, kaum chronische Beschwerden auf.) Der »biopsychosoziale« Ansatz hat therapeutische Implikationen, auf die hier jedoch nicht näher eingegangen wird.

11.3.3 Zerebrale Hypoxie

Es handelt sich um einen Sauerstoffmangel des Gehirns, meist infolge eines Herz-Kreislauf-Stillstandes oder einer Lungenschädigung bzw. nach erheblichen Blutverlusten. Hypoxien betreffen prinzipiell das ganze Hirn gleichmäßig, stellen also ein Beispiel einer diffusen Hirnschädigung dar. Die resultierenden neuropsychologischen Defizite sind dementsprechend meist sehr schwer, und das Wiederherstellungspotential ist eher schlecht. Die kraniale Computertomographie zeigt oft keinen pathologischen Befund außer – als Ausdruck des Untergangs von Nervenzellen – eine diffuse Hirnatrophie.

Einige Hirnstrukturen reagieren besonders empfindlich auf Sauerstoffmangel, so z. B. bestimmte Abschnitte des Hippocampus (Gedächtnisstörungen), der Stammganglien (Parkinson ähnliche Symptome) und des Okzipitallappens (hypoxische Sehstörungen). Diese noch weitgehend unverstandene Tatsache, dass bestimmte Hirnareale besonders empfindlich auf Sauerstoffmangel reagieren, wird als selektive Vulnerabilität oder im angloamerikanischen Schrifttum als »selective ischemic neuronal necrosis (SINN)« bezeichnet.

11.3.4 Multiple Sklerose

Die Multiple Sklerose, deren Ätiologie noch unbekannt ist, stellt eine entzündliche Erkrankung des Zentralnervensystems (Hirn und Rückenmark betreffend) dar, in deren Verlauf es zu einem Verlust der Markscheiden von Nervenfasern kommt. Diese Entmarkungsherde (Demyelinisierungsherde) lassen sich in der kranialen Computertomographie oder – bedeutend häufiger und besser – mit der magnetischen Resonanztomographie darstellen (s. Abschn. 11.4.2 und *Abb. 11.14* und *Abb. 11.15*). Der disseminierte Verteilungstyp dieser multiplen Herde hat zur Bezeichnung »Multiple« Sklerose geführt. Charakteristischerweise betreffen diese Herde meist die Marklagerstrukturen und eher selten kortikale Strukturen. Deshalb sind neuropsychologische Syndrome wie z. B. Aphasien, die die Folge umschriebener kortikaler Läsionen sind, selten anzutreffen, während z. B. Aufmerksamkeitsstörungen häufiger auftreten. Kognitive Defizite finden sich bei knapp über 40% der MS-Patienten.

11.3.5 Enzephalitis

Hirnentzündungen führen in Abhängigkeit von der Ursache zu unterschiedlich schweren neuropsychologischen Defiziten. So befällt z. B. die durch Herpes simplex-Viren verursachte Enzephalitis bevorzugt bilateral-homologe Strukturen des Schläfenlappens, präfrontaler und limbischer Regionen, weshalb die resultierenden neuropsychologischen Defizite – meist Lern- und Gedächtnisstörungen sowie Frontalhirnsymptome – oft besonders schwer und bezüglich des Wiederherstellungspotentials prognostisch eher ungünstig sind.

11.3.6 Hirntumoren

Die neuropsychologischen Ausfälle hängen von zahlreichen Faktoren ab, unter anderem von der Lokalisation des Tumors und seinem Malignitätsgrad. So wird z. B. ein operierter gutartiger Tumor, der auch keine Nachbestrahlung erfordert, prognostisch meist günstig einzuschätzen sein, im Gegensatz etwa zu einem hochmalignen Tumor, der auch nach Operation eine starke Wachstumstendenz aufweist. Tritt nach Bestrahlung von malignen Tumoren eine weitere klinische Verschlechterung ein, so ist es auch mit den heute verfügbaren bildgebenden Verfahren oft sehr schwer zu unterscheiden, ob die Ursache auf einem Weiterwachsen des Tumors oder einer Strahlenschädigung des Gehirns beruht (sogenannte Strahlennekrose). Entsprechend der WHO-Einteilung werden Hirntumoren auf Grund histologischer Kriterien in 4 Grade zunehmender Bösartigkeit eingeteilt (»WHO-Grade«): °I = benigne, °II = semibenigne, °III und °IV = maligne). Beispiele häufiger Hirntumore sind: Meist benigne, von der Hirnhaut ausgehende *Meningeome*; von den Astrozyten ausgehende *Astrozytome* (selten °I, häufig °II oder °III); von Oligodendrozyten ausgehende *Oligodendrogliome* (meist °II); entweder primär oder aber sekundär aus anaplastischen (°III) Astrozytomen, Oligodendrogliomen oder Ependymomen entstandene *Glioblastome* (°IV; häufigster maligner Tumor des Erwachsenen); vom Ependym des Ventrikels ausgehende *Ependymome* (meist °I oder II); gutartige, von den (die Hirnnerven umhüllenden) Schwannschen Zellen ausgehende *Schwannome = Neurinome,* die meist den Nervus statoacusticus betreffen (»Akustikusneurinom«). Der Malignitätsgrad ist neben Faktoren wie z. B. der Tumorlokalisation entscheidend für die Vorgehensweise(n):

Operation, Bestrahlung, Chemotherapie, Palliativtherapie. Der besonders interessierte Leser sei auf das kürzlich erschienene »Manual Hirntumoren und primäre Tumoren des Rückenmarks« des Tumorzentrums München verwiesen (Hrsg.: Reulen & Kreth, 2001).

11.4 BILDGEBENDE VERFAHREN

In den folgenden Abschnitten erfolgt eine Beschreibung der Prinzipien bildgebender Verfahren des ZNS: Craniale Computertomographie (CCT), magnetische Resonanztomographie (MRT), Single-Photonen-Emissions-Computertomographie (SPECT) und Positronen-Emissions-Tomographie (PET). Bei der CCT wird der Kopf mit Röntgenstrahlen durchstrahlt, daher spricht man von *Transmissionsverfahren*, bei der SPECT und PET wird Strahlung aus einer in das Hirngewebe eingebrachten radioaktiven Substanz ausgestrahlt, weshalb man von *Emissionsverfahren* spricht. Bei der MRT wird im Hirngewebe, das einem starken Magnetfeld ausgesetzt ist, nach kurzem Einwirken eines Hochfrequenzimpulses elektromagnetische Strahlung freigesetzt; da der Hochfrequenzimpuls die gleiche Frequenz besitzen muss wie die Kreiselrate von Protonen, spricht man von *kernspinmagnetischem Resonanzverfahren*.

11.4.1 Craniale Computertomographie (CCT)

Bei der CCT wird der Kopf mit Röntgenstrahlen aus unterschiedlichen Winkeln und in verschiedenen Schichten (üblicherweise in der transversalen = horizontalen = axialen Ebene) durchstrahlt und die Röntgenabsorption mittels hochempfindlicher Detektoren gemessen. Über ein computergesteuertes Verfahren kann die Dichte der einzelnen Volumenelemente des Gehirns berechnet und in Form eines Bildes unterschiedlicher Graustufen dargestellt werden. Diese Dichte der Gewebsstrukturen wird in Hounsfield-Einheiten (HE) gemessen, benannt nach dem Erfinder der CT Sir Godfrey Newbold Hounsfield (Nobelpreis 1979). Beispielsweise hat Luft eine Dichte von minus 1000 HE, Wasser von 0 HE und Knochen von plus 1000 HE. In der Praxis dient die Dichte des Gehirns als Bezugspunkt (sie beträgt ca. plus 36 HE): Strukturen mit gleicher Dichte wie Hirngewebe werden als isodens, solche mit höherer Dichte als hyperdens und solche mit geringerer Dichte als hypodens bezeichnet. Hypodense Strukturen wie z. B. die mit Liquor cerebrospinalis gefüllten Hirnventrikel oder aber ältere Hirninfarkte stellen sich dunkler, hyperdense Strukturen wie z. B. Knochen oder frisches Blut heller als Gehirn dar. Bei speziellen Fragestellungen kann eine CCT nach intravenöser Gabe eines jodhaltigen Kontrastmittels (KM) angefertigt werden (cave: allergische Reaktion, jodinduzierte Hyperthyreose etc.). KM-Anreicherung (»Enhancement«) findet nur in Hirnarealen mit einer Störung der Blut-Hirn-Schranke (BHS) statt (z. B. bestimmte Tumoren, Infarkte im subakuten Stadium) oder aber in Gefäßstrukturen (Arterien, Venen, Aneurysmen, arteriovenöse Mißbildungen etc.). KM-anreichernde Zonen stellen sich hell dar. Die Strahlenbelastung des Patienten liegt etwa im Bereich einer konventionellen Röntgenuntersuchung des Schädels in drei Ebenen und ist damit so gering, dass bei Notwendigkeit von Verlaufsuntersuchungen durchaus mehrere CCTe angefertigt werden können.

Beim Spiral-CT wird der Patient während der Rotation der Röntgenröhre kontinuierlich in eine Richtung bewegt, so dass die resultierende Durchstrahlung einer spiraligen Figur entspricht. Durch digitale Nachbearbeitung lässt sich damit insbesondere die knöcherne Schädelbasis dreidimensional abbilden (3-D-Rekonstruktion). Wird vorher KM verabreicht, lässt sich mit dem Spiral-CT eine sog. CT-Angiographie (CTA) durchführen. Sie ermöglicht die Erkennung von Gefäßstenosen bzw. -verschlüssen; mittels 3-D-Rekonstruktion können derartige Veränderungen und auch Aneurysmen dreidimensional dargestellt werden. Mittels Spiral-CT sind nach KM-Gabe auch Perfusionsuntersuchungen möglich, die u. a. in der Frühdiagnostik von Hirninfarkten zur Anwendung kommen.

11.4.2 Methoden der kernmagnetischen Resonanz

Die Magnetresonanztomographie (MRT) wird auch als Kernspintomographie (KST) oder Magnetic Resonance (MR), Magnetic Resonance Imaging (MRI) oder Nuclear Magnetic Resonance (NMR) bezeichnet bzw. abgekürzt.

11.4.2.1 Konventionelle Kernspintomographie, diffusions- und perfusionsgewichtetes MR, MR-Angiographie

Positiv geladene Kerne des Wasserstoffatoms (Protonen) bewegen sich um ihre eigene Achse (sog. Spin), was sie selbst zu einen kleinen »Magneten« macht. Durch ein äußeres Magnetfeld (Magnetfeldstärke der üblichen Geräte: ca. 1–1,5 Tesla; abgekürzt T) werden die Protonen des untersuchten Gewebes in der Magnetfeldrichtung ausgerichtet. In diesem Magnetfeld führen die Protonen eine Kreiselbewegung (»Präzession«) mit einer Frequenz aus, die von der Magnetfeldstärke und einer für verschiedene Atomkerne typischen Konstante abhängt. Die sog. Larmorgleichung beschreibt diesen Sachverhalt folgendermaßen: $w_0 = g B_0$, wobei w_0 die Präzessionsfrequenz, g die erwähnte Konstante (»gyromagnetisches Verhältnis«; bei Protonen 42,58 MHz/T) und B_0 die Magnetfeldstärke in Tesla ist. Bei einer Magnetfeldstärke von 1 Tesla kreiseln die Protonen also ca. 42 Millionen Mal pro Sekunde um die Magnetfeldachse.

Es wird ein Hochfrequenzimpuls (HF) (Radiowelle) eingestrahlt, der dieselbe Frequenz wie die Präzessionsfrequenz der Protonen besitzen muss, damit letztere einen Teil der Energie aufnehmen können (daher der Begriff »Resonanz«). Die Folge ist, dass die Atomkerne aus der Hauptfeldrichtung z. B. um 90° herausgedreht werden. Dadurch wird ihre longitudinale Magnetisierung verringert, während ihre transversale (horizontale) Magnetisierung zunimmt. Nach Ende des kurzen »90°-HF-Impulses« pendeln die herausgedrehten Atomkerne wieder in ihre Ausgangsrichtung (d. h. in die Hauptfeldrichtung des äußeren Magnetfeldes) zurück. Dabei wird elektromagnetische Strahlung, ein sog. Kernresonanzsignal, ausgesendet (*Abb. 11.11*).

Das Messprinzip besteht in der Erfassung dieser ausgesandten Strahlung. Durch die unterschiedliche Intensität der ausgesandten Strahlung lassen sich bei der bildlichen Darstellung unterschiedliche (normale und pathologische) Bereiche des Gehirns differenzieren. Der Vorgang, bei dem sich die Atomkerne wieder in ihre Ausgangsposition einpendeln, wird als Kernrelaxation bezeichnet. Während der Kernrelaxation kann man zwei Zeitkonstanten unterscheiden: die T1- und die T2-Zeit.

Erklärung der T1-Zeit: Die durch den kurzen Hochfrequenzimpuls z. B. um 90° (nach transversal) herausgedrehten Protonen bedingen nur noch eine geringe Magnetisierung in longitudinaler Richtung; je mehr

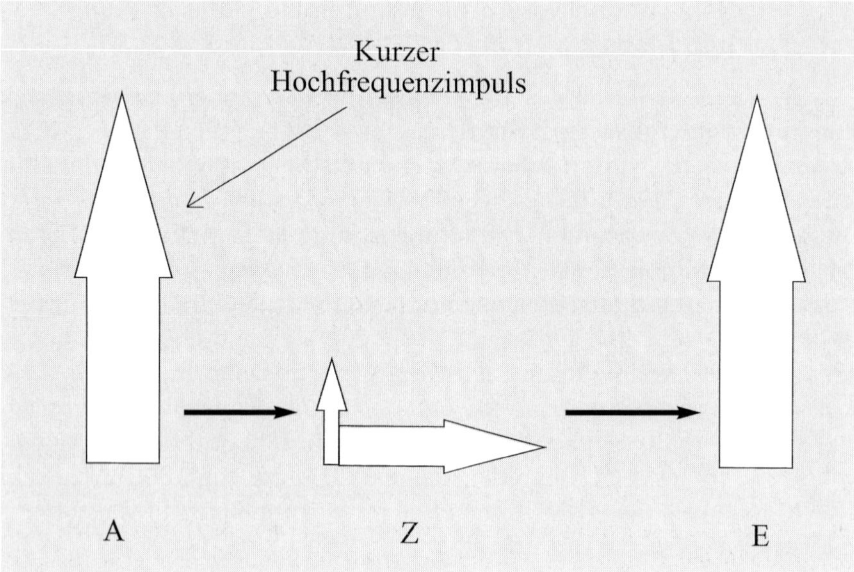

Abb. 11.11: *Prinzip der Kernspintomographie. A = Ausgangszustand, bei dem der Summenvektor der Protonen in longitudinaler Richtung des äußeren Magnetfeldes am größten ist. Z = Zwischenzustand der Protonen, die vorher durch einen Hochfrequenz (HF)-Impuls ausgelenkt wurden; dadurch Verringerung des longitudinalen magnetischen Summenvektors und Entstehung eines transversalen Summenvektors. In der Zeit zwischen Z und E pendeln sich die Protonen wieder in den Anfangszustand ein; dabei nimmt der Vektor der longitudinalen Magnetisierung (mit der Zeitkonstante T1) wieder zu, der transversale Summenvektor nimmt ab (mit der Zeitkonstante T2). Durch die Vorgänge in der Zeit zwischen Z und E entsteht das Kernresonanzsignal, das Grundlage ist für das kernspintomographische Bild.*

sie sich nach Ende des Hochfrequenzimpulses wieder in die Magnetfeldrichtung einpendeln, um so mehr nimmt auch ihre Longitudinalmagnetisierung zu. Die T1-Zeit spiegelt also die Zunahme der Longitudinalmagnetisierung wider (daher auch der Begriff longitudinale Relaxationszeit T1) (*Abb. 11.12*).

Erklärung der T2-Zeit: Durch den kurzen Hochfrequenzimpuls werden die Protonen kurzzeitig aus der longitudinalen in die transversale Ebene herausgedreht und kreisen dabei vorübergehend »in Phase« (vereinfacht: »in gleicher Richtung«); nach Ende des Hochfrequenzimpulses (während sie sich wieder in die Hauptfeldrichtung einpendeln) geraten sie zunehmend außer Phase (d. h. sie nehmen verschiedene

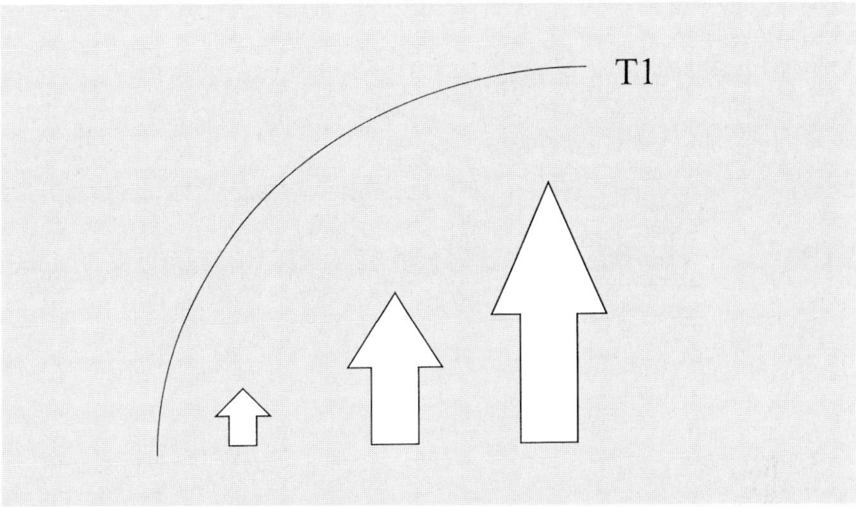

Abb. 11.12: Schematische Darstellung der Vorgänge während der T1-Zeit. Die durch den HF-Impuls nach transversal ausgelenkten Protonen besitzen zunächst eine sehr geringe longitudinale Magnetisierung. Diese nimmt während der Zeit T1 wieder zu. Die Zeitkonstante T1 ist die Zeit, nach der 63% der ursprünglichen longitudinalen Magnetisierung wieder erreicht ist.

Richtungen ein), so dass eine Abnahme ihres Vektors in transversaler Richtung erfolgt (daher auch der Begriff transversale Relaxationszeit T2) (*Abb. 11.13*).

Ausgangspunkt für die bildliche Darstellung bei der MRT ist also die Signalstärke (Intensität) der während der kernmagnetischen Resonanz ausgesandten elektromagnetischen Strahlung, wobei die Zunahme der longitudinalen Magnetisierung durch die Zeitkonstante T1 und die Abnahme der transversalen Magnetisierung durch die Zeitkonstante T2 beschrieben wird. T1 bedeutet übrigens exakt die Zeit, nach der ca. 63% der ursprünglichen longitudinalen Magnetisierung wieder erreicht ist; T2 ist die Zeit, nach der die transversale Magnetisierung auf 37% des ursprünglichen Wertes zurückgegangen ist.

Durch computergestützte Verfahren wird aufgrund der von Empfängerspulen aufgenommenen Strahlung ein Bild des Gehirns in jeder gewünschten Ebene rekonstruiert (horizontal = transversal = axial, koronar = frontal = sagittal). Dabei werden, um entsprechende Hirnschichten bzw. innerhalb einer Schicht unterschiedliche Strukturen abbilden

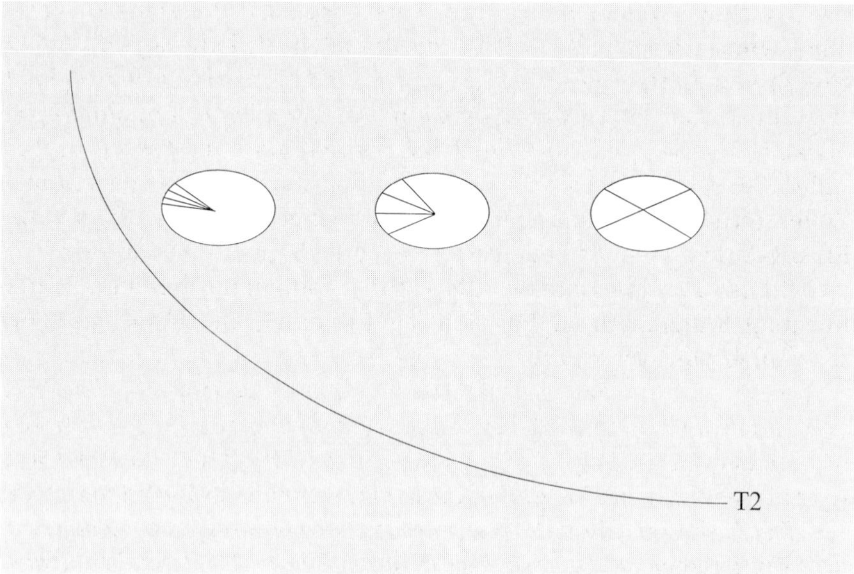

Abb. 11.13: Schematische Darstellung der Vorgänge während der T2-Zeit. Die durch den HF-Impuls nach transversal ausgelenkten Protonen sind anfänglich »in Phase« (der HF-Impuls hat sie kurzfristig synchronisiert). Sie geraten zunehmend außer Phase, was während der Zeit T2 geschieht. Die Zeitkonstante T2 ist die Zeit, nach der die transversale Magnetisierung auf 37% des ursprünglichen Wertes zurückgegangen ist.

zu können, dem bereits erwähnten äußeren Magnetfeld noch zahlreiche Gradientenfelder überlagert (Gradientenfelder sind Magnetfelder, deren Magnetfeldstärke in einer bestimmten Richtung zu- bzw. abnimmt). Das Ein- und Ausschalten dieser Gradientenfelder erzeugt das für Patienten belastende Geräusch während der Untersuchung.

Durch Variation verschiedener Messparameter können Bilder erzeugt werden, die eine der beiden Relaxationszeiten »betonen«, u. a. T1-gewichtete Bilder, T2-gewichtete Bilder und – die Dichte der Protonen widerspiegelnde – sog. protonengewichtete Bilder.

FLAIR-Sequenzen (**Fl**uid-**A**ttenuated **I**nversion **R**ecovery) sind stark T2-gewichtete Aufnahmen, bei denen aber das Liquor-Signal supprimiert wird; Liquor stellt sich daher dunkel dar.

Läsionen stellen sich als Zonen verminderter oder erhöhter Signalintensität dar (hypointense oder hyperintense Areale). Bei T1-gewichteten Bildern stellt sich der Liquor cerebrospinalis dunkler dar als das umgebende Hirngewebe, bei T2- gewichteten Bildern dagegen heller, bei »Protonenbildern« sind Liquorraum und Hirnrinde in etwa gleich signalintensiv. FLAIR-Aufnahmen sind T2-gewichtete Aufnahmen, bei denen sich Liquor jedoch dunkel darstellt. Entmarkungsherde bei Multipler Sklerose stellen sich z. B. auf T1-gewichteten Bildern als dunkle Zonen (erniedrigte Signalintensität), auf T2-gewichteten Bildern und FLAIR-Aufnahmen als helle Zonen (erhöhte Signalintensität) dar.

Mittels T2*-gewichteten GRE-EPI (Gradientenecho-Echo-Planar-Imaging)-Aufnahmen stellen sich (auch kleine) ältere Blutungen mit sehr hoher Sensitivität dar.

Der Vorteil der MRT gegenüber den anderen genannten bildgebenden Verfahren liegt in der fehlenden Strahlenbelastung sowie im hohen räumlichen Auflösungsvermögen, d. h. der Möglichkeit des Nachweises millimeterkleiner Läsionen. Darüber hinaus gibt es bestimmte Arten von Hirnläsionen, die sich mittels CCT nicht oder bedeutend schlechter bzw. seltener nachweisen lassen als mittels MRT. Diese Überlegenheit der MRT bzgl. der Sensitivität trifft z. B. für Multiple Sklerose-Herde (*Abb. 11.14*), aber z. B. auch für die Frühdiagnose von Hirntumoren zu. Schließlich sind Läsionen im Hirnstammbereich mittels MRT viel besser als mit der CCT darstellbar, weil die CCT in diesen tiefergelegenen Hirnstrukturen stark artefaktgestörte Bilder liefert.

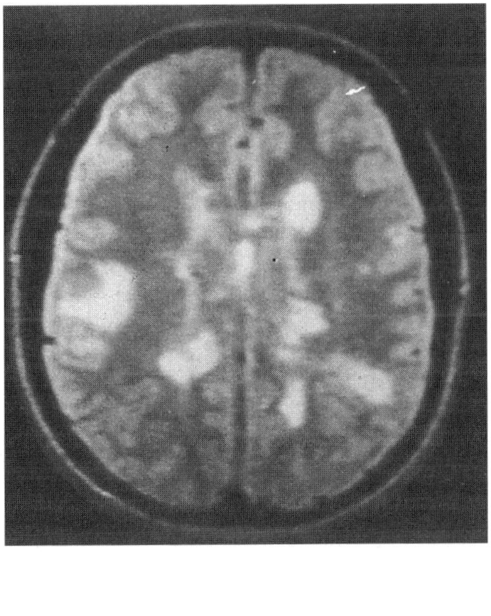

Abb. 11.14: *Multiple Sklerose (MS)-Herde auf T2-gewichteten MRT-Bildern. Man erkennt in der Umgebung der Seitenventrikel beidseits mehrere helle Zonen (erhöhte Signalintensität) von rundlich-ovaler Form. Es handelt sich um MS-Herde. Bei diesem Patienten zeigte die kraniale Computertomographie keine Auffälligkeiten, was die Überlegenheit der MRT gegenüber der kranialen Computertomographie bei MS zum Ausdruck bringt.*

Ebenso wie im Falle der CCT kann auch bei MRT-Untersuchungen durch intravenöse Kontrastmittel (KM)-Gabe die Blut-Hirn-Schranken (BHS)-Funktion untersucht werden. Als KM stehen sog. paramagnetische Stoffe zur Verfügung. Paramagnetisch ist ein Atom oder Molekül, in dem Elektronen ungepaart vorkommen; der Spin derartiger ungepaarter Elektronen kann daher nicht durch den gegenläufigen Spin eines anderen Elektrons aufgehoben werden. Daraus resultiert ein magnetisches Moment, wodurch paramagnetische Stoffe als »Relaxationszentren« wirken, d. h. sie verstärken in ihrer Umgebung das magnetische Wechselfeld und führen damit zu einer Abnahme sowohl der T1- als auch der T2-Zeit. Dies führt zu einer deutlich höheren Signalintensität bei T1-gewichteten und einer (etwas) niedrigeren Signalintensität bei T2-gewichteten Aufnahmen.

Das im Rahmen der MRT am meisten verwendete KM ist das zu den »seltenen Erden« gehörige Element Gadolinium, welches intravenös als Komplex (Gadolinium-DTPA) verabreicht wird. In Regionen mit gestörter BHS, in denen sich Gadolinium anreichert, findet sich als Ausdruck der erhöhten Signalintensität auf T1-gewichteten Bildern ein entsprechend erhöhter Bildkontrast (sehr helle Zonen). Z. B. stellen sich auf T1-gewichteten Bildern Multiple Sklerose-Herde – falls überhaupt ohne Kontrastmittel sichtbar – als dunkle (signalarme Zonen) dar; aktive Multiple Sklerose-Herde (starke Entzündungsaktivität mit gestörter BHS) reichern Gadolinium an und imponieren auf T1-gewichteten Aufnahmen als helle (signalreiche) Zonen (*Abb. 11.15*).

Nach bisherigem Erkenntnisstand sind die bei Menschen verwendeten Magnetfeldstärken ohne schädigenden Effekt. Kontraindiziert ist die Methode u.a bei Patienten, die Herzschrittmacher tragen oder bei denen sich magnetisierbare Metallteile (z. B. Granatsplitter) im Körper befinden. Bestimmte liquorableitende Ventile können sich bei einer MRT-Untersuchung verstellen, so dass die Patienten nach der Untersuchung zur evtl. Neueinstellung des Ventildruckes einem Neurochirurgen vorgestellt werden müssen.

Beispiel eines mehrere Wochen alten Hirninfarktes: Auf T2-gewichteten, protonengewichteten und FLAIR-Aufnahmen lässt sich der Infarktbezirk mit hoher Sensitivität als Zone erhöhter Signalintensität (also hell) nachweisen; auf T1-gewichteten Aufnahmen stellt sich der pathologische Bezirk als Zone verminderter Signalintensität (also dunkel) dar. Die anatomischen Landmarken wie etwa Gyri und Sulci

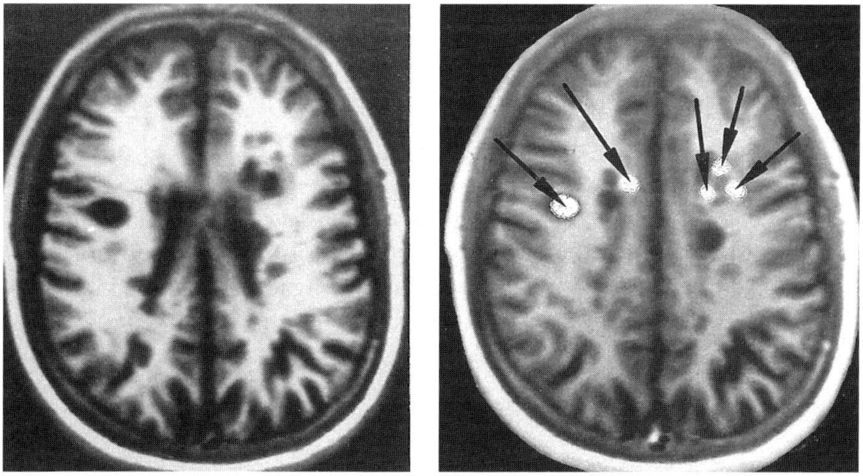

Abb. 11.15: MS-Herde auf T1-gewichteten MRT-Bildern (ohne und mit Kontrastmittel). Linker Teil der Abbildung: Die MS-Herde stellen sich auf T1-gewichteten MRT-Bildern als dunkle Zonen (erniedrigte Signalintensität) dar. Rechter Teil der Abbildung: Nach Gabe des Kontrastmittels Gadolinium stellen sich einige der Herde nun hell dar (Kontrastmittelanreicherung) (Pfeile). Diese Anreicherung ist Folge einer gestörten Blut-Hirn-Schranke und korreliert bei Multipler Sklerose mit einer erhöhten Entzündungsaktivität der Herde.

sind auf T1-gewichteten Bildern sehr genau zu erkennen, auf T2-gewichteten Bildern hingegen weniger scharf auszumachen. Nach Gabe von KM stellt sich der infarzierte Gewebsbezirk, da noch eine BHS-Störung vorliegt, auf T1-gewichteten Aufnahmen hyperintens, also hell, dar.

Das Prinzip des *diffusionsgewichteten MR (Diffusion Weighted MR Imaging = DWI)* nutzt die Tatsache aus, dass in ischämischen Zonen die Wasserdiffusion (bzw. die Brownsche Molekularbewegung) vermindert ist. Mittels DWI lassen sich ischämische Zonen daher sehr früh (oft schon nach ca. 20 Minuten) als Areale erhöhter Signalintensität darstellen. Damit ist eine Hirninfarktdiagnostik praktisch »sofort« möglich. Nach spätestens 14 Tagen sind die hyperintensen Areale mittels DWI nicht mehr nachzuweisen (allerdings können »alte« Infarkte bisweilen hell erscheinen = «shine through-Phänomen«).

Das perfusionsgewichtete MR (Perfusion Weighted MR Imaging = PWI) beruht darauf, dass KM-Anreicherung bei T2-gewichteten Bildern zu einer Abnahme der Signalintensität führt. Da minderperfundierte Hirnareale weniger Kontrastmittel als normal perfundierte Zonen aufnehmen, nimmt in schnellen T2* (sprich: »T2-Stern«)-gewichteten Bildern die Signalintensität ischämischer Areale nicht so stark ab wie in normal durchbluteten Bezirken, so dass sie heller (signalreicher) erscheinen (oder umgekehrt: In gut perfundierten und daher stark KM-anreichernden Arealen nimmt auf T2-gewichteten Bildern die Signalintensität ab und zwar stärker als in schlecht perfundierten, weshalb gut perfundierte Bezirke dunkler erscheinen). Minderperfundierte Gebiete stellen sich also mittels PWI hyperintens (!) dar.

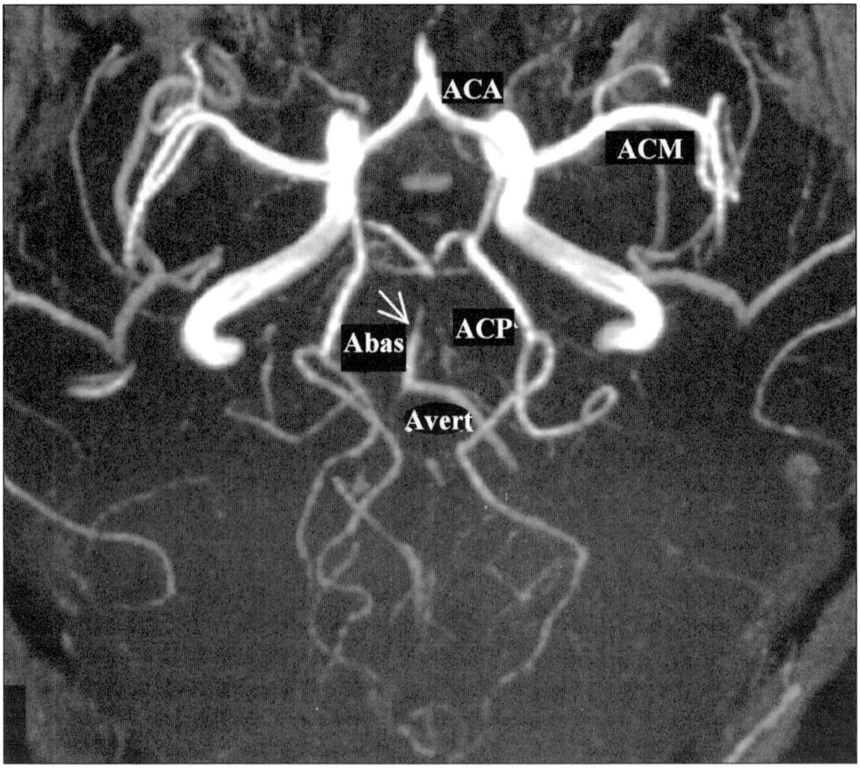

Abb. 11.16: MR-Angiographie (MRA) einer Patientin mit Verschluss der Arteria basilaris (Pfeil). Ursache war ein thrombotischer Verschluss der linken A. vertebralis (die sich im Gegensatz zur rechten nicht darstellt), von dem wahrscheinlich eine arterio-arterielle Embolie ausging. ACA = Arteria cerebri anterior, ACM = Arteria cerebri media, ACP = Arteria cerebri posterior, Abas = Arteria basilaris, Avert = Arteria vertebralis.

Mit der *MR-Angiographie (MRA)* können die Hirngefäße ohne Gabe von Kontrastmittel relativ deutlich dargestellt werden. Die Auflösung ist gut, so dass die MRA u. a. bei der Suche nach Hirnarterien-Aneurysmen zunehmend eingesetzt wird. Die MRA kann die klassische Angiographie zwar nicht ersetzen, wird dies aber bei verbesserter Auflösung vielleicht in Zukunft tun (*Abb. 11.16*).

11.4.2.2 Funktionelle Kernspintomographie

Die funktionelle KST (fMRI; fMRT) ist in der Lage, gesteigerte oder verminderte Aktivitäten bestimmter Hirnareale zu erfassen. Das zugrundeliegende Prinzip ist einfach, die Auswertung, die Berechnungen etc. hingegen schwierig, zeitraubend und noch nicht völlig ausgereift.

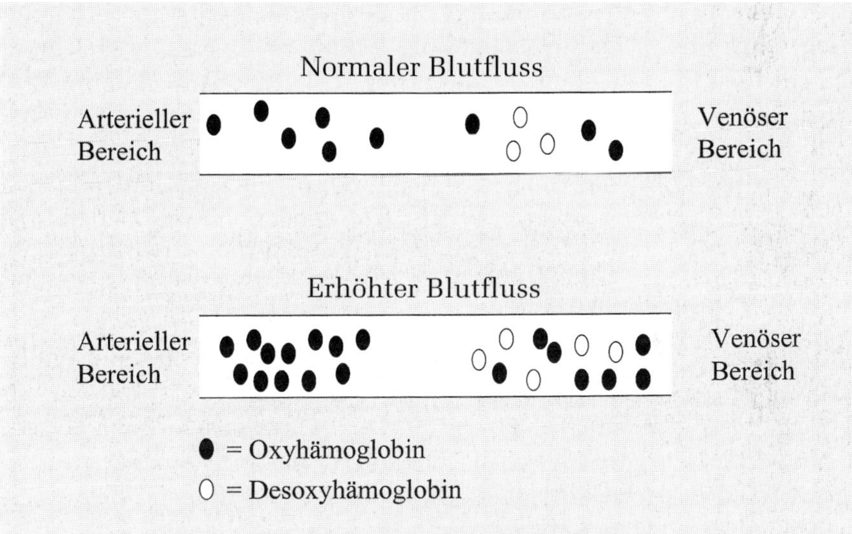

Abb. 11.17: *Prinzip der funktionellen Kernspintomographie (Bold-Effekt) (s. Text). Oben: Verhältnisse bei normalem Blutfluss (Ruhebedingung).*
Unten: Bei neuronaler Aktivität Zunahme des Blutflusses. Dadurch wird mehr Sauerstoff an das Gewebe abgegeben als in der Ruhebedingung, allerdings nicht in dem gleichen Maße wie der Blutfluss zunimmt. Resultat ist eine relativ größere Menge von Oxyhämoglobin im venösen Schenkel des Gefäßes, was zu einer Zunahme des Magnetresonanzsignals führt. In der Abbildung beträgt das Verhältnis Oxyhämoglobin/Desoxyhämoglobin im venösen Schenkel in der Ruhebedingung 1:1, bei Aktivität 7:5 (Oxyhämoglobin = mit Sauerstoff beladenes Hämoglobin, Desoxyhämoglobin = sauerstoff-freies Hämoglobin).

In einem Hirnbezirk mit gesteigertem Stoffwechsel ist auch die Hirndurchblutung vermehrt, d. h., es strömt mehr Blut (und damit auch mehr Erythrozyten) durch die Gefäße. Das in den Erythrozyten enthaltene Hämoglobin ist im zuführenden (arteriellen) Gefäßabschnitt mit Sauerstoff besetzt (Oxyhämoglobin). Dieser Sauerstoff wird normalerweise – und in Bezirken mit gesteigerter Durchblutung in noch höherem Maße – durch die Kapillaren an das umliegende Gewebe abgegeben. Allerdings ist die Sauerstoffabgabe relativ geringer als die gesteigerte Durchblutung. Es kann also nicht im gleichen Maße Sauerstoff an das Gewebe abgegeben werden wie Blut einfließt. Die Folge ist, dass in Bezirken mit erhöhter Durchblutung im postkapillären (venösen) Gefäßabschnitt relativ mehr Oxyhämoglobin als Desoxyhämoglobin (nicht mit Sauerstoff besetztes Hämoglobin) vorliegt. Es liegt also im venösen Gefäßabschnitt ein Unterschied vor zwischen der Ruhebedingung (normale Durchblutung) und einer Aktivitätssteigerung (erhöhte Durchblutung). Dieser Unterschied führt zu einer Zunahme der Signalintensität in aktivierten Hirnarealen verglichen mit normal durchbluteten Bezirken, was sich z. B. farblich darstellen lässt. Die Tatsache, dass die Signalintensitätszunahme vom Grad des Sauerstoffgehalts (Oxygenierungsgrad) abhängt, wird als BOLD-Effekt bezeichnet (**B**lood **O**xygenation **L**evel **D**ependent) (*Abb. 11.17*).

11.4.2.3 NMR-Spektroskopie

Mit dieser Methode lässt sich in interessierenden Hirnabschnitten die Konzentration chemischer Substanzen semiquantitativ ermitteln. Das Prinzip beruht auf der Erfassung der sog. chemischen Verschiebung (»chemical shift«): Durch chemische Einbindung (in Molekülkomplexe) ändert sich das lokale Magnetfeld um wenige Millionstel des umgebenden Feldes (!), was in »parts per million (ppm)« wiedergegeben wird. Jedes Molekül hat eine bestimmte Abschirmkonstante und führt dadurch zu einer mehr oder weniger starken chemischen Verschiebung. Bei Darstellung in einem Koordinatensystem sind die entsprechenden Moleküle aufgrund ihres Ortes auf der Abszisse zu identifizieren (ppm), ihre »Konzentration« wird durch die Höhe ihrer Amplitude (Ordinate) widergespiegelt. Diese bildliche Darstellung heißt Spektrogramm. Bei einigen (wenigen) differentialdiagnostischen Fragestellungen lassen bestimmte Veränderungen im Spektrogramm Rückschlüsse auf die zugrundeliegende wahrscheinlichste Erkrankung zu.

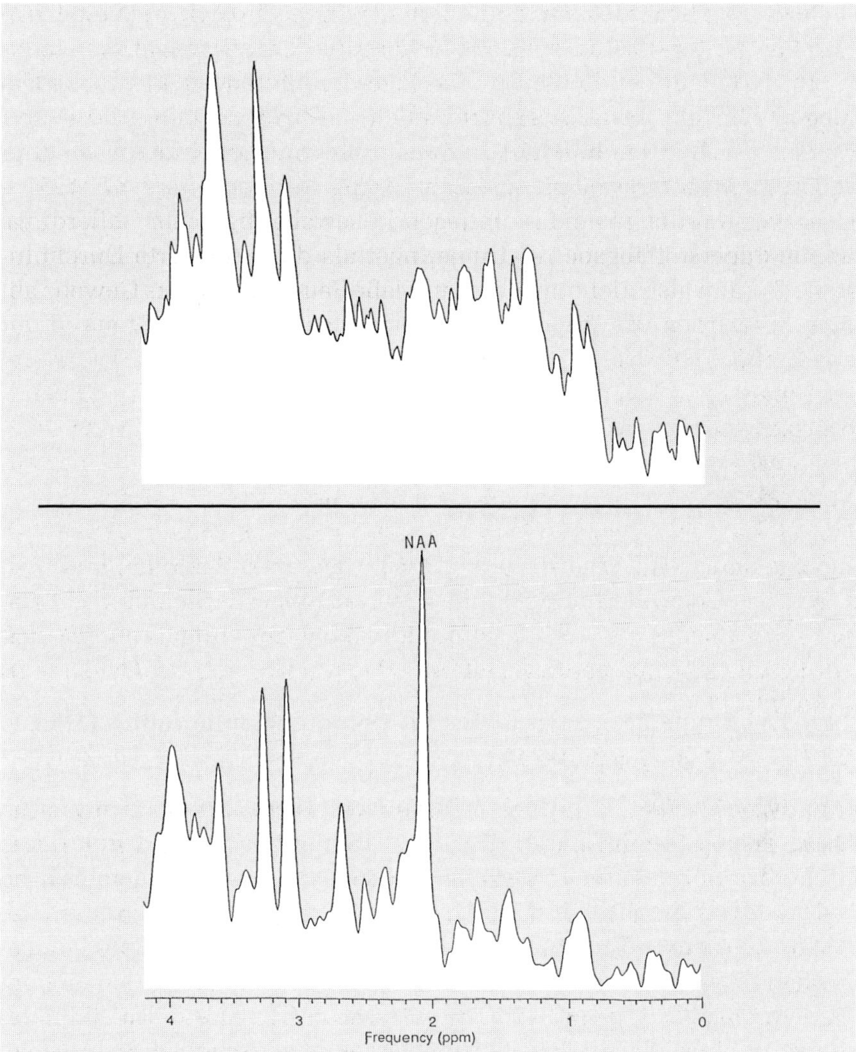

Abb. 11.18: *NMR-Spektrogramme. Es handelt sich hier um Protonen-Spektrogramme. Jeder Gipfel (Peak) entspricht einem bestimmten Molekül der untersuchten Hirnregion. Gekennzeichnet ist nur der Peak, der N-Azetyl-Aspartat (NAA) entspricht. NAA findet sich in Neuronen (»Neuronenmarker«). Unten: Bei dem gesunden Probanden normaler NAA-Peak. Oben: Fehlender NAA-Peak bei einer apallischen Patientin nach zerebraler Hypoxie.Gemessen wurde in beiden Fällen im parietookzipitalen Bereich.*

Man unterscheidet eine Protonen- und eine Phosphor-MR-Spektroskopie. Mit der Protonen-MR-Spektroskopie lassen sich u. a. Cholin (Cho, Marker für Zelldichte bzw. für Zellmembranvorgänge), Creatin (Cr, Marker für zellulären Energieverbrauch) und N-Acetylaspartat (NAA, Marker für Neuronendichte) semiquantitativ in bestimmten Hirnabschnitten bestimmen. Ein niedriger NAA/Cr-Quotient (NAA-Erniedrigung durch Zellschädigung?) bzw. ein hoher Cho-/Cr-Quotient (Cho-Erhöhung durch abnormen Zellmembranmetabolismus) – gemessen im frontalen Marklager – korreliert bei Schädelhirntraumatikern positiv mit dem klinischen Schweregrad (Garnett et al., 2000). Bei Patienten mit apallischem Syndrom (persistierender vegetativer Status = PVS) und sehr niedrigem NAA/Cho-Quotienten ist eine gute klinische Rückbildung unwahrscheinlich (Ricci et al., 1997) (*Abb. 11.18*).

11.4.3 Emissionsverfahren

Bei den Emissionsverfahren (emittieren = aussenden) Single-Photonen-Emissions-Computertomographie und Positronen-Emissions-Tomographie – entstammt die Strahlung aus radioaktivem Material, welches sich vorher im Gehirn angereichert hat.

11.4.3.1 Single-Photonen-Emissions-Computertomographie (SPECT)

Dem Patienten wird ein radioaktiver Marker (derzeit meist ^{99m}Technetium; abgekürzt ^{99m}Tc) intravenös injiziert. Dieser radioaktive Marker ist an einen Stoff gebunden, der die BHS durchdringt und sich daher im Gehirn normalerweise gut anreichert (heute meist Hexamethylpropylenaminoxim, abgekürzt HMPAO). Die (von ^{99m}Tc-markiertem HMPAO) ausgesandte Gammastrahlung wird mit einer rotierenden Gammakamera gemessen, und über ein computergesteuertes Verfahren wird ein Bild des Gehirns erstellt (in transversaler, frontaler oder sagittaler Ebene). Auf diesem Bild ist aufgrund verschiedener Farben das Ausmaß der Anreicherung in den verschiedenen Hirnbezirken zu erkennen. Das Ausmaß der Anreicherung des radioaktiven Markers hängt überwiegend ab von der Güte der Hirndurchblutung bzw. der Stoffwechselaktivität der einzelnen Hirnbezirke. In geschädigten Hirnabschnitten sind oft sowohl Hirndurchblutung als auch Stoffwechselaktivität reduziert, was sich dann an den entsprechenden Stellen als Minderanreicherungszone oder gar als Zone völlig fehlender Anreicherung auswirkt.

Ein weiterer Vorteil der Methode besteht darin, dass auch vom eigentlichen Läsionsort entfernt liegende Hirnareale, die aber über Faserverbindungen mit dem Schädigungsort verbunden sind, als funktionell geschädigte Bereiche (Minderanreicherungszonen) dargestellt werden können. So findet sich z. B. bei polaren Thalamusinfarkten in der CCT nur der entsprechende (kleine) Infarktbezirk im Thalamus, während mit der SPECT-Methode auch in der ipsilateralen Frontotemporalregion eine ausgedehnte Minderanreicherungszone nachgewiesen werden kann (*Farbabb. 11.19, Falttafel*). Der Grund liegt darin, dass der Thalamusinfarkt Fasern schädigt, die Thalamus und Frontal-/Temporalhirn miteinander verbinden. Durch diese Faserunterbrechung scheint das entfernt liegende Areal in seiner Aktivität gedrosselt zu sein, evtl. über mehrere Synapsen hinweg (»transneuronale Degeneration« bzw. richtiger »transneuronale Deaktivation«). Sie kann anterograd oder retrograd stattfinden. Bekanntestes Beispiel einer transneuronalen anterograden Deaktivation ist die sog. gekreuzte Kleinhirndiaschisis (crossed cerebellar diaschisis; CCD), eine Minderanreicherung in der zur Großhirnläsion (z. B. Infarkt der inneren Kapsel) kontralateralen Kleinhirnhemisphäre (Synapsen: Pyramidenbahn – ipsilaterale Ponskerne; pontozerebelläre Fasern – Zellen des kontralateralen Kleinhirns). Beispiel einer retrograden Deaktivation ist die Minderanreicherung präfrontaler Hirnabschnitte bei Caudatumkopfläsionen (der präfrontale Kortex projiziert zum Caudatumkopf, aber nicht umgekehrt!).

Das räumliche Auflösungsvermögen der SPECT-Methode ist bedeutend schlechter (ca. 7 mm) als das der MRT (etwa 1 Millimeter).

In der klinischen Routine kann die SPECT insbesondere in folgenden Fällen indiziert sein: Demenzabklärung, Fokussuche bei Epilepsien, bei der Differentialdiagnose des Morbus Parkinson (MP) gegenüber anderen Parkinson-Syndromen oder gegenüber Multisystematrophien (MSA) und bei der Differentialdiagnose Tumor(rezidiv) versus Strahlennekrose. Bei etwa zwei Drittel der Patienten mit Demenz vom Alzheimer-Typ (DAT) finden sich mittels HMPAO-SPECT bilaterale temporoparietale Minderanreicherungen, in späteren Stadien auch bilaterale frontale Minderanreicherungen; da in knapp 30% derartige Veränderungen auch bei anderen Demenzen gefunden werden, ist die differentialdiagnostische Wertigkeit der SPECT nicht sehr hoch. Wird das Radionuklid kurz nach einem zerebralen Krampfanfall injiziert, so besteht die Möglichkeit, ein »iktuales SPECT-Bild« (Mehranreicherung) zu erhalten und damit den Krampffokus ausfindig zu machen (Stefan, 1999). Mittels »IBZM-SPECT« (^{123}I-IBZM = ^{123}I-iodobenzamide) lässt sich mit hoher Sensitivität (fast 100%) und hoher Spezifität (über 80%) zwischen MP und Parkinson-Syndromen anderer Genese (s. o.) differenzieren: ^{123}I-IBZM bindet beim MP in normaler Weise an D2-Rezeptoren des Striatums (starke Anreicherung), während diese Bindung bei den anderen genannten Erkrankungen reduziert bis aufgehoben ist (verminderte/fehlende Anreicherung) (Tatsch et al., 1991). Bei Tumor(rezidiv)en finden sich im IMT (^{123}I-alpha-Methyltyrosin)-SPECT, im ^{99m}Tc-MIBI (Methoxyisobutylisonitril)-SPECT oder im ^{201}Thallium-SPECT Mehranreicherungen, was bei Strahlennekrosen nicht der Fall ist.

11.4.3.2 Positronen-Emissions-Tomographie (PET)

Die Positronen-Emissions-Tomographie (PET) ist ein apparativ und personell so aufwändiges Verfahren – das zudem an die Verfügbarkeit eines Teilchenbeschleunigers (Zyklotron) gebunden ist –, dass sie in der klinischen Routine bisher nur selten zur Anwendung kommt und überwiegend bei wissenschaftlichen Fragestellungen eingesetzt wird. Das Prinzip lässt sich vereinfacht folgendermaßen darstellen: Ein im Gehirn angereichertes Radionuklid emittiert Positronen (positiv geladene Teilchen mit der Masse eines Elektrons). Trifft ein emittiertes Positron auf ein Elektron, so wird unter Vernichtung dieser beiden Teilchen deren Energie in zwei Gammaquanten umgewandelt (»Vernichtungsstrahlung«), die in einem Winkel von 180 Grad – also in genau entgegengesetzter Richtung – abgestrahlt werden. Diese Gammastrahlung wird gemessen und in Ortsinformationen umgewandelt. Die PET ermöglicht Einblick in normale bzw. gestörte biochemische Vorgänge bestimmter Hirnregionen. In Abhängigkeit vom applizierten positronenemittierenden Radionuklid – z. B. ^{18}F-2-Fluoro-2-deoxyglucose (FDG), ^{15}O2 oder ^{15}O-markiertes Wasser – lassen sich der lokale Glucose- bzw. Sauerstoffverbrauch bzw. die lokale Hirndurchblutung messen. Das Prinzip und die Art der bildlichen Darstellung ähneln der SPECT. Allerdings sind die räumliche Auflösung der PET-Methode und ihre Möglichkeiten, Hirnfunktionen und ihre Störungen zu untersuchen, der SPECT-Methode deutlich überlegen. Deshalb kommt der PET-Methode, ebenso wie dem fMRI, eine dominierende Rolle bei funktionell-anatomischen Fragestellungen zu (*Farbabb. 11.20, Falttafel*).

In der klinischen Routine wird die PET in zunehmendem Maße bei folgenden Fragestellungen eingesetzt (Übersicht: Bartenstein, 1999): Demenzabklärung, epileptische Fokussuche, Basalganglienerkrankungen, Differentialdiagnose Strahlennekrose versus Tumor(rezidiv). Bei der Demenz vom Alzheimer-Typ (DAT) findet sich mittels FDG-PET früher und häufiger als mittels SPECT der typische bilaterale temporoparietale Hypometabolismus. Bei Epilepsien kann interiktal mittels FDG-PET durch den Nachweis hypometaboler Bereiche der Fokus mit einer gewissen Treffsicherheit aufgefunden werden. Auch bei Basalganglienerkrankungen kann die PET in differentialdiagnostischer Hinsicht hilfreich sein und ist der IBZM-SPECT dabei wahrscheinlich überlegen. Mittels FDG-PET kann durch den Nachweis einer Mehranreicherung im Falle eines Tumor(rezidiv)s die ansonsten schwierige Differentialdiagnose zwischen Tumor(rezidiv) und Strahlennekrose relativ sicher erfolgen; außerdem kann mit gewisser Treffsicherheit auch eine in-vivo Bestimmung des Differenzierungsgrades von Tumoren erfolgen (für diese Fragestellungen werden auch zunehmend radioaktiv markierte Aminosäuren wie etwa ^{11}C-Methionin eingesetzt).

11.5 ROLLE MODERNER BILDGEBENDER VERFAHREN IN DER FRÜHEN SCHLAGANFALLDIAGNOSTIK

Die CCT ist in der Schlaganfalldiagnostik auch heute noch das Mittel der ersten Wahl zum Ausschluss/Nachweis einer intrazerebralen oder subarachnoidalen Blutung. Außerdem können sich mittels CCT bereits nach ca. 2–3 Stunden sog. Infarktfrühzeichen – meist nach Media-Infarkten – finden: Hemisphärenödem mit komprimierten äußeren und inneren Liquorräumen, leichte Hypodensität der Stammganglien (Linsenkern nicht mehr sicher abgrenzbar) und des Rindenbandes der Insel (»insular ribbon«), schlecht oder nicht nachweisbare Rinden-Mark-Grenze (»verstrichene Rindenzeichnung«). Außerdem ist auf das sog. »hyperdense Mediazeichen (HMCAS = **h**yperdense **m**iddle **c**erebral **a**rtery **s**ign)« zu achten: Die thrombosierte A. cerebri media stellt sich im Falle eines Verschlusses hyperdenser dar als andere Gefäße (*Abb. 11.21*). In der CTA lassen sich normale und pathologisch veränderte (z. B. verschlossene) basale Hirngefäße sehr gut abbilden; bei 3-D-Rekon-

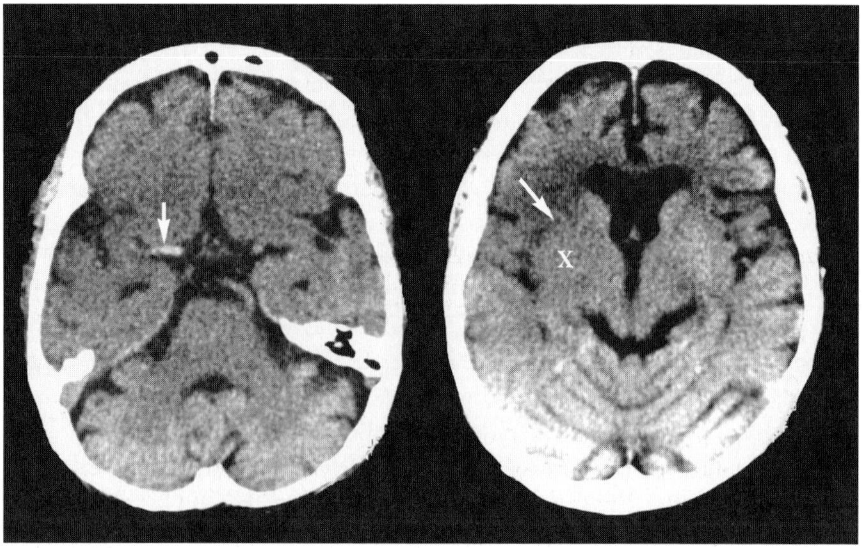

Abb. 11.21: *Sog. Infarktfrühzeichen im CCT (einige Stunden nach Schlaganfall). Auf dem linken Bild hyperdenses Mediazeichen links (Pfeil); auf dem rechten Bild verstrichene und leicht hypodense Inselrinde (Pfeil) sowie im Gegensatz zum rechten Linsenkern nicht so deutlich abgrenzbarer linker Linsenkern (X).*

struktion sind neben der Schädelbasis die basalen Gefäße und insbesondere Aneurysmen auch dreidimensional darstellbar. Das mittels DWI ermittelte Areal (hell) entspricht ungefähr dem Infarktkern, das mittels PWI ermittelte Ischämie-Areal (hell) dem (größeren) Perfusionsdefizit, das Differenzareal ungefähr dem »tissue at risk«.

Deuten die frühen CCT/MRT-Zeichen darauf hin, dass mehr als ca. ein Drittel des Mediaterritoriums infarziert ist, so ist nach heutigem Kenntnisstand eine Lyse nicht indiziert.

Literatur

Adams HP Jr, Bendixen BH, Kappelle LJ, Biller J, Love BB, Gordon DL, Marsh EE 3rd. Classification of subtype of acute ischemic stroke. Definitions for use in a multicenter clinical trial. TOAST. Trial of Org 10172 in Acute Stroke Treatment. Stroke 1993;24:35–41

Adams JH, Graham DI, Jennett B. The neuropathology of the vegetative state after an acute brain insult. Brain 2000;123:1327–1338

Andersen RA. Multimodal integration for the representation of space in the posterior parietal cortex. Philos Trans R Soc B Biol Sci 1997;352:1421–1428

Bechara A. Emotionen und Entscheidungsfindung nach Frontalhirnläsionen. Nervenheilkunde 1999;18:54–59

Bechara A, Damasio AR, Damasio H, Anderson SW. Insensitivity to future consequences following damage to human prefrontal cortex. Cognition 1994;50:7–15

Bechara A, Tranel D, Damasio H. Characterization of the decision–making deficit of patients with ventromedial prefrontal cortex lesions. Brain 2000;123:2189–2202

Benecke P. Lee Silverman Voice Treatment: Intensives Stimmtraining für Parkinson-Patienten. Forum Logopädie 1999;1:26–28

Ben-Yishay Y, Prigatano GP. Cognitive remediation. In: Griffith E, Rosenthal M (eds). Rehabilitation of the adult and child with traumatic brain injury. Philadelphia: Davis, 1990

Berger K, Weltermann B, Kolominsky-Rabas P, Meves S, Heuschmann P, Bohner J, Neundörfer B, Hense HW, Büttner T. Untersuchungen zur Reliabilität von Schlaganfallskalen – Die deutschen Versionen von NIHSS, ESS and Rankin Scale. Fortschr Neurol Psychiatr 1999;67:81–93

Bienstein C, Fröhlich A. Basale Stimulation in der Pflege. Düsseldorf: Verlag selbstbestimmtes Leben, 1991

Bisiach E, Luzzatti C. Unilateral neglect of representational space. Cortex 1978; 14:129–133

Blumer D, Benson DF. Personality changes with frontal and temporal lesions. In: Benson DF, Blumer D. Psychiatric aspects of neurologic disease. New York: Grune & Stratton, 1975

Brandt T, Dieterich M, Danek A. Vestibular cortex lesions affect the perception of verticality. Ann Neurol 1994;35:403–412

Breitenbach-Snowdon H. Untersuchungsbogen neurologisch bedingter Sprech- und Stimmstörungen. Düsseldorf: LOGO-Verlag für Therapie und Rehabilitation, 1995

Bullinger M, Kirchberger I. SF-36-Fragebogen zum Gesundheitszustand. Göttingen, Hogrefe, 1998

Bundesarbeitsgemeinschaft für Rehabilitation (BAR). Empfehlungen zur neurologischen Rehabilitation von Patienten mit schweren und schwersten Hirnschädigungen in den Phasen B und C. Franfurt/Main: Eigenverlag, 1999

Calabrese P, Babinski R, Markowitsch HJ. Autobiographisches Gedächtnis – Interview (AGI). Bezugsquelle: Dr. P. Calabrese; Neuropsychologische Abteilung, Knappschaftskrankenhaus Bochum-Langendreer/Klinikum der Ruhr-Universität Bochum, In der Schornau 23–25, 44892 Bochum

Carson AJ, MacHale S, Allen K, Lawrie SM, Dennis M, House A, Sharpe M. Depression after stroke and lesion location: a systematic review. Lancet 2000; 356: 122–126

Corbetta M, Miezin FM, Dobmeyer S, Shulman GL, Petersen SE. Selective and divided attention during visual discriminations of shape, color, and speed: functional anatomy by positron emission tomography. J Neurosci 1991;11:2383–2402

Cramon DY von. Bedeutung des Stirnhirns für die Exekutivfunktionen. Med-Report 1999; 37:2

Cramon D von, Kerkhoff G. On the cerebral organization of elementary visuospatial perception. In: Gulyas B, Ottoson D, Roland PE (eds). Functional organization of the visual cortex. Oxford: Pergamon, 1993:211–231

Cramon D von, Matthes-von Cramon G, Mai N. Problem-solving deficits in brain-injured patients: A therapeutic approach. Neuropsychol Rehabil 1991;1:45–64

Cramon D von, Matthes-von Cramon G. Reflections on the treatment of brain-injured patients suffering from problem-solving disorders. Neuropsychol Rehabil 1992;2:207–229

Cramon D von, Säring W. Störungen der Orientierung beim hirnorganischen Psychosyndrom. In: Bente D., Coper H, Kanowski S. Hirnorganische Psychosyndrome im Alter. Berlin: Springer, 1982

Damasio AR. Kurzsichtig für die Zukunft (9. Kapitel). In: Damasio AR. Descartes' Irrtum – Fühlen, Denken und das menschliche Gehirn. München: dtv, 1997

Daniels SK. Swallowing apraxia: a disorder of the praxis system? Dysphagia 2000;159–166

Davies PM. Hemiplegie. Berlin, Heidelberg:Springer, 1986

Davies, PM. Im Mittelpunkt – Selektive Rumpfaktivität in der Behandlung der Hemiplegie. Berlin, Heidelberg:Springer, 1991

Davies PM. Steps to Follow – The Comprehensive Treatment of Patients with Hemiplegia. Berlin, Heidelberg:Springer, 2000

Devinsky O, Morrell MJ, Brent AV. Contributions of anterior cingulate cortex to behaviour. Brain 1995; 118: 279–306

Dieterich M, Brandt T. Ocular torsion and tilt of subjective visual vertical are sensitive brainstem signs. Ann Neurol 1993;33:292–299

Dikmen SS, Temkin NR, Machamer JE, Holubkov AL, Fraser RT, Winn HR. Employment following traumatic head injuries. Arch Neurol 1994;51:177–186

Dilling H, Mombour W, Schmidt MH. Internationale Klassifikation psychischer Störungen – ICD-10 Kapitel V (F). 4., korrigierte und ergänzte Auflage. Bern, Göttingen, Toronto, Seattle: Hans Huber, 2000

Dronkers NF. A new brain region for speech articulation. Nature 1996;384:159–161

Enderby P. Die Frenchay Dysarthrie-Untersuchung. Stuttgart: Gustav Fischer Verlag, 1991

Engl-Kaspar EM. Verfahren zur Therapie bei Sprechapraxie bei aphasisch-apraktischen Patienten. Neurolinguistik 1993;7:69–89

Ferrari R, Schrader H. The late whiplash syndrome: a biopsychosocial approach. J Neurol Neurosurg Psychiatry 2001;70:722–726

Fletcher PC, Henson RNA. Frontal lobes and human memory – Insights from functional neuroimaging. Brain 2001;124:849–881

Freund H, Hummelsheim H. Lesions of premotor cortex in man. Brain 1985; 108:697–733

Friederici A, von Cramon DY, Kotz S. Language related brain potentials in patients with cortical and subcortical left hemisphere lesions. Brain 1999; 122: 1033–1047

Garnett MR, Blamire AM, Rajagopalan B, Styles P, Cadoux-Hudson TAD. Evidence for cellular damage in normal-appearing white matter correlates with injury severity in patients following traumatic brain injury – A magnetic resonance spectroscopy study. Brain 2000;123:1403–1409

Gerstenbrand F. Das traumatische apallische Syndrom. Wien, New York: Springer, 1967

Glindemann R, Springer L. PACE-Therapie und sprachsystematische Übungen – Ein integrativer Vorschlag zur Aphasietherapie. Sprache-Stimme-Gehör 1989;13: 188–192

Goldenberg G. Defective imitations of gestures in patients with damage in the left or right hemisphere. J Neurol Neurosurg Psychiatry 1996a;61:176–180

Goldenberg G. Imitating gestures and manipulating a manikin – the representation of the human body in ideomotor apraxia. Neuropsychologia 1996b;33:63–72

Goldenberg G, Hagmann S. Therapy of activities of daily living in patients with apraxia. Neuropsychol Rehabil 1998;8:123–142

Goldenberg G, Hagmann S. Tool use and mechanical problem solving in apraxia. Neuropsychologia 1998;36:581–589

Halligan PW, Cockburn J, Wilson B. The behavioural assessment of visual neglect. Neuropsychol Rehabil 1991;1:5–32

Hamilton BB, Laughlin JA, Fiedler RC, Granger CV. Interrater reliability of the 7-level functional independence measure (FIM). Scand J Rehabil Med 1994;26: 115–119

Hankey GJ, Warlow CP. Treatment and secondary prevention of stroke: evidence, costs, and effects on individuals and populations. Lancet 1999;354:1457–1463

Hawking SW. A brief history of time: From the Big Bang to black holes. London, New York, Toronto, Sydney, Auckland: Bantam Press, 1988

Hermsdörfer J, Mai N, Spatt J, Marquardt C, Veltkamp R, Goldenberg G. Kinematic analysis of movement imitation in apraxia. Brain 1996;119:1575–1586

Herrmann M, Bartels C, Schumacher M, Wallesch CW. Poststroke depression. Is there a pathoanatomic correlate for depression in the postacute stage of stroke? Stroke 1995; 26: 850–56

Hesse S. Assessment, Outcome und prognostische Kriterien von Rehabilitationsverläufen. In: Mauritz K-H (Hrsg). Rehabilitation nach Schlaganfall. Stuttgart, Berlin, Köln: Kohlhammer, 1994: 15–55

Hubel DH. Auge und Gehirn. Neurobiologie des Sehens. Heidelberg: Spektrum der Wissenschaft, 1990.

Huber W, Poeck K, Weniger D, Willmes K. Der Aachener Aphasietest. Göttingen: Hogrefe, 1983

ICIDH-2. Internet: http://www.ifrr.vdr.de

Janowsky JS, Shimamura AP, Squire LR. Source memory impairment in patients with frontal lobe lesions. Neuropsychologia 1989;27:1043–1056

Karnath H-O. Subjective body orientation in neglect and the interactive contribution of neck muscle proprioception and vestibular stimulation. Brain 1994;117: 1001–1012

Karnath H-O, Ferber S, Dichgans J. The origin of contraversive pushing: evidence for a second graviceptive system in humans. Neurology 2000;14:1298–1304

Karnath H-O, Fetter M. Ocular space exploration in the dark and its relation to subjective and objective body orientation in neglect patients with parietal lesions. Neuropsychologia 1995;33:371–371
Karnath H-O, Niemeier M, Dichgans J. Space exploration in neglect. Brain 1998;121: 2357–2367
Karnath H-O, Perenin MT. Tactile exploration of peripersonal space in patients with neglect. Neuroreport 1998;9:2273–2277
Keller M, Kohenof M. Die Effektivität neuropsychologischer Rehabilitation nach rechtshemisphärischem Insult – Ein Vergleich zweier Therapiemethoden unter besonderer Berücksichtigung der Valenser L-Form. Neurol & Rehabil 1997;1: 41–47
Kerkhoff G. Rehabilitation of visuospatial cognition and visual exploration in neglect: a cross-over study. Restorative Neurology and Neuroscience 1998;12:27–40
Kerkhoff G. Neurovisual rehabilitation: recent developments and future directions. J Neurol Neurosurg Psychiatry 2000;68:691–706
Kerkhoff G, Genzel S, Marquardt C. Standardisierte Analyse visuell-räumlicher Wahrnehmungsleistungen (VS) – Untersuchungen zur Objektivität, Reliabilität und Validität. Nervenarzt 1994;65:689–695
Kerkhoff G, Marquardt C. Standardisierte Analyse visuell-räumlicher Wahrnehmungsleistungen (VS) – Konstruktion des Verfahrens und Anwendungen. Nervenarzt 1993;64:511–516
Kerkhoff G, Marquardt C. VS – A new computer program for detailed offline analysis of visual-spatial perception. J Neurosci Meth 1995;63:75–84
Kertesz A. Localization and neuroimaging in neuropsychology. San Diego, New York, Boston, London, Sydney, Tokyo, Toronto: Academic Press, 1994
Kinney HC, Korein J, Panigrahy A, Dikkes P, Goode R. Neuropathological findings in the brain of Karen Ann Quinlan. The role of the thalamus in the persistent vegetative state. N Engl J Med 1994;330:1469–1475
Kinsbourne M. Hemi-neglect and hemisphere rivalry. Adv Neurol 1977;18:41–49
Kroll NE, Markowitsch HJ, Knight RT, von Cramon DY. Retrieval of old memories: the temporofrontal hypothesis. Brain 1997;120:1377–1399
KURATORIUM ZNS für Unfallverletzte mit Schäden des zentralen Nervensystems e.V. »Computer helfen heilen« – Software-Katalog, Bonn, 1997
Laureys S, Faymonville ME, Luxen A, Lamy M, Franck G, Maquet P. Restoration of thalamocortical connectivity after recovery from persistent vegetative state. Lancet 2000a;355:1790–1791
Laureys S, Faymonville ME, Degueldre C, Fiore GD, Damas P, Lambermont B, Janssens N, Aerts J, Franck G, Luxen A, Moonen G, Lamy M, Maquet P. Auditory processing in the vegetative state. Brain 2000b;123:1589–1601
Leiguarda RC, Marsden CD. Limb apraxias – Higher-order disorders of sensorimotor integration. Brain 2000;123:860–879
Leplow B, Blunck U, Schulze K, Ferstl R. Der Kieler Altgedächtnistest: Neuentwicklung eines deutschsprachigen Famous Event-Tests zur Erfassung des Altgedächtnisses. Diagnostica 1993;39:240–256
Liepert J, Graef S, Uhde I, Leidner O, Weiller C. Training-induced changes of motor cortex representations in stroke patients. Acta Neurol Scand 2000;101:321–326
Lincoln N, Leadbitter D. Assessment of motor function in stroke patients. Physiotherapy 1979;65:48–51
Linden M, Hautzinger M. Verhaltenstherapie. Berlin: Springer, 1993

Lutz L. MODAK – Modalitätenaktivierung in der Aphasietherapie. Ein Therapieprogramm. Berlin: Springer, 1997

Mahoney FI, Barthel DW. Functional evaluation: the Barthel index. Md State Med J 1965;14:61–65

Markowitsch HJ. Which brain regions are critically involved in the retrieval of old episodic memory? Brain Res Rev 1995;21:117–127

Masur H. Skalen und Scores in der Neurologie. Stuttgart, New York: Thieme, 2000

McGlynn SM. Behavioral Approaches to Neuropsychological Rehabilitation. Psychol Bull 1990;108: 420–441

Mead GE, Lewis SC, Wardlaw JM, Dennis MS, Warlow CP. How well does the Oxfordshire Community Stroke Project classification predict the site and size of the infarct on brain imaging? J Neurol Neurosurg Psychiatry 2000;68:558–562

Meichenbaum DH, Goodman J. Training impulsive children to talk to themselves: a means of developing self-control. J Abnorm Psychol 1971;77:115–126

Mesulam M-M. Frontal cortex and behavior. Ann Neurol 1986;19:320–325

Mesulam M-M. Principles of behavioral neurology. Philadelphia: Davis Company, 1985

Miller N. Dyspraxia and its management. London: Croom Helm, 1986

Mountcastle VB. The columnar organization of the neocortex. Brain 1997;120: 701–722.

Münßinger U, Kerkhoff G. Therapiematerial zur Behandlung visuell-räumlicher und räumlich-konstruktiver Störungen. Dortmund: Borgmann, 1993

Musso M, Weiller C, Kiebel S, Müller SP, Bülau P, Rijntjes M. Training-induced brain plasticity in aphasia. Brain 1999, 122: 1781–1790

Nadeau SE, Crosson B. Subcortical aphasia. Brain Lang 1997;58:355–402

Nieuwenhuys R, Voogd J, van Huijzen C. Das Zentralnervensystem des Menschen. Deutsche Übersetzung von Lange W. Berlin: Springer, 1991

Panksepp J. Brain emotional circuits and psychopathology. In: Clynes M & Panksepp J. Emotions and pschopathology. New York, London: Plenum Press, 1988, 37–76

Parvizi J, Anderson SW, Martin CO, Damasio H, Damasio AR. Pathological laughter and crying: a link to the cerebellum. Brain 2001; 124: 1708–1719

Paulig M, Böttger S, Sommer M, Prosiegel M. Depersonalisationssyndrom nach erworbener Hirnschädigung. Nervenarzt 1998;69:1106–1110

Paulig M, Weber M, Garbelotto S. Somatoparaphrenie: eine »Plusvariante« der Anosognosie für Hemiplegie. Nervenarzt 2000;71:123–129

Paus T, Zatorre RJ, Hofle N, Caramanos Z, Gotman J, Petrides M, Evans AC. Time-changes in neural systems underlying attention and arousal during the performance of an auditory vigilance task. J Cogn Neurosci 1997;9:392–408

Perfetti C. Der hemiplegische Patient – Kognitiv-therpeutische Übungen. München: Pflaum-Verlag, 1997

Plohmann AM, Kappos L, Ammann W, Thordai A, Wittwer A, Huber S, Bellaiche Y, Lechner-Scott J. Computer assisted retraining of attentional impairments in patients with multiple sclerosis. Neurol Neurosurg Psychiatry 1998;64:455–462

Plum F, Posner JB. The diagnosis of stupor and coma. Philadelphia: Davis Company, 1980

Poeck K, Huber W, Willmes K. Outcome of intensive language therapy in aphasia. J Speech Hearing Disord 1989;54:470–479

Poeck K. Kognitive Störungen nach traumatischer Distorsion der Halswirbelsäule? Dtsch Ärztebl 1999;96:A2596–2601; Diskussion und Schlusswort zu diesem Artikel: Dtsch Ärztebl 2000;97:A461–464 (über Internet abrufbar unter: Aerzteblatt.de).

Posner MI, Petersen SE. The attention system of the human brain. Ann Rev Neurosci 1990;13:25–42

Posner MI, Rafal RD. Cognitive theories of attention and the rehabilitation of attentional deficits. In: Meier MJ, Benton AL, Diller L (eds). Neuropsychological rehabilitation. Edinburgh:Churchill Livingstone, 1987

Prigatano GP. Neuropsychological rehabilitation and the problem of self-awareness. In: Steinbüchel N von, Cramon D von, Pöppel E (eds). Neuropsychological Rehabilitation. Berlin, Heidelberg, New York: Springer, 1992

Prosiegel M, Böttger S, Schenk T, König N, Marolf M, Vaney C, Garner C, Yassouridis A. Der Erweiterte Barthel-Index (EBI) – eine neue Skala zur Erfassung von Fähigkeitsstörungen bei neurologischen Patienten. Neurol Rehabil 1996;1:7–13

Prosiegel M, Henschel R. Das Pusher-Syndrom – Untersuchungen der Läsionsmuster und der subjektiven visuellen Vertikalen. Neurol & Rehabil 1997;1 (Suppl):4

Prosiegel M. Rehabilitation bei Schlaganfallpatienten. Nervenheilkunde 1996;15: 214–219

Reulen H-J, Kreth FW. Manual Hirntumoren und primäre Tumoren des Rückenmarks. München Bern Wien New York: Zuckschwerdt, 2001

Ricci R, Barbarella G, Musi P, Boldrini P, Trevisan C, Basaglia N. Localised proton MR spectroscopy of brain metabolism changes in vegetative patients. Neuroradiology 1997;39:313–319

Rietz S, Hagel K. Spezifische Therapiemaßnahmen in der Behandlung des Wachkomas und ihr effizienter Einsatz. Akt Neurol 2000;27:252–257

Robertson ICH, Halligan PW. Spatial neglect: A clinical handbook for diagnosis and treatment. Psychology Press Ltd, 1999

Sabel BA, Kasten E. Restoration of vision by training of residual functions. Curr Opin Ophthalmol 2000;11:430–436

Samar VJ, Metz DE. Criterion validity of speech intelligibility rating-scale procedures for the hearing-impaired population. J Speech Hear Res 1988;31:307–316

Säring W, Prosiegel M, Cramon D von. Zum Problem der Anosognosie und Anosodiaphorie bei hirngeschädigten Patienten. Nervenarzt 1988;59:129–137

Schlenk C, Schlenck KJ, Springer L. Die Behandlung des schweren Agrammatismus. Reduzierte–Syntax–Therapie (REST). Stuttgart: Thieme, 1995

Schmidtke K, Strupp M, Brüning R, Reinhardt M. Transiente globale Amnesie. Dt Ärztebl 1999;96:A2602–2606

Schnider A, Däniken C von, Gutbrod K. The mechanisms of spontaneous and provoked confabulations. Brain 1996a;119:1365–1375

Schnider A, Däniken C von, Gutbrod K. Disorientation in amnesia: A confusion of memory traces. Brain 1996b;119:1627–1632

Schönle PW, Schwall D. Die KRS – eine Skala zum Monitoring der protrahierten Komaremission in der Frührehabilitation. Neurol Rehabil 1995;2:87–96

Schönle PW. Frühe Phasen der neurologischen Rehabilitation: Differentielle Schweregradbeurteilung bei Patienten in der Phase B (Frührehabilitation) und in der Phase C (Frühmobilisation/Postprimäre Rehabilitation) mit Hilfe des Frühreha-Barthel-Index (FRB). Neurol Rehabil 1996;1:21–25

Schupp W. Konzept einer zustands- und behinderungsangepassten Behandlungs- und Rehabilitationskette in der neurologischen und neurochirurgischen Versorgung in Deutschland (»Phasenmodell«). Nervenarzt 1995;66:907–914

Schupp W. Einleitung von medizinischen Rehabilitationsmaßnahmen – Übersicht über die trägerspezifischen Verfahren und praktische Hinweise. Arbeitsmed Sozialmed Umweltmed 2000;35:104–112

Schuri U, Benz R. Gesichter-Namen-Lerntest (GNL). Frankfurt: Swets Test Services GmbH, 1999

Singh A, Herrmann N, Black SE. The importance of lesion location in poststroke depression: a critical review. Can J Psychiatry 1998;43:921–927

Springer L, Glindemann R, Huber W, Willmes K. How efficacious is PACE-therapy when ›Language Systematic Training‹ is incorporated ? Aphasiology 1991;5: 391–399

Square-Storer P, Hayden D. PROMPT Treatment. In: Square-Storer P (ed.). Acquired apraxia of speech in aphasic adult. London: Taylor & Srancis, 1989

Sturm W, Hartje W, Orgass B, Willmes K. Computer-assisted rehabilitation of attention impairments. In: Stachowiak FJ (ed). Developments in the assessment and rehabilitation of brain-damaged patients: Perspectives from a European concerted action. Tübingen: Gunter Narr Verlag: 1993,49–52

Sturm W, Wilmes K, Orgass B, Hartje W. Do specific attention deficits need specific training? Neuropsychological Rehabilitation 1997;6:81–103

Sturm W, de Simone A, Krause BJ, Specht K, Hesselmann V, Radermacher I, Herzog H, Tellmann L, Muller-Gartner HW, Willmes K. Functional anatomy of intrinsic alertness: evidence for a fronto-parietal-thalamic-brainstem network in the right hemisphere. Neuropsychologia 1999;37:797–805

Stuss DT, Benson MD. The frontal lobes. New York: Raven, 1986

Teasdale GM. Head injury. J Neurol Neurosurg Psychiatry 1995;58:526–539

The Multi-Society Task Force on PVS. Medical aspects of the persistent vegetative state – (1) N Engl J Med 1994;330:1499–1508; (2) N Engl J Med 1994;330: 1572–1579

Tulving E, Kapur S, Craik FI, Moscovitch M, Houle S. Hemispheric encoding/retrieval asymmetry in episodic memory: positron emission tomography findings. Proc Natl Acad Sci U S A 1994;91:2016–2020

Van Gijn J, Rinkel GJ. Subarachnoid haemorrhage: diagnosis, causes and management. Brain 2001;124:249–278

Van Zomeren AH, Brouwer WH, Deelman BG. Attentional deficits: the riddles of selectivity, speed and alertness. In: Brooks DN (ed). Psychological deficits after head injury. London: Oxford University Press, 1984

Van Zomeren AH, Brouwer WH. Clinical neuropsychology of attention. New York:University Press, 1994

Voss A, v. Wild KRH, Prosiegel M. Qualitätsmanagement in der neurologischen und neurochirurgischen Frührehabilitation. München, Bern, Wien, New York: Zuckschwerdt, 2000

Wade DT. Measurement in neurological rehabilitation. Oxford, New York, Tokyo: Oxford University Press, 1992

Ween JE, Alexander MP, D'Esposito M, Roberts M. Factors predictive of stroke outcome in a rehabilitation setting. Neurology 1996;47:388–392

Weiller C, Willmes K, Reiche W, Thron A, Isensee C, Buell U, Ringelstein EB. The case of aphasia or neglect after striatocapsular infarction. Brain 1993;116:1509–1525

Wilson B. Rehabilitation of memory. New York:Guilford, 1987

Wilson B. Long-term prognosis of patients with severe memory disorders. Neuropsychol Rehabil 1991;1:117–134

Wilson B. Recovery and compensatory strategies in head injured memory impaired people several years after insult. J Neurol Neurosurg Psychiatry 1992;55:177–180

Wilson B, Cockburn J, Baddeley A. The Rivermead behavioural memory test. Reading: Thames Valley Test Comp, 1985

Wilson B, Alderman N, Burgess PW, Emslie H, Evans J. Behavioural assessment of the dysexecutive syndrome. Manual. Bury St. Edmunds: Thames Valley Test Company, 1996

Wilson B, Emslie HC, Quirk K, Evans J. Reducing everyday memory and planning problems by means of a paging system: a randomised control crossover study. J Neurol Neurosurg Psychiatry 2001;70:477–482

Wilson SL, McMillan TM. A review of the evidence for the effectiveness of sensory stimulation treatment for coma and vegetative states. Neuropsychol Rehabil 1993;3:149–160

Wood RL, Winkowski TB, Miller JL, Tierney L, Goldman L. Evaluating sensory regulation as a method to improve awareness in patients with altered states of consciousness: a pilot study. Brain Inj 1992;6:411–418

Wood RL. Neurobehavioural sequelae of traumatic brain injury. New York, Philadelphia, London: Taylor & Francis Ltd, 1990

Young GC, Collins D, Hren M. Effect of pairing scanning training with block design training in the remediation of perceptual problems in left hemiplegics. J Clin Neuropsych 1983;5:201–212

Ziegler W, Jaeger M. Aufgabenhierarchien in der Sprechapraxie-Therapie und der »metrische« Übungsansatz. Neurolinguistik 1993a;7:17–29

Ziegler W, Jaeger M. Materialien zur Sprechapraxietherapie. Dortmund: Borgmann-Verlag, 1993b

Ziegler W, Vogel M, Gröne B, Schröter-Morasch H. Dysarthrie: Grundlagen – Diagnostik – Therapie. Stuttgart: Thieme, 1998

Ziegler W. Sprachapraktische Störungen bei Aphasie. In: Blanken G (Hrsg). Einführung in die linguistische Aphasiologie. Freiburg: Hochschulverlag, 1991

Zihl J. Visual scanning behavior in patients with homonymous hemianopia. Neuropsychologia 1995a;33:287–303.

Zihl J. Eye movement patterns in hemianopic dyslexia. Brain 1995b;118:891–912.

Zihl J. Zerebrale Sehstörungen. Akt Neurol 2000a;27:13–21

Zihl J. Rehabilitation of visual disorders after brain injury. Hove: Psychology Press, 2000b

Zimmermann P, Fimm B. Testbatterie zur Aufmerksamkeitsprüfung (TAP); aktuelle Version zu beziehen über: Psytest (52134 Herzogenrath/In den Heimgärten 27)

Sachverzeichnis

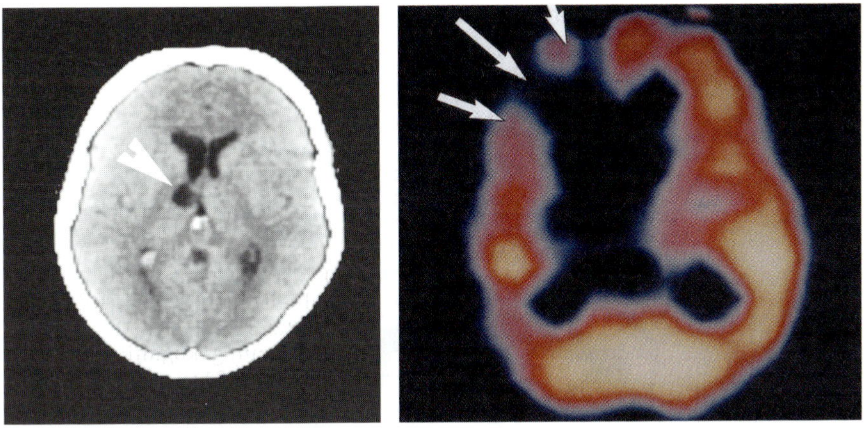

Farbabb. 11.19: *CCT und SPECT einer Patientin mit linksseitigem polaren Thalamusinfarkt. Links: Der linksseitige Thalamusinfarkt ist durch eine Pfeilspitze markiert. Rechts: HMPAO-SPECT mit temporofrontalen Minderanreicherungen links als Folge der transneuronalen Deaktivation/Degeneration (Pfeile) (s. Text). (Für die Überlassung der Bilder danke ich Herrn Prof. Dr. med. H. Ingrisch/Chefarzt der Abteilung für Röntgendiagnostik und Nuklearmedizin des Städtischen Krankenhauses München-Bogenhausen.)*

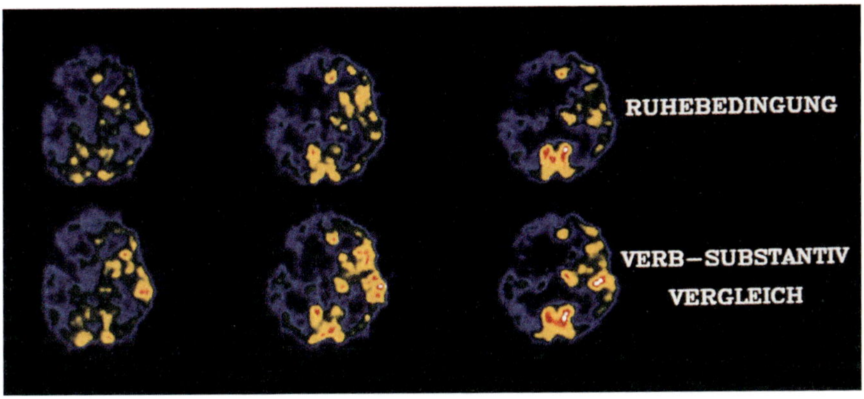

Abb. 11.20: *PET-Aufnahmen eines Patienten mit Infarkt im linken Stammgangliengebiet und Aphasie.Oben: In der Ruhebedingung linkshirnige Minderanreichung im Infarktgebiet und darüber liegenden Kortex.Unten: Bei einer linguistischen Aufgabe (Verb-Substantiv-Vergleich) im Vergleich zur Ruhebedingung Zunahme der Hirndurchblutung in der rechten Hemisphäre. Eine Durchblutungszunahme in der linken findet im Gegensatz zur gesunden rechten Hemisphäre in diesem Fall nicht statt. (Aus: C. Weiller, P. Bülau, E. Ringelstein: Inkomplette Infarzierung als prognostischer Faktor bei Schlaganfallpatienten. Neurologie & Rehabilitation 1995; 1:36-40, Kagerer Kommunikation. Mit freundlicher Genehmigung der Autoren und des Verlages.)*